Vorwort zur 4. Auflage

Das Interesse der Bevölkerung an Umweltschäden und Gesundheitsfragen ist in neuerer Zeit immer größer geworden. Die „Hygiene" als umfassende Wissenschaft von der Gesundheit ist somit in Forschung, Lehre und Praxis aktueller denn je, gleichgültig, ob man die Infektionen im Krankenhaus, die Schadstoffe der Umwelt oder die Verunreinigungen der Innenraumluft als Maßstab nimmt. Dieser Anspruch bedeutet aber gerade auch für ein kurzes Lehrbuch der Hygiene eine enorme Herausforderung: gilt es doch so verschiedene und weitläufige Gebiete wie z.B. die Krankenhaushygiene, den Gesundheitsschutz am Arbeitsplatz oder die Gefährdung der Gesundheit in der Umwelt kompetent auf engstem Raum zu vermitteln.

Um diesem Anspruch gerecht zu werden, war eine völlige Neukonzeption der 3. Auflage des Leitfadens erforderlich. Auch konnte der wesenlich erweiterte fachliche Umfang des Werkes nicht mehr nur von einem Autor vertreten werden. Die Herausgeber haben deshalb 7 Mitarbeiter hinzugezogen, die jeweils von dem Teilgebiet der Hygiene die Buchbeiträge verfaßt haben, auf dem sie besondere Erfahrungen und Kenntnisse besitzen.

Bei der Abfassung der einzelnen Beiträge wurde auf einen möglichst großen Nutzen für den Leser geachtet:

- So werden jeweils die wesentlichen Gesetze, Verordnungen und Normen erwähnt, die bei der Klärung strittiger Fragen weiterhelfen können.
- Jedes Kapitel des Bandes schließt mit Empfehlungen für weiterführende Literatur ab.
- Ein umfangreiches Register stellt die Sachbeziehungen dar, während im Haupttext auf Querverweise weitgehend verzichtet wurde.

Herausgeber und Mitarbeiter hoffen auf eine positive Resonanz dieser Neubearbeitung des Leitfadens und bitten die Leserschaft um konstruktive Kritik.

Die Herausgeber danken allen Mitarbeitern für ihre Bereitschaft und Mitwirkung an der Neubearbeitung des vorliegenden Buches, vor allem für ihre zahlreichen Ratschläge zur Konzeption und der Auswahl der Themenschwerpunkte. Besonders zu danken ist auch allen, die zur Abfassung und zur redaktionellen Bearbeitung des Werkes beigetragen haben.

Lübeck, im Sommer 1991

Johannes Beckert
Rudolf Preuner

Inhaltsverzeichnis

Einführung

Hygiene ist die wissenschaftliche Lehre von der Gesundheit. Sie repräsentiert also den Teil der Medizin, der es mit der Verhütung von Krankheiten zu tun hat. Während sich die kurative Medizin, z.B. die Innere Medizin oder die Chirurgie, um die Wiederherstellung der Gesundheit des Kranken bemüht, ist das Ziel der Hygiene die Erhaltung der Gesundheit und Verhinderung von Krankheit. Dieses Ziel schließt die Aufgabe ein, die Einflüsse der Umwelt auf die Gesundheit des Menschen zu erfassen, um Maßnahmen zu begründen, die sein Wohlergehen und seine Leistungsfähigkeit fördern.

Ein wichtiger Bereich der Hygiene befaßt sich mit der Entstehung und der Weiterverbreitung von Infektionskrankheiten und den Maßnahmen zur Vorbeugung. Dazugekommen ist in neuerer Zeit das umfangreiche Arbeitsgebiet der Krankenhaushygiene, bei der es um die Erkennung, Verhütung und Bekämpfung von Krankenhausinfektionen geht, also um Infektionskrankheiten, deren Erreger im Krankenhaus durch Personen, Instrumente und technische Einrichtungen übertragen werden und den Patienten zusätzlich gefährden. Ein weiteres umfangreiches Gebiet, die Umwelthygiene, untersucht Einflüsse auf die Gesundheit durch chemische Schadstoffe in Boden, Wasser, Luft und Nahrung sowie von physikalischen Einwirkungen durch Klimafaktoren und Strahlung. Schließlich befaßt sich die Arbeits- und Sozialhygiene mit Problemen der Gesundheit des Individuums in ihrer Wechselwirkung zur Gesellschaft und Arbeit und mit der Gesundheitserziehung.

Zur Bewältigung der vielseitigen Aufgaben der Hygiene bedarf es der unterschiedlichsten Untersuchungsmethoden, die der Physik, der Chemie, der Toxikologie, der Physiologie, der Biologie, der Mikrobiologie und der Epidemiologie entlehnt sind. Die zusätzliche zentrale Aufgabe des Hygienikers ist jedoch die Bewertung von Schadensfaktoren im Hinblick auf mögliche Gefährdungen oder Beeinträchtigungen der Gesundheit. Aus diesem Grund ist die Hygiene im Kern ein ärztliches Berufsfeld.

1. Sozialhygiene und Epidemiologie

1.1 Die Gesundheit und ihre Gefährdungen

R. Preuner

Unter „Gesundheit" nur das Fehlen von Krankheit zu verstehen, ist eine unzureichende Aussage. Die Satzung der Weltgesundheitsorganisation (WHO) definiert Gesundheit „als den Zustand des vollkommenen körperlichen, seelischen und sozialen Wohlbefindens und nicht nur des Freiseins von Krankheit und Gebrechen".

Jede Krankheit stört das Gleichgewicht zwischen Umwelt und Organismus (Homöostase). Individuelle Eigenschaften (Konstitution und Disposition), Alter, Geschlecht, Ernährungszustand, soziale und psychische Lage, Klima und Wetter können die Bandbreite der Toleranz eines Menschen bis hin zu Arbeitsunfähigkeit und Invalidisierung mit allen, auch sozialen Folgen verändern.

In der abendländischen medizinischen Tradition haben Gesundheitserhaltung und Krankheitsbewältigung das ärztliche Handeln bestimmt. Die Gesunderhaltung als das Arbeitsfeld des Hygienikers führt zwangsläufig zur Frage der Gesundheitsrisiken und ihrer Herkunft, wobei vorab eine Risikoverschiebung von den Infektionskrankheiten zu den Zivilisationskrankheiten beachtet werden muß. Wenn die großen „Killer" der Menschheit heute auf dem Gebiet der Ernährung, des Rauchens und des Kraftfahrzeugverkehrs liegen, so ist diesen Gefährdungen vor allem durch Gesundheitserziehung zu begegnen. Die Infektionsrisiken sind im Vergleich zu den Zeiten der „Großen Seuchen" vor allem durch konsequente hygienische Maßnahmen zwar geringer geworden, jedoch nicht bedeutungslos und bedürfen ständiger Aufmerksamkeit, um nicht neuen Infektionsgefahren zu spät entgegen zu wirken. Deshalb sind Kenntnisse über das Infektionsgeschehen als potentielle und wirkliche Gesundheitsgefährdung nach wie vor unabdingbar notwendig. Speziell ist hier an das Gefahrenpotential durch Krankenhausinfektionen zu erinnern, die im modernen Klinikbetrieb zu umfangreichen Konsequenzen hinsichtlich der baulichen Struktur, der Arbeitsorganisation und des personellen Verhaltens geführt haben.

Unser Wissen über die Wirkungen natürlicher und synthetischer Chemikalien aus der Umwelt beruht weitgehend auf den Erfahrungen bei Vergiftungsfällen. Die Gesundheitsrisiken, die sich aus Umweltgiften in der üblichen, relativ niedrigen Konzentration ergeben und die ihr besonderes Gewicht durch ihre Langzeitwirkung haben, führen zu den Forderungen der Hygieniker nach Maßnahmen, die im Sinne der

Vorsorge diese Risiken auf das geringstmögliche Maß beschränken können.

Schließlich bleibt noch der Bereich der physikalischen Einwirkungen, der beim Strahlenschutz echte Gesundheitsgefährdungen abwenden muß, hinsichtlich des Raumklimas, des Schallschutzes und der Beleuchtung Behaglichkeit im weitesten Sinne garantieren soll. Hier ist das Ziel die Sicherung einer lebensfördernden Umwelt, nicht mehr die Abwendung von Gesundheitsgefahren.

1.2 Epidemiologie häufiger Krankheiten und Todesursachen

H. H. Raspe

1.2.1 Definition und Felder der Epidemiologie

„Epidemiologie" bezeichnet in wörtlicher Übersetzung die Lehre von dem, was über ein Volk gekommen ist und auf ihm liegt.

In modernem Verständnis beschäftigt sich die Epidemiologie mit der Verteilung und den Determinanten gesundheitsbezogener Zustände und Ereignisse in bestimmten Bevölkerungen bzw. Bevölkerungsgruppen und der Anwendung dieses Wissens bei der Kontrolle von Gesundheitsproblemen.

Einerseits hilft Epidemiologie mit diesem Programm bei der Aufklärung von Krankheitsursachen (ätiologische Epidemiologie): Die epidemiologische Methode ermöglichte z.b. 1854 die Feststellung der Häufigkeit und regionalen Verteilung von Cholerafällen in London. Als eine wesentliche „Determinante" der Infektion konnte der praktische Arzt John Snow schließlich den Kontakt mit dem Wasser einer Pumpe herausarbeiten. So waren – 30 Jahre bevor der Erreger der Cholera von Robert Koch entdeckt wurde – Grundlagen für eine gezielte Prävention dieser Seuche (Versorgung mit „gutem" Wasser) gelegt worden.

Die Epidemiologie ist daher als die Basiswissenschaft der Prävention bezeichnet worden.

Andererseits lassen sich auch die Folgen von Krankheiten für Individuen, Gruppen und die Gesamtgesellschaft epidemiologisch beschreiben und analysieren; und schließlich soll als drittes Generalthema der Epidemiologie die Untersuchung von individuellen und gesellschaftlichen Reaktionen auf Krankheiten genannt werden (Versorgungsepidemiologie).

Auch auf diesen Gebieten kann Epidemiologie praktisch werden: Hat sich z.b. herausgestellt, daß chronisch-rheumatische Erkrankungen etwa ein Drittel der in einer Gemeinde zu findenden Fälle von Behinderung verursachen und daß gelenkchirurgische Eingriffe einem Teil der Betroffenen wesentlich zu helfen vermögen, dann kann mit epidemiologischen Mitteln untersucht werden, bei welchen Kranken und warum trotz gegebener Indikation keine Gelenkeingriffe durchgeführt wurden; und es können sich Versuche anschließen, evtl. bestehende Barrieren (z.B. zu geringe Operationskapazitäten) abzubauen.

Durch den Panoramawandel der Krankheiten in den letzten 100 Jahren hat sich in unseren Breiten die Bedeutung der Infektionskrankheiten und ihrer Epidemien verringert, und die Bedeutung von chronischen Erkrankungen ist immer stärker hervorgetreten.

Entfielen Anfang des Jahrhunderts noch etwa 50 % aller Todesursachen auf die Folgen infektiöser Krankheiten, so sind es heute weniger als 1 %.

Allerdings bleiben Infektionskrankheiten wie die Tuberkulose und Hepatitis weiter wichtig; an einer aktiven Tbc erkrankten 1987 in der Bundesrepublik Deutschland noch 23/100 000 Einwohnern neu (s.u. Inzidenz), und es sind in jüngster Zeit andere Infektionen neu aufgetreten oder entdeckt worden, wie AIDS oder die Legionellose und Borreliose.

1.2.2 Grundbegriffe der Epidemiologie

Am Anfang einer epidemiologischen Untersuchung muß festgestellt und genau verabredet werden, welche Krankheiten oder Todesursachen erfaßt und wie sie diagnostisch festgestellt werden sollen.

Geht es um den Krankheits- bzw. Gesundheitszustand einer Bevölkerung, dann untersucht man die *Morbidität*. Beruhen die Ergebnisse auf einer Selbsteinschätzung und Befragung von Personen, dann spricht man von *subjektiver* Morbidität; liegt eine ärztliche Untersuchung zugrunde, von *objektiver.*

Mit dem Begriff *Inzidenz*(rate) bezeichnet man Neuerkrankungen in einer definierten Zeitspanne (meist 1 Jahr) und in bezug auf eine Risikopopulation; z.B. liegt die Inzidenz der chronischen Polyarthritis (cP) in unseren Breiten bei 1 neuen Fall pro 2000 erwachsene Einwohner und Jahr.

Der Begriff *Prävalenz*(rate) richtet sich auf den aktuellen Anteil der an einer Krankheit leidenden Kranken an einer definierten Population und zu einem bestimmten Zeitpunkt bzw. Zeitraum (Punktprävalenz der cP heute etwa 1 %).

Mortalitätsstudien untersuchen sämtliche (Gesamtmortalität) oder spezielle (spezifische Mortalität) Todesursachen in einer definierten Population (z.B. Bevölkerung der Bundesrepublik Deutschland), Gruppe (z.B. Säuglinge), Region (z.B. Stadt Düsseldorf) und Zeitspanne (meist 1 Jahr).

Der Begriff *Letalität* bezeichnet den Anteil derjenigen, die – an einer bestimmten Krankheit leidend – an dieser sterben (werden).

In *Sterbeziffern* wird der Anteil der insgesamt oder spezifisch Verstorbenen an allen Mitgliedern einer Population ausgedrückt. So betrug die Gesamtsterblichkeit in der (alten) Bundesrepublik Deutschland 1988 1126 pro 100000 Einwohner, d.h., von 1000 zu Beginn des Jahres lebenden Einwohnern verstarben im Verlauf der folgenden 12 Monate etwa 11. Die Sterblichkeit an infektiösen und parasitären Erkrankungen lag bei 8,4/100000. Damit entfielen auf diese Todesursachen, wie gesagt, weniger als 1 % (8,4 : 1126 × 100) aller Todesfälle. Eine Letalitätsrate enthält im Nenner nur Personen, die an einem bestimmten Leiden neu erkrankt sind.

Nachdem das Studienziel festgelegt ist, wird man sich um die *Stichprobenziehung* und die *Untersuchung* der Probanden kümmern müssen.

Oft geht dieser ein *Screening* voraus, um nur diejenigen Personen in die weitergehenden Untersuchungen einzubeziehen, die auf das Vorliegen der interessierenden Krankheit verdächtig sind.

Am Ende dieses Abschnitts steht die mehr oder weniger aufwendige *Fallidentifikation*. Hierbei helfen international verabredete Diagnose- oder Klassifikationskriterien (z.B. für die chronische Polyarthritis und den Morbus Bechterew).

Diese Fallidentifikation genügt nicht immer den Ansprüchen, die man an eine *klinische Diagnose* stellt. In der epidemiologischen Situation stehen in der Regel nicht alle differential-diagnostischen Mittel zur Verfügung, die man in der Klinik einsetzen kann. So werden bei leichten Krankheitsformen falsch-negative und bei schwierigen Differentialdiagnosen falsch-positive Fallidentifikationen nicht völlig zu vermeiden sein.

Im dritten Abschnitt einer epidemiologischen Studie sind die Resultate dann numerisch auszudrücken, und es sind die Prävalenz- oder Inzidenzraten, die rohen oder standardisierten Sterblichkeitsziffern, die Risikoassoziationen usw. auszurechnen.

Im folgenden werden nicht die Ergebnisse einzelner epidemiologischer Studien dargestellt, sondern die Angaben beziehen sich (fast immer) auf verschiedene Ausgaben der *„Daten des Gesundheitswesens"*, die der Bundesminister für Jugend, Familie, Frauen und Gesundheit regelmäßig herausgibt. Grundlage der Darstellung sind damit Routinestatistiken verschiedener Institutionen, deren Terminologie und diagnostische Validität aus klinischer Sicht nicht immer perfekt sind. Außerdem beziehen sich die Daten auch der bisher letzten Ausgabe (1989) fast ausschließlich auf das Gebiet der Bundesrepublik Deutschland (West) und berücksichtigen (noch) nicht die Lage in Deutschland-Ost.

1.2.3 Subjektive und objektive Morbidität, Behinderungen

Einen Eindruck über die Morbiditätslage in Deutschland (West), d.h. über den Gesundheitszustand unserer Bevölkerung, geben die folgenden Daten.

Daten des Mikrozensus 1982

Im Rahmen dieser bevölkerungsbezogenen Erhebung wurden 1982 1% aller Haushalte über akute und chronische Krankheiten und über Unfälle in den zurückliegenden 4 Wochen befragt.

1517/10000 befragte Personen bezeichneten sich als krank, davon 66% als chronisch krank. Bei den unter 15jährigen waren es 829, bei den Personen im Alter von 65 und mehr Jahren 3566/10000. Frauen wiesen mit 3241/10000 eine höhere Prävalenz auf als Männer (2834).

Unter den Krankheitsarten standen Krankheiten der Atmungsorgane im Vordergrund (321/10000), gefolgt von Krankheiten des Kreislaufsystems (318) und solchen des Skeletts, der Muskeln und des Bindegewebes (293).

Arbeitsunfähigkeitsfälle

Der Krankenstand (Anteil der arbeitsunfähig Kranken an allen Erwerbstätigen) lag nach den Daten des Mikrozensus 1986 bei 6,3% (Männer 6,4%, Frauen 6,0%).

Die Krankheitsartenstatistik der Gesetzlichen Krankenversicherung wies für ihre erwerbstätigen Pflichtmitglieder 1987 einen über 12 Monate gemittelten Krankenstand von 4,8% (Männer 5,1%, Frauen 4,5%) aus.

Die drei häufigsten Ursachen waren Dorsopathien mit 1505 Arbeitsunfähigkeitsfällen pro 10000 Mitglieder, gefolgt von Pneumonie und Grippe (978) und chronisch obstruktiven Lungenkrankheiten und verwandten Affektionen (696).

Medizinische Rehabilitation

Einen Hinweis auf den Gesundheitszustand unserer Bevölkerung geben auch Häufigkeit und Ursachen medizinischer Rehabilitationsmaßnahmen, wie sie vor allem von der Gesetzlichen Rentenversicherung bei einer Minderung oder erheblichen Gefährdung der Erwerbsfähigkeit durchgeführt werden.

1987 handelte es sich um 1,038 Millionen Maßnahmen. Theoretisch wurde ein solches Heilverfahren also 1,6% aller Bundesbürger gewährt.

Auf rheumatische Krankheiten entfielen 370 288 Maßnahmen

(36 %), auf Herz-Kreislauf-Erkrankungen 154087 und auf maligne Erkrankungen 89237. Bei etwa drei Vierteln der rheumatischen Störungen handelte es sich um (meist unspezifische) Rückenschmerzen.

Frühberentungen

Analysiert man die im Jahre 1988 wegen Berufs- oder Erwerbsunfähigkeit zuerkannten Frührenten, dann wird die Statistik der Arbeiterrentenversicherung, der Angestelltenversicherung und der Knappschaft bei männlichen und weiblichen Versicherten in 5 von 6 Möglichkeiten von Dorsopathien angeführt. Nur bei den männlichen Mitgliedern der BfA steht die ischämische Herzkrankheit an erster Stelle.

Damit ist die für die Morbidität herausragende Stellung der rheumatischen Krankheiten verdeutlicht. Dieser Eindruck verstärkt sich noch einmal, wenn man die Ursachen von Behinderung und Pflegebedürftigkeit in der Bevölkerung untersucht. Nach einer Studie, die Ende der 70er Jahre durchgeführt wurde, liegt der Anteil solcher Personen unter den 65- bis 79jährigen bei 8 %. Die relativ häufigste Ursache bilden erneut Krankheiten im Bereich der Bewegungsorgane.

Unter diesen rheumatischen Störungen sind aus epidemiologisch-sozialmedizinischer Sicht wieder die „Dorsopathien", vor allem die unspezifischen (= ohne sicher angebbare körperliche Ursache) Rückenschmerzen führend. Im Augenblick erleben wir, nicht nur in Deutschland (West), eine epidemische Zunahme (der sozialmedizinischen Folgen) dieses Leidens.

Neben den banalen Atemwegserkrankungen zeichnet sich in den Morbiditätsstatistiken die epidemiologische Bedeutung der kardiovaskulären und malignen Erkrankungen ab.

Daher ist auch die Häufigkeit der klassischen Risikofaktoren der ischämischen Herzkrankheiten von Interesse: Hypertonie, Hypercholesterinämie und Rauchen.

Die Prävalenz einer Hypertonie nach den WHO-Kriterien nimmt nach den Daten des Nationalen Untersuchungs-Survey 1984–1986 bei Männern und Frauen mit steigendem Alter zu und erreicht in der Gruppe der 60- bis 69jährigen 31 bzw. 27 % (RR über 159 mmHg systolisch und/oder über 94 mmHg diastolisch).

Gleich verhält es sich mit der Hypercholesterinämie ($\geq$ 250 mg/dl Gesamtcholesterin i.S.). Die Prävalenz liegt in der höchsten Altersgruppe bei 42 % (Männer) und 66 % (Frauen).

Dagegen ist Rauchen ein eher unter Jüngeren verbreiteter Risikofaktor: die höchste Prävalenz wird bei Männern in der Altersgruppe der 30- bis 39jährigen und bei Frauen in der Gruppe der 25- bis 29jährigen erreicht (50 % bzw. 42 %).

1.2.4 Mortalität

Die amtliche Todesursachenstatistik erfaßt Sterbefälle und Todesursachen aller Bevölkerungsgruppen nach den ärztlichen Angaben auf den Todesbescheinigungen.

1988 starben in der Bundesrepublik Deutschland knapp 690000 Menschen. Unter den Todesursachen ragten bei Männern und Frauen die bösartigen Neubildungen (mit 28,7 bzw. 26,5 pro 10000 Einwohner) heraus. Bei den Männern führt das Bronchial-, bei den Frauen das Mammakarzinom, das 1986 eine im Vergleich zu 1970 höhere spezifische Mortalität und Inzidenz aufwies. Die Inzidenz des Bronchialkarzinoms nahm nur bei den Frauen zu; die Mortalität dieses Tumors zeigte wieder eine bei beiden Geschlechtern ansteigende Tendenz.

Die nach ihrer Sterblichkeit nächstwesentlichen Tumorarten befallen bei Männern Prostata, Magen und Dickdarm, bei Frauen Dickdarm, Magen und Lunge.

An zweiter und dritter Stelle der Todesursachen standen bei den Männern der akute Myokardinfarkt (14,8) und die zerebrovaskulären Erkrankungen (10,6). Das gleiche galt für Frauen, allerdings in umgekehrter Reihenfolge. Suizide und Unfälle sind die Ursachen von 4,4 (Männer) bzw. 1,8 Todesfällen (Frauen) pro 10000 Einwohner. Der Diabetes verursachte eine Sterblichkeit von 1,3 (Männer) und 2,3 (Frauen) pro 10000.

Die Säuglingssterblichkeit fiel 1988 weiter auf jetzt 7,6 Sterbefälle pro 1000 Lebendgeborene.

Die Müttersterblichkeit erreichte 1988 mit 8,9 Fällen pro 100000 Lebendgeborene einen nach 8,0 im Jahr 1986 höheren Wert, der auch im internationalen Vergleich ungünstig abschneidet. Die Rate lag 1987 etwa in Dänemark bei 3,6/100000.

Dagegen ist die Säuglingssterblichkeit in der Bundesrepublik Deutschland vergleichsweise niedrig und wird nur in wenigen europäischen Ländern unterschritten (z.B. Finnland und Schweden 5,9/1000).

Die Lebenserwartung eines Neugeborenen betrug Ende der 80er Jahre in der alten Bundesrepublik für ein männliches Kind knapp 72 und für ein weibliches etwas mehr als 78 Jahre (in der ehemaligen DDR 69,6 und 75,5 Jahre). An der Wende zu unserem Jahrhundert lagen diese Werte im Deutschen Reich noch bei rund 45 und 48 Jahren.

1.2.5 Dringliche Gesundheitsprobleme

Offensichtlich werden Morbidität und Mortalität von unterschiedlichen Krankheitsarten dominiert.

Während die meisten Morbiditätsstatistiken von rheumatischen Erkrankungen angeführt werden, spielen die Malignome und Herz-Kreislauf-Erkrankungen eine für die Mortalität führende Rolle.

„Rheuma" hat an der allgemeinen Mortalität einen Anteil von nicht mehr als 0,3 %.

So ergeben sich aus der Betrachtung der meist chronischen, kostspieligen und die Lebensqualität beeinträchtigenden Krankheiten andere Schlußfolgerungen als aus der Konzentrierung auf die führenden Todesursachen.

Heute erscheint es leichter, die Gesamtmortalität und spezielle Todesursachen, insbesondere die Herz-Kreislauf-Erkrankungen, präventiv anzugehen, als z.b. die Morbidität an chronisch-rheumatischen Erkrankungen zu reduzieren.

Zur Zeit sind in diesem Bereich, von Ausnahmen abgesehen (z.B. Osteoporose), keine bereits als wirksam erwiesenen primär- und sekundärpräventiven Bevölkerungsstrategien sichtbar.

Das Schwergewicht wird hier auf eine Optimierung der Frühdiagnose und -therapie sowie der Rehabilitation bei einmal eingetretenen Störungen gelegt werden müssen.

Einen genaueren Aufschluß gibt das 1990 von Weber herausgegebene Buch „Dringliche Gesundheitsprobleme der Bevölkerung. Zahlen – Fakten – Perspektiven".

1.3 Problemgruppen
R. Preuner

Zu den „Problemgruppen" im Sinne der Hygiene gehören Sucht und Mißbrauch, Raucher, Konfliktsituationen, AIDS.

1.3.1 Sucht und Mißbrauch

Unter diesen Begriffen verstehen wir:

– Medikamentenabhängigkeit,
– Alkoholismus,
– Drogenmißbrauch.

Wegen der nicht eindeutigen Definierbarkeit des Wortes „Sucht" unterscheidet die Weltgesundheitsorganisation z.B. für Medikamentenabhängigkeit:

– Falschanwendung von Arzneimitteln (drug misuse), eine in Art und Menge unangemessene Einnahme medizinisch indizierter Medikamente,
– Medikamentenmißbrauch (drug abuse), unkontrollierte Einnahme von Arzneimitteln jeder Art in größerem Umfang ohne therapeutische Notwendigkeit,
– Drogenabhängigkeit (drug dependence) als psychophysischen Zustand.

Drei Phänomene sind dabei bestimmend:

– Toleranzentwicklung: vielfach werden zunehmend höhere Dosen benötigt, um die gewünschte Wirkung zu erzielen;
– Ausbildung körperlicher Abhängigkeit (drug addiction) mit dem Zwang, den Stoff zu gebrauchen; Entzugserscheinungen können den Betreffenden zur Verzweiflung treiben;
– zunehmende psychische Abhängigkeit (drug habituation) mit gewohnheitsmäßigem Drogengebrauch.

Der Drogensüchtige (Verhältnis Frauen : Männer etwa 1 : 1,4) handelt ohne Rücksicht auf Gesundheit oder soziale Belange (Beschaffungszwang); Jugendliche geraten oft frühzeitig in entwicklungsbedingten Krisen, aus Neugier oder Gruppenkonformismus zur „Einstiegsdroge" Haschisch oder LSD (Lysergsäurediethylamid), synthetische Drogen folgen, am Ende stehen Cocain und Heroin mit vollständiger Persönlichkeitszerstörung und Tod (Überdosierung). Rauschmittel (Halluzinogene), Opiate und evtl. Ersatzdrogen (z.B. Barbiturate) werden oft gleichermaßen konsumiert, alle führen zur Abhängigkeit und zu einer Vielzahl körperlicher (AIDS!), psychischer und sozialer Schäden. Eine Entgiftungsbehandlung ist nur klinisch-stationär möglich, eine Entwöhnung langwierig und mit Rückfällen belastet. Einzelne Heroinabhängige können evtl. unter ärztlicher Führung im Rahmen eines medikamentengestützten Therapiekonzepts (Methadonprogramm) rehabilitiert werden. Das Ziel ist, durch Beratung, Behandlung und Nachbetreuung Drogenabstinenz zu erreichen; vorbeugende Aufklärung und Gesundheitserziehung sind dringend erforderlich.

Verfehlt wäre es aber, wegen möglicher Opiatabhängigkeit und Toleranzentwicklung Schwerleidenden (z.B. unheilbare Tumorkranke) im Rahmen eines Stufenplanes zur Schmerzlinderung Opiate (Morphinderivate) vorzuenthalten.

Alkoholismus

Alkoholabhängigkeit ist fast eine Volkskrankheit (Verhältnis Männer : Frauen etwa 4:1). Da der Trinkende gewöhnlich versucht, sein Problem zu verdrängen, sind die Folgen des Mißbrauchs – körperlich (auch Immunsuppression!), psychisch, sozial – nicht abzuschätzen (schwere Verkehrsunfälle durch Alkohol am Steuer: 1987 10 % des Gesamtgeschehens). Der Alkoholiker besitzt eine verringerte Leistungsfähigkeit; bei Arbeitsunfällen ist das Ausmaß der Verletzungen deutlich erhöht; er ist eine mögliche Gefahrenquelle im Betrieb. Abhilfe durch striktes Verbot von Alkohol am Arbeitsplatz mit Kontrolle!

Grob unterteilt unterscheidet man 3 Arten der Trunksucht:

- Kontrollverlust über die konsumierte Alkoholmenge,
- Unfähigkeit, auf Alkohol zu verzichten,
- periodisch auftretende Trunksucht (Quartalssäufer).

Eine Therapie durch Entzug und/oder Entwöhnung verlangt konsequente Mitarbeit des Betroffenen und seines Umfeldes. Gruppentherapie bieten karitative Institutionen an, z.B. Anonyme Alkoholiker und Guttempler. Notwendig sind eine umfassende Aufklärung der Bevölkerung und der Schutz von Kindern und Jugendlichen (Überwachung der Vorschriften des Gaststättengesetzes).

Raucher

Tabakrauch – hauptsächlich Zigarettenkonsum – gefährdet den Rauchenden; mögliche Folgen sind Arteriosklerose, Koronarerkrankungen, obliterierende Gefäßerkrankungen, Magen- und Darmerkrankungen, lokale, nicht krebserregende Wirkungen des Tabakrauchs, Tabakkrebs. Rauchen während der Schwangerschaft beeinflußt durch die pharmakologische Nikotinwirkung die Gesundheit des Kindes (Uterusmangeldurchblutung, Mißbildungsrisiko). Bedenklich sind die Zunahme rauchender Frauen und die Rauchgewohnheiten der Jugendlichen durch Zwang ihrer sozialen Gruppe. Bei ihnen muß Gesundheitserziehung und Motivation, nicht zu rauchen, beginnen; Vorbild sollten die Eltern sein. Die Entwöhnung starker Raucher gelingt oftmals im Gruppentraining (Raucherberatungsstellen), wenn ein fester Entschluß vorliegt. Wie in den USA gibt es bei uns Modellversuche mit „street workers", die durch den „blauen Dunst der Kneipen" ziehen und vor Ort durch Diskussion die Raucher zur Aufgabe zu motivieren versuchen (Raucherentwöhnungskampagne).

1.3.2 Konfliktsituationen

Seelische Gleichgewichtsstörungen (Umwelt- oder Partnerschaftskonflikte, weltanschauliche Gründe oder Schuldgefühle) können zur Selbsttötung führen; in der Bundesrepublik Deutschland sind Männer doppelt so oft betroffen wie Frauen, bei denen es jedoch doppelt so viele Selbstmord*versuche* gibt. Selbstmordprophylaxe durch Konfliktentschärfung gehört zum Arbeitsgebiet von Psychohygiene und Psychotherapie.

Zwei Erkrankungen bei Jugendlichen und jungen (weiblichen) Erwachsenen sind fast als „Zivilisationskrankheit" einzuordnen, nämlich die Magersucht (Anorexia nervosa) und die Bulimie (Bulimia nervosa: anfallsweise Eßgier mit nachfolgend ausgelöstem Erbrechen). Beide Formen können ineinander übergehen (bulimische Form der Magersucht). Stationäre Therapie ist manchmal unumgänglich, die Suchtgefährdung bleibt lebenslang bestehen.

1.3.3 AIDS

(*a*cquired *i*mmuno*d*eficiency *s*yndrome = Syndrom des erworbenen Immundefekts)

Ein dem Ausbruch der Syphilis vergleichbarer Vorgang (1495, mit damals oft tödlichem Ausgang) spielt sich heute weltweit ab: Bis 1.4. 1991 meldet die WHO-Zentrale 345 534 AIDS-Kranke; im AIDS-Zentrum des Bundesgesundheitsamtes wurden bis zum 28.2.1991 6022 AIDS-Fälle aufgenommen. Die Zahl der HIV-Infizierten und ihre Dunkelziffer ist unbekannt, vielfach verbirgt sich die Infektion zunächst unter anderen Krankheitserscheinungen. Erreger sind die Virusarten HIV 1 und HIV 2; HIV 1 wurde Anfang der 80er Jahre in den USA bei Homosexuellen entdeckt; inzwischen wurden auch Infektionen bei heterosexuellen Personen und bei Neugeborenen nachgewiesen (intrauterine oder perinatale Infektion). HIV 2 ist in Westafrika endemisch verbreitet. Risikogruppen sind homo- und bisexuelle Männer und i.v. Drogenabhängige. Als Übertragungswege gelten Geschlechtsverkehr und gemeinsamer Gebrauch von Fixerbestecken (needle sharing). Unfälle durch Transfusion von infiziertem Blut oder Blutbestandteilen sind heute weitgehend auszuschließen. Infektion durch Stich- oder Schnittverletzung bei medizinischem Personal ist möglich.

Die Inkubationszeit der Krankheit beträgt nach heutigem Wissen wenige Monate bis etwa 7 (10 ?) Jahre. Durch Zerstörung von immunkompetenten Zellen versagt die Immunüberwachung, daher können banale, üblicherweise nichtpathogene Keime schwere Erkrankungen auslösen (opportunistische Infektion); ebenso lebensbedrohend ist die Entwicklung sekundärer Tumoren (Kaposi-Sarkom, Karzinom, maligne Lymphome). Eine Untersuchung auf HIV-Antikörper bedarf der Einwilligung des Patienten; ein positives Ergebnis bedeutet noch keine AIDS-*Erkrankung*, der Patient ist aber Virusträger, also Infektionsquelle (seropositives Latenzstadium); ein negativer Test muß im Verdachtsfall wiederholt werden (seronegative Phase).

Ein AIDS-Kranker ist im normalen Umgang (Familie, Schule, Arbeitsplatz) bei Einhaltung üblicher Hygienemaßnahmen nicht infektiös.

1.4 Prävention, Gesundheitsförderung, Gesundheitsvorsorge, Gesundheitserziehung
P. Moritzen

Präventive, d.h. vorsorgende Maßnahmen haben in der Medizin eine *alte Tradition* und reichen bis in die antike Heilkunde zurück. Damals war es die erste Forderung an den Arzt, die Gesundheit zu bewahren, und erst die zweite, Krankheiten zu behandeln. Im Industriezeitalter traten Diagnostik und Therapie in den Vordergrund, und die Prävention konnte sich erst in den letzten Jahrzehnten den ihr angemessenen Stellenwert wieder erobern, nachdem erkannt wurde – auch unter dem Eindruck der stark wachsenden Kosten im Gesundheitswesen –, daß der größte Teil der heutigen Gesundheitsstörungen und Erkrankungen vermindert oder sogar vermieden werden kann, wenn der einzelne sich gesund verhält, und er in einer gesunden Umgebung leben kann. Die Weltgesundheitsorganisation hat in ihrer Ottawa-Charta 1986 den Begriff *Gesundheitsförderung* geprägt und meint damit einen Prozeß präventiver Bemühungen, die sowohl auf den einzelnen, auf bestimmte Gruppen und deren Umwelt gerichtet sind. Damit wird „Gesundheitsförderung" zum Oberbegriff aller Vorsorgemaßnahmen und spricht das Engagement des einzelnen für seine Gesundheit ebenso an wie die Aufgaben der Gesundheits- und Erziehungsberufe in der Vorsorge und Gesundheitserziehung bis hin zur Verantwortung von Institutionen und Politikern für Lebensbedingungen und Umwelt. Gesundheitsförderung ist daher eine Aufgabe aller, die in einer Gemeinde leben und Verantwortung tragen.

Besondere Verantwortung für die Gesundheitsförderung tragen die Gesundheits- und Bildungsberufe – also vor allem Ärzte, Zahnärzte, Apotheker, Schwestern, Pfleger, Kindergärtnerinnen und Lehrer. Nach der neueren Gesetzgebung sind auch die Krankenkassen verpflichtet, sich mitarbeitend und finanziell in der Gesundheitsförderung zu engagieren. Unterstützend werden zahlreiche Institutionen tätig – so auf Bundesebene die Bundesvereinigung für Gesundheitserziehung und die Bundeszentrale für gesundheitliche Aufklärung, auf Länderebene die Landeseinrichtungen für Gesundheitsförderung und vor Ort die Gesundheitsämter, die in der Gesundheitsförderung vor allem als Koordinator und Initiator Verantwortung tragen. Gesundheitsförderung richtet sich dabei an den einzelnen und an Gruppen zur Förderung einer gesunden Lebensweise, sie richtet sich aber genauso an Politiker, Verwaltungen, Industrie und Wirtschaft zur Förderung gesunder Lebensverhältnisse und einer gesunden Umwelt.

1.4.1 Besondere Zielgruppen

Besondere Zielgruppen sind Schwangere, Säuglinge, Kleinkinder, Schulkinder, Heranwachsende, Berufstätige und Senioren – aber auch chronisch Kranke, Behinderte, Abhängige und sozial Benachteiligte.

Die Gesundheitsförderung bedient sich dabei bewährter Methoden der traditionellen *Gesundheitserziehung,* wobei man aber heute erkannt hat, daß das Verteilen einer Broschüre und ein Vortrag einen geringeren Stellenwert haben als Seminare, Gruppenarbeit und aktives Mitarbeiten an einem gesundheitsfördernden Thema. Nur so ist zu erwarten, daß Gesundheitsinformationen nicht nur angehört, sondern auch durchdacht und verarbeitet werden, damit dann möglichst eine *Verhaltensänderung* in Richtung gesünderer Lebensweise erfolgt. Die heute wichtigsten Themenbereiche sind Ernährung, Bewegung, psychosoziale Gesundheit, Sucht (Alkohol, Nikotin, Arzneimittel, Drogen), chronische Erkrankungen, Unfälle, Umweltbelastungen. Dabei richten sich die gesundheitsfördernden Bemühungen als

– *allgemeine Prävention* auf die Umwelt-, Arbeits- und Lebensbedingungen und als
– *individuelle Prävention* an den einzelnen und an Gruppen, um über gesundheitsschädigende Verhaltensweisen aufzuklären und zu einer gesundheitsbewußten Lebensführung zu motivieren.
– Die *Primärprävention* richtet sich an den gesunden Menschen,
– die *Sekundärprävention* versucht durch Vorsorgeuntersuchungen erste Krankheitszeichen zu entdecken, damit diese rechtzeitig behandelt werden können, und
– die *Tertiärprävention* wendet sich an den bereits kranken Menschen und versucht ein Fortschreiten, eine Verschlimmerung oder ein Krankheitsrezidiv zu verhindern.

„Vorbeugen ist besser als heilen" lautet ein altes Sprichwort, das bei der großen Zahl *vermeidbarer Zivilisationskrankheiten und Umweltbelastungen* heute eine besondere Aktualität hat.

Gesundheitsförderung ist damit nicht nur eine der wichtigsten gesundheitspolitischen Forderungen, sondern eine große Aufgabe, die sich an jeden einzelnen, besonders aber auch an die Gesundheits- und Bildungsberufe richtet. Gesundheitsförderung kann aber nur die Gesundheit des einzelnen und der Allgemeinheit voranbringen, wenn sie von allen angesprochenen Kräften und Institutionen abgestimmt und zielgerichtet erfolgt. Besonders wichtig ist dabei die *Koordinierung*, und hier sind vor allem die Gesundheitsämter angesprochen.

1.4.2 Krebsvorsorge

H. H. Raspe

Krankenkassen gewähren ihren Versicherten nach dem Gesetz Leistungen zur Früherkennung von Krankheiten (Sozialgesetzbuch V, § 25):

„Versicherte haben höchstens einmal jährlich Anspruch auf eine Untersuchung zur Früherkennung von Krebserkrankungen, Frauen frühestens von Beginn des zwanzigsten Lebensjahres an, Männer frühestens von Beginn des fünfunddreißigsten Lebensjahres an."

Systematisch gehören diese Leistungen in den Bereich der *Sekundärprävention,* auch wenn im Gesetz von „Gesundheitsuntersuchungen" die Rede ist.

Sie zielen auf die Erkennung von klinisch noch nicht („präklinische Phase") oder gerade erst bemerkbaren (frühe klinische Phase) Entwicklungsstadien maligner Erkrankungen.

Ein nur zytologisch darstellbares Oberflächenkarzinom (Carcinoma in situ) des Gebärmutterhalses ist ein Beispiel für die erstgenannte, ein kleiner maligner Knoten in einer weiblichen Brust oder ein sehr flaches malignes Melanom der Haut sind Beispiele für die zweitgenannte Kategorie.

Zielpersonen sind also nicht Gesunde (wie bei der primären Prävention), sondern Menschen, die bereits mehr oder weniger deutlich erkrankt sind.

Die Grundidee ist, daß eine frühzeitige Diagnose zu einer frühzeitigen Intervention führt, die den malignen Prozeß noch zu stoppen vermag.

Damit sollen ein weiteres lokal-infiltratives Wachstum des Tumors und Absiedelungen maligner Zellen in regionale Lymphknoten und andere Organe (Metastasen) verhindert und eine vollständige Heilung ermöglicht werden.

Im einzelnen besteht z.Z. Anspruch auf die Untersuchung folgender Organe mit Hilfe von Anamnese, klinischer Untersuchung, Zytologie und/oder einem Schnelltest auf okkultes Blut im Stuhl:

bei Frauen: Gebärmutter (ab 20. Lebensjahr), Brustdrüsen (ab 30. Lebensjahr), Dick- und Enddarm, Haut (ab 45. Lebensjahr),

bei Männern: Vorsteherdrüse, äußere Geschlechtsorgane, Dick- und Enddarm, Haut (ab 45. Lebensjahr).

Nach dem zitierten Gesetz sind Vorsorgeuntersuchungen an vier praktische Voraussetzungen gebunden:

1. Es handelt sich um Krankheiten, die (in ihren frühen Stadien) wirksam behandelt werden können.
2. Ihr Vor- und Frühstadium ist durch diagnostische Maßnahmen erfaßbar.
3. Ihre Krankheitszeichen sind medizinisch-technisch genügend eindeutig feststellbar.
4. Es sind genügend Ärzte und Einrichtungen vorhanden, um die aufgefundenen Verdachtsfälle eingehend zu diagnostizieren und zu behandeln.

Epidemiologie und Präventivmedizin formulieren weitere und genauere Anforderungen und Fragen.

Sie haben Bedeutung nicht nur für die Krebsfrüherkennung, sondern für alle sekundärpräventiven Programme, also etwa auch für die Schwangerenvorsorge oder die Erkennung und Behandlung von Risikofaktoren für Herz-Kreislauf-Erkrankungen (Übergewicht, Rauchen, Bluthochdruck, Fettstoffwechselstörungen).

Die Fragen lassen sich den 2 Hauptphasen eines Präventionsprogramms zuordnen:

– der *diagnostischen Phase,* d.h. dem Screening und dem nachfolgenden Schritt der Diagnosesicherung (Screening von engl. screen = Filter), und
– der *Interventionsphase.*

Fragen zur diagnostischen Phase

Erreicht das diagnostische Angebot die Zielgruppe und in ihr wieder diejenigen, die ein besonderes Risiko tragen?

Brustdrüsenkarzinome treten mit steigendem Alter immer häufiger auf, während die Beteiligungsraten von Frauen an der Krebsfrüherkennung ab dem 50. Lebensjahr von über 40 % auf schließlich etwa 15 % bei den über 65jährigen zurückgehen.

Wie hoch ist der Anteil falsch-positiver und falsch-negativer Befunde (Tab. 1.**1**) unter optimalen und alltäglichen Bedingungen?

Tabelle 1.**1** Die diagnostische Qualität („Validität") eines Filtertests unter der Voraussetzung, daß der wahre Krankheitszustand bekannt ist

Test	Krankheit	
	liegt vor	liegt nicht vor
– positiv	richtig-positiv	falsch-positiv
– negativ	falsch-negativ	richtig-negativ

Welche Konsequenzen ergeben sich aus falsch-positiven und falsch-negativen Befunden?

Was folgt aus einem falsch-positiven HIV-Test, was aus einer falsch-negativen Mammographie – für das Individuum und seine Gruppe, für die nachfolgende Sicherungsdiagnostik, für die Kostenträger?

Gibt es genügend Ressourcen, um die falsch- und richtig-positiven Befunde bzw. Probanden weiterzuuntersuchen?

Das Screening ist nur der erste diagnostische Schritt. Sein Ergebnis begründet einen Verdacht. Es ersetzt nicht die klinische Diagnose. Ein getasteter „Knoten" in der Brust muß durch Mammographie und Probeexzision weiter geklärt werden. Analoges gilt für einen positiven Hämoccult-Test, der „positiv" reagieren kann auf einen Dickdarmtumor, eine obere intestinale Blutung, Nahrungsbestandteile, eine Darmentzündung und vieles andere. Nur etwa 10 % der pathologischen Tests sind auf ein (eigentlich gesuchtes) kolorektales Karzinom zurückzuführen.

Wie hoch ist die Wahrscheinlichkeit, daß eine frühe Veränderung (z.B. Hypercholesterinämie unter 300 mg%, Grenzwerthypertonie) in eine irreversible und progrediente Störung/Krankheit übergeht? Wie groß ist der Anteil der spontanen Besserungen und Remissionen?

Wie wird die Qualität der Screening-Untersuchung gesichert? Gibt es z.b. Labor-Ringversuche oder den Austausch von zytologischen Präparaten oder eine Kontrolle der Güte der Röntgenuntersuchungen und ihrer Befundungen?

Fragen zur Interventionsphase

Gibt es eine effektive und effiziente Behandlungsmöglichkeit der (früh entdeckten) Störung? Worin besteht sie?

Handelt es sich um eine reine Beratung (z.b. Ernährungsberatung), um eine medikamentöse („Lipidsenker") oder chirurgische Intervention oder um eine Chemoprophylaxe (z.b. gegen eine Malariainfektion) bzw. Impfung (z.b. Impfung gegen Pneumokokkeninfektion nach Milzentfernung)?

Dabei ergeben sich für die Beratung und andere indirekte Beeinflussungsverfahren 2 Fragen:

– Wie effektiv ist die Beratung selbst, führt sie z.b. zur gewünschten Änderung des Eßverhaltens?

– Wie effektiv ist die Verhaltensänderung als solche; läßt sich über veränderte Eßgewohnheiten der Cholesterinspiegel im Blut überhaupt nennenswert und auf Dauer beeinflussen?

Bringt die Frühtherapie einen meßbaren Vorteil vor einer späteren Intervention? Wie sind ihre „Nebenwirkungen"? Die Gesamtprognose bestimmter Tumoren (z.b. kleinzelliges Bronchialkarzinom) wird heute (!) auch bei früher Entdeckung und Behandlung nicht meßbar besser. Eine frühe Chemo- oder Radiotherapie oder Operation führt dagegen mit Sicherheit zu Beeinträchtigungen der Lebensqualität.

Welche Rolle spielt eine aktive Mitwirkung („Compliance") der Betroffenen (z.b. Zustimmung zu einer Operation; langfristige Einnahme von Medikamenten; Umstellung der Eß- und Bewegungsgewohnheiten, des Sexualverhaltens)?

Welche Rolle spielt eine aktive Mitwirkung der involvierten (Haus-)Ärzte und anderer Therapeuten?

All dies sind *empirische Fragen,* keine theoretischen. Sie bedürfen einer empirischen Antwort!

So kommt es nicht darauf an, daß etwas wirken oder funktionieren *könnte,* sondern daß es erfolgreich gewirkt *hat.*

Die Propagierung weiterer Präventionsmaßnahmen ist deshalb davon abhängig, wieweit überzeugende Ergebnisse aus sorgfältig kontrollierten Interventionsstudien vorgelegt werden können.

Dabei ist „randomisierten" Studien der Vorzug zu geben. In ihnen wird eine homogene Gruppe von Probanden/Patienten nach Zufallsgesichtspunkten zur Hälfte der untersuchten Präventionsbedingung, zur anderen Hälfte einer Kontrollbedingung zugewiesen.

Eine solche Studie bringt Ergebnisse, die in der Regel unter optimalen Bedingungen und ohne Rücksicht auf Kosten erzielt wurden. Wie sieht es mit Erfolgen aus, wenn sie im ärztlichen Praxisalltag und mit unausgelesenen Patienten realisiert werden sollen? Wie ist die Kosten-Wirksamkeits-Relation? Ergeben sich in der Breitenanwendung bisher nicht auffällige „Nebenwirkungen"?

Auch diese Fragen bedürfen wieder einer Antwort auf dem Boden von kontrollierten Anwendungsbeobachtungen.

Es zeigt sich, daß die (Sekundär-)Prävention ein sehr anspruchsvolles Feld der praktischen Medizin ist. Auch wenn es jedem einleuchtet, daß es besser ist, Krankheiten vorzubeugen, als sie später (mit begrenztem Erfolg) zu behandeln – der Nachweis, daß dies zuverlässig, ohne wesentliche Nebenwirkungen und zu vertretbaren Kosten gelingt, ist nicht leicht zu führen.

Von den o.g. Maßnahmen zur Krebsvorsorge werden von der U.S. Preventive Services Task Force (Guide to Clinical Preventive Services, Baltimore, Williams & Wolkins 1989) nach sorgfältiger Analyse der zur Verfügung stehenden Literatur *uneingeschränkt* empfohlen:

- Jährlicher Abstrich aus dem Gebärmutterhals im Rahmen einer gynäkologischen Untersuchung für sexuell aktive Frauen bzw. nach dem 18. Lebensjahr. Bei wiederkehrenden Normalbefunden kann diese Untersuchung nach dem 65. Lebensjahr eingestellt werden.
- Jährliche klinische Untersuchung der Brust für alle Frauen über 40 Jahre, kombiniert mit 2jährigen Mammographien für 50- bis 75jährige.

Für die anderen o.g. Untersuchungen ergaben sich keine Gesichtspunkte, die zu einer Änderung der heute in der Bundesrepublik Deutschland üblichen Praxis veranlassen sollten.

1.5 Das öffentliche Gesundheitswesen in der Bundesrepublik Deutschland

P. Moritzen

Das öffentliche Gesundheitswesen läßt sich in Deutschland bis ins *Mittelalter* zurückverfolgen, als z.B. im 13. Jahrhundert Medizinalordnungen zur Hygiene und gegen das Kurpfuschertum erlassen wurden. Aber erst 1934 war es möglich, mit dem „Gesetz zur Vereinheitlichung des Gesundheitswesens" die bisher stark zersplitterten Aufgaben des öffentlichen Gesundheitswesens zu regeln und diese den Gesundheitsbehörden zu übertragen.

Dieses Gesetz gilt noch heute nach über 50 Jahren und wurde erst in einigen Bundesländern durch zeitgemäße Gesundheitsdienstgesetze abgelöst.

Das „öffentliche Gesundheits*wesen*" nimmt öffentlich-rechtliche Aufgaben auf dem Gebiet des Gesundheitswesens wahr. Zum öffentlichen Gesundheitswesen zählen heute:

– der öffentliche Gesundheits*dienst* (Gesundheitsbehörden auf Bundesebene, auf Landesebene und auf kommunaler Ebene),
– medizinische Dienste der Krankenversicherung,
– medizinische Dienste der Rentenversicherung,
– ärztlicher Dienst der Versorgungsverwaltung,
– ärztlicher Dienst der Arbeitsverwaltung,
– gewerbeärztlicher Dienst,
– polizeiärztlicher Dienst.

1.5.1 Der öffentliche Gesundheitsdienst

Die Hauptaufgaben liegen beim öffentlichen Gesundheitsdienst, während die anderen Dienste engumschriebene Spezialaufgaben wahrnehmen. Der öffentliche Gesundheitsdienst gliedert sich in Bundesbehörden, oberste Landesgesundheitsbehörden und Gesundheitsbehörden auf kommunaler Ebene (Gesundheitsämter).

1.5.2 Bundesbehörden

Die Hauptzuständigkeit für Gesundheitsfragen liegt in der Bundesrepublik Deutschland bei den Ländern. Die Zuständigkeiten des Bundes ergeben sich vor allem aus seiner Kompetenz der „konkurrierenden Gesetzgebung" – d.h., der Bund kann auch bei Zuständigkeit der Länder tätig werden, wenn eine bundeseinheitliche Regelung in allen Ländern erforderlich ist. Das betrifft vor allem die Gesundheitsgesetzgebung (z.B. Bundesseuchengesetz) oder auch Fragen der Überwachung und Organisation (z.B. Arzneimittelüberwachung oder AIDS-Bekämpfung).

Die Hauptaufgaben auf Bundesebene werden im Bundesgesundheitsministerium als oberster Bundesbehörde für das Gesundheitswesen erledigt. Zur Beratung des Bundesministeriums gibt es Kommissionen und Ausschüsse (z.B. den Bundesgesundheitsrat). Zur Durchführung seiner Aufgaben bedient sich das Bundesministerium einiger Bundesoberbehörden und Bundesanstalten:

– Bundesgesundheitsamt (Forschung und Begutachtung auf dem Gebiet des öffentlichen Gesundheitswesens),
– Bundeszentrale für gesundheitliche Aufklärung (Gesundheitsförderung durch Erarbeitung von Informationsmedien, Aus- und Fortbildung, Koordinierung),

- Deutsches Institut für medizinische Dokumentation und Information – DIMDI – (Sammlung, Auswertung und Speicherung in- und ausländischer Literatur auf dem Gesamtgebiet der Medizin),
- Paul-Ehrlich-Institut (Prüfung und Zulassung von Impfstoffen und Arzneimitteln).

1.5.3 Oberste Landesgesundheitsbehörden

Die obersten Gesundheitsbehörden der Länder sind Teil der Landesregierungen und gehören in der Regel zu einem Ministerium, in dem auch andere Aufgaben wahrgenommen werden (z.B. Arbeit, Soziales, Sport, Umweltschutz). Die Gesundheitsfragen werden in besonderen Gesundheitsabteilungen des Ministeriums erledigt und sind vor allem Planungs- und Entscheidungsaufgaben für eine bedarfsgerechte gesundheitliche Versorgung der Bevölkerung.

In mehreren Bundesländern gibt es zwischen den obersten Landesgesundheitsbehörden und den Gesundheitsämtern noch die Gesundheitsbehörden der „Mittelinstanz", die bestimmte Verwaltungsaufgaben für das Länderministerium erledigen. Ebenfalls im Auftrage der Länderministerien arbeiten überregionale Untersuchungseinrichtungen, wie Medizinaluntersuchungsämter, Lebensmitteluntersuchungsämter und gerichtsärztliche Dienste.

1.5.4 Gesundheitsämter

So wie die Zuständigkeit für Gesundheitsfragen in der Bundesrepublik Deutschland weitgehend dezentral bei den Ländern liegt, werden auch die wesentlichen Aufgaben des öffentlichen Gesundheitsdienstes dezentral in jedem Kreis und jeder kreisfreien Stadt im Gesundheitsamt wahrgenommen.

Es gibt über 500 Gesundheitsämter, die in einigen Bundesländern staatliche Sonderbehörden darstellen, in den meisten Bundesländern aber kommunale Einrichtungen – also Ämter der Kreis- oder Stadtverwaltungen – sind.

In den Gesundheitsämtern arbeiten Ärzte, Zahnärzte, Sozialarbeiter, sozialmedizinische Assistenten, Gesundheitsingenieure, Gesundheitsaufseher, Desinfektoren, medizinisch-technische Assistenten, Arzthelfer, Zahnarzthelfer und Verwaltungsfachleute – z.T. auch Pädagogen, Psychologen, Soziologen, Apotheker und EDV-Fachleute.

Dieser multidisziplinäre Mitarbeiterstab qualifiziert die Gesundheitsämter für ihre umfangreichen Aufgaben, die sie nach dem Gesetz zur Vereinheitlichung des Gesundheitswesens oder den neuen Gesundheitsdienstgesetzen zu erfüllen haben.

Allgemeine Aufgaben:

– Beobachtung und Beurteilung der Gesundheitsverhältnisse,
– Koordinierung der verschiedenen Aufgaben im Gesundheitswesen,
– Planung auf dem Gebiet des Gesundheitswesens,
– Beratung von Politikern und Verwaltung in Fragen des Gesundheitswesens,
– Gesundheitsförderung und Gesundheitserziehung.

Gesundheitsaufsicht:

– Registrierung der Heilberufe,
– Überwachung der Berufstätigkeit der nicht ärztlichen Heilberufe,
– Überwachung der Einrichtungen des Gesundheitswesens.

Gesundheitlicher Umweltschutz und Hygiene:

– Seuchenhygiene,
– Umwelthygiene,
– Lebensmittelhygiene.

Sozialhygienische Aufgaben:

– Gesundheitshilfe, vor allem für Kinder, Familie und Senioren,
– Gesundheitsförderung, Gesundheitserziehung,
– Sozialpsychiatrie,
– Schulgesundheitspflege und Jugendzahnpflege,
– Beratung und Unterstützung von Hilfebedürftigen (z.B. Behinderte, Sozialbenachteiligte, Abhängige).

Gutachterwesen:

– Begutachtung aufgrund besonderer Rechtsvorschriften, vor allem für Behörden und Gerichte.

Die Gesundheitsämter sind damit die Zentralstellen des öffentlichen Gesundheitsdienstes mit einem breiten Aufgabenspektrum, das sich in den letzten Jahren von Aufgaben der Überwachung und Kontrolle weiterentwickelt hat zu den Schwerpunktaufgaben Gesundheitsberichterstattung und Epidemiologie, Planung, Begutachtung, Beratung, Gesundheitsförderung.

1.6 Weiterführende Literatur

1. Beck, E.G., P. Schmidt: Hygiene: Präventivmedizin, 3. Aufl. Enke, Stuttgart 1988
2. Beske, F.: Lehrbuch für Krankenpflegeberufe, 6. Aufl. Bd. I. Thieme, Stuttgart 1990
3. Borneff, J.: Hygiene, 4. Aufl. Thieme, Stuttgart 1982
4. Bundesminister für Jugend, Familie, Frauen und Gesundheit: Daten des Gesundheitswesens. Kohlhammer, Stuttgart 1989
5. Gedicke, K.: Sozialhygiene 1–4. Luchterhand, Neuwied/Rhein 1972–1975
6. Weber, I.: Dringliche Gesundheitsprobleme der Bevölkerung. Zahlen – Fakten – Perspektiven. Nomos, Baden-Baden 1990

2. Hygiene der Nahrung und der Ernährung

J. Beckert

Für den Menschen sind die in der Nahrung enthaltenen Nährstoffe, Kohlenhydrate, Fette und Proteine sowie Mineralstoffe, Vitamine und Wasser lebensnotwendig. Durch Nahrungsaufnahme stehen die Nähr- und Zusatzstoffe dem Körper für folgende Zwecke zur Verfügung:

– Energiegewinnung,
– Aufbau und Ersatz von Körpersubstanz und Wirkstoffen.

Nahrungsmittel sind Lebensmittel, die zur Erhaltung des Lebens erforderlich sind und deshalb einen Nährwert besitzen müssen. Zu den Lebensmitteln gehören nicht nur die Nahrungsmittel, sondern auch die Genußmittel wie Kaffee, Tee und Gewürze, die keinen nennenswerten Nährwert besitzen, jedoch wegen ihrer anregenden Wirkung aufgenommen werden.

Lebensmittel können Beimengungen enthalten, die absichtlich zugesetzt werden, um sie appetitanregender zu machen (Farbstoffe), um ihren biologischen Wert zu erhöhen (Vitamine, Mineralstoffe) oder um ihrer Verderblichkeit entgegenzuwirken (Konservierungsmittel). Die Beimengungen können aber auch unbeabsichtigt sein, wenn pflanzliche Lebensmittel aus der Luft und aus dem Boden Schadstoffe wie Blei, Cadmium und Quecksilber aufnehmen oder wenn sie in tierische Lebensmittel durch das Futter gelangen.

Für die Ernährung kommt es auf die Nährstoffe (Nahrungsstoffe) an, die in den Nahrungsmitteln in unterschiedlicher Art und Menge enthalten sind. Überwiegend sind es Nahrungsmittelgemische aus vielen Substanzen, z.B. Proteine, Fette und Stärke, die die Artspezifität des Lebensmittels haben, von dem sie herstammen. So ist pflanzliches und tierisches Protein anders zusammengesetzt als menschliches Protein. Diese spezifische Struktur der Proteine muß vor der Resorption zerstört werden, da es sonst zu Immunreaktionen kommen würde, die im anaphylaktischen Schock, der generalisierten Form einer akuten allergischen Reaktion, tödlich verlaufen können. Das Epithel des Magen-Darm-Traktes schützt den Organismus vor dem Eindringen der unveränderten Nährstoffe. Erst nach der Verdauung, bei der durch Fermente und Enzyme die Nährstoffe Proteine, Fette und Kohlenhydrate zu niedermolekularen und löslichen Substanzen (Aminosäuren, Fettbausteine und Monosaccharide) abgebaut werden, können sie aus dem Darm resorbiert werden. Die Resorption geschieht durch die Wand des Dünndarmes. Die Aminosäuren, ein Teil der Fettbausteine und die Monosaccharide werden in den feinen Blutgefäßen der Darmwand aufgenommen und der Leber zum weiteren Stoffwechsel zugeführt.

2.1 Energiebedarf

Der Energiehaushalt des Menschen basiert auf der durch die Nahrung zugeführten chemischen Energie aus Proteinen, Fetten und Kohlenhydraten. Sie werden im Verlauf vieler komplizierter, durch Fermente und Enzyme gesteuerter chemischer Abläufe hauptsächlich zu Kohlensäure, Wasser und Harnstoff, d.h. zu energiearmen Verbindungen, abgebaut. Der Gesamtvorgang läuft unter Sauerstoffverbrauch im Sinne einer langsamen Verbrennung ab, wobei der benötigte Sauerstoff der Atemluft entnommen und über die roten Blutkörperchen als Sauerstoffträger den Geweben zugeführt wird.

Die freigesetzte chemische Energie wird im Organismus für den eigenen Stoffwechsel, für Wachstum und für die mechanische Arbeit durch die Muskulatur verbraucht. Bei diesen Energieumwandlungen entsteht stets auch Wärme, die an die Umgebung abgegeben werden muß, wenn sie den erforderlichen Eigenbedarf überschreitet.

Der Energiebedarf für die Körperfunktionen wurde bisher in Kilokalorien (kcal) pro Zeiteinheit angegeben. Mit dem neuen Einheitensystem ist als Energiemaß die Grundeinheit Joule (J) bzw. Kilojoule (kJ) eingeführt worden. Danach ergeben sich folgende Umrechnungen:

$$1 \text{ kcal} = 4187 \text{ J} = 4,187 \text{ kJ}$$

Der Gesamtenergieumsatz des Körpers setzt sich zusammen aus:

– Grundumsatz = der in Ruhe fortbestehende Energieumsatz (eine individuell fixierte Größe),
– Umsatzsteigerung = bedingt durch Nahrungsaufnahme, Muskelarbeit und Umgebungstemperatur (Thermoregulation),

Die Energiezufuhr erfolgt durch die Nahrung, wobei folgende Energiemengen von den jeweiligen Nährstoffen geliefert werden:

1 g Protein: 4,1 kcal = 17,2 kJ,
1 g Fett: 9,3 kcal = 38,9 kJ,
1 g Kohlenhydrat: 4,1 kcal = 17,2 kJ.

Jede Nahrungsaufnahme führt zu einer Erhöhung des Stoffwechsels durch die energieverbrauchenden Umbauvorgänge für die Nährstoffe (spezifisch-dynamische Wirkung) (Tab. 2.1).

Tabelle 2.**1** Spezifisch dynamische Wirkungen der Hauptnährstoffe und für gemischte Kost

	in % des Grundumsatzes
Proteine	18 – 20
Kohlenhydrate	5 – 9
Fette	3 – 4
Gemischte Tageskost	ca. 10

Empfehlungen für die Energiezufuhr zur Deckung des Energiebedarfs müssen vor allem Alter, Geschlecht, körperliche Aktivität und den Einfluß des Körpergewichts berücksichtigen (Tab. 2.**2**).

Tabelle 2.**2** Richtwerte für den Energiebedarf – Einfluß von Alter und Geschlecht

	kcal/Tag		MJ/Tag (1MJ = 1000 kJ)	
	m	w	m	w
Säuglinge				
0–2 Monate	550		2,2	
3–5 Monate	750		3,1	
6–11 Monate	850		3,6	
Kinder				
1–3 Jahre	1100		4,5	
4–6 Jahre	1500		6,5	
7–9 Jahre	1900		8,0	
10–12 Jahre	2300	2200	9,5	9,0
13–14 Jahre	2700	2500	11,5	10,5
Jugendliche				
15–18 Jahre	3000	2400	12,5	10,0
Erwachsene*				
19–35 Jahre	2600	2200	11,0	9,0
36–50 Jahre	2400	2000	10,0	8,5
51–65 Jahre	2200	1800	9,0	7,5
über 65 Jahre	1900	1700	8,0	7,0
Schwangere				
ab 4. Monat		+300		+1,2
Stillende		bis +700		bis +3,0

* Die Werte gelten für Personen mit vorwiegend sitzender Tätigkeit (Leichtarbeiter). Für andere Berufsschweregruppen sind folgende Zuschläge erforderlich:
 – Mittelschwerarbeiter 2,5 MJ (600 kcal),
 – Schwerarbeiter 5,0 MJ (1200 kcal),
 – Schwerstarbeiter 6,7 MJ (1600 kcal).

Bei erhöhtem Körpergewicht beträgt für männliche und weibliche Personen der zusätzliche Energiebedarf:

– Leicht- und Mittelschwerarbeiter	0,8 MJ (200 kcal) pro 10 kg erhöhten Körpergewichtes,
– Schwer- und Schwerstarbeiter	1,3 MJ (300 kcal) pro 10 kg erhöhten Körpergewichtes.

2.2 Nährstoffbedarf

Die Ernährung kann mit verschiedenen Lebensmitteln erfolgen. Entscheidend ist nur, daß die benötigten Nährstoffe in ausreichender Menge zugeführt werden. Dies gilt vor allem für die Stoffe, die zum Aufbau der Körpersubstanz benötigt werden, aber im intermediären Stoffwechsel nicht hergestellt werden können, sog. essentielle Nahrungsbestandteile, von denen der Mensch etwa 50 verschiedene benötigt. Nur bei der Aufnahme von vielerlei Lebensmitteln durch eine gemischte Kost ist der Bedarf an essentiellen Nahrungsbestandteilen zu decken. Für die Biosynthesen des intermediären Stoffwechsels müssen selbstverständlich auch genügende Mengen nichtessentieller Nahrungsbestandteile zur Verfügung stehen (Tab. 2.3 u. 2.4).

Tabelle 2.3 Essentielle und nichtessentielle Nahrungsbestandteile

Essentielle	Nichtessentielle
Mineralstoffe	Kohlenhydrate
Spurenelemente	Fettsäuren (außer den essentiellen)
Essentielle Aminosäuren	Lipoide (Phosphatide, Sterine)
Essentielle Fettsäuren	Nichtessentielle Aminosäuren
Vitamine	Kreatin, Kreatinin
	Pyrimidine und Purine
	Hämine

2.2.1 Kohlenhydrate

Die Kohlenhydrate sollen etwa die Hälfte der gesamten Energiezufuhr ausmachen und sind damit die Hauptlieferanten der Energie und der Kohlenstoffatome für die Biosynthesen. Unsere hauptsächlichen Nahrungskohlenhydrate sind Stärke, Saccharose (Rohr- und Rübenzucker), Glucose (Traubenzucker) und Fructose (Fruchtzucker). Lactose (Milchzucker) spielt nur beim Säugling eine natürliche Rolle. Bei

Mangel an Kohlenhydraten kann der Körper diese aus Fetten und Proteinen herstellen.

Mit der pflanzlichen Nahrung werden auch Zellulose und andere unverwertbare Polysaccharide (z.B. Pektine in Früchten) aufgenommen. Der Mensch verfügt über keine Enzyme zur Spaltung dieser Polysaccharide. Sie beeinflussen deshalb nur den Füllungsgrad von Magen und Darm. Die gesundheitliche Bedeutung der Ballast- und Faserstoffe liegt in einer Reduzierung von chronischen Obstipationen und von Darmerkrankungen, insbesondere von Darmkarzinomen. Es sollte ein Optimum der Zufuhr von Ballaststoffen sichergestellt werden. Negative Einflüsse bei sehr hoher Ballaststoffzufuhr werden vor allem in der Vortäuschung einer ausreichenden Nährstoffzufuhr gesehen.

Üblicherweise werden ca. 40 % des gesamten Energiebedarfs durch Kohlenhydrate gedeckt. Die Mindestmenge wird mit 1/10 der Energiezufuhr (ca. 2 g/kg Körpergewicht) angegeben. Empfohlen werden 45–60 % der Energiezufuhr durch Kohlenhydrate.

2.2.2 Fette

Fette sind die Glycerinester der verschiedenen Fettsäuren. Sowohl das Glycerin (3wertiger Alkohol), als auch die gesättigten und ungesättigten Fettsäuren können vom Körper z.B. aus Kohlenhydraten selbst gebildet werden. Die ernährungsphysiologisch wichtigen hochungesättigten Fettsäuren vermag der Körper jedoch nicht selbst aufzubauen, sie müssen mit der Nahrung zugeführt werden (essentielle Fettsäuren). Je mehr gesättigte Fettsäuren das Fett enthält, desto härter ist es (z.B. Talg), je mehr ungesättigte, desto flüssiger (z.B. Olivenöl).

Fett ist lebensnotwendig soweit es als Träger der Vitamine A, K und D fungiert. Die dazu nötigen Fettmengen sind aber so gering, daß der Bedarf an fettlöslichen Vitaminen mit nahezu fettfreier Kost gedeckt werden kann.

Fast 40 % der Energiezufuhr in der täglichen Nahrung ist Fett. Übergewicht und erhöhte Blutfettwerte sind die Folgen und Risikofaktoren für Herz- und Gefäßkrankheiten. Empfohlen wird, nicht mehr als 30 % der Energie als Fett aufzunehmen. Nur 1/3 der zugeführten Fettsäuren sollen gesättigte Fettsäuren sein. Den Bedarf an essentiellen Fettsäuren zeigt Tab. 2.4.

Die Bedeutung der relativ fettreichen Ernährung besteht
– im hohen Energiewert des Fettes (etwa doppelt so hoch wie der der Kohlenhydrate und der des Eiweißes); dadurch sind kleine Nahrungsvolumina möglich (bedeutsam bei schwerer Arbeit);
– im hohen Sättigungswert des Fettes, d.h., das Empfinden der Sättigung ist im Verhältnis zur aufgenommenen Nahrungsmenge groß im Gegensatz zu Kohlenhydraten und Eiweiß;

Tabelle 2.4 Empfehlenswerte Höhe der Nährstoffzufuhr pro Tag (nach Wirths)

	Protein g		Essentielle Fettsäuren g	Wasser ml/kg KG
	m	w		
Säuglinge				
0– 2 Monate	2,3 g/kg KG		2	130–180
3– 5 Monate	2,1 g/kg KG		3	130–180
6–12 Monate	2,0 g/kg KG		3	120–145
Kinder				
1– 3 Jahre	22		4	115–125
4– 6 Jahre	32		5	100–110
7– 9 Jahre	40		6	90–100
10–12 Jahre	45	45	7	70– 85
13–14 Jahre	60	55	9	50– 60
Jugendliche und Erwachsene				
15–18 Jahr	60	50	10	40– 50
19–35 Jahre	55	45	10	20– 45
36–50 Jahre	55	45	10	20– 45
51–65 Jahre	55	45	10	20– 45
über 65 Jahre	55	45	10	20– 45
Schwangere	+30[2]		+1[2]	20– 45
Stillende	+20		+3	20– 45

[1] Bei zwei Zahlen bedeutet die erste die empfohlene Zufuhr/Tag, die zweite die bei Benutzung von Nährwerttabellen maßgebende.

[2] ab 4. Monat der Schwangerschaft

[3] Richtwert für die Natriumzufuhr: 2000 mg/Tag für Erwachsene

[4] bei Muttermilchnahrung

[5] nicht menstruierende Frauen, die nicht schwanger sind: 12 mg

[6] freie Folsäure

	Vitamin A (Retinoläquivalente)				Vitamin D µg	Vitamin E (α-Tocopherol-Äquivalent) mg		Thiamin mg			Riboflavin mg			
	m		w					m		w		m		w	
Säuglinge	[1]					[1]		[1]				[1]			
0– 2 Monate	0,5/0,6				10	3	3	0,3/0,4				0,4/0,5			
3– 5 Monate	0,6/0,7				10	4	4	0,4/0,6				0,5/0,6			
6–12 Monate	0,6/0,7				10	4	5	0,5/0,7				0,6/0,7			
Kinder															
1– 3 Jahre	0,6/0,7				10	5	6	0,6/0,9				0,7/0,9			
4– 6 Jahre	0,7/0,9				10	7	8	0,8/1,1				1,0/1,3			
7– 9 Jahre	0,8/1,0				10	8	9	1,0/1,4				1,3/1,6			
10–12 Jahre	0,9	1,1	0,9	1,1	10	10	11	1,2	1,7	1,1	1,6	1,5	1,9	1,4	1,8
13–14 Jahre	1,1	1,4	1,0	1,2	10	12	13	1,4	2,0	1,3	1,9	1,6	2,0	1,5	1,9
Jugendliche und Erwachsene															
15–18 Jahre	1,1	1,4	0,9	1,1	10	12	13	1,5	2,1	1,3	1,9	1,8	2,3	1,7	2,1
19–35 Jahre	1,0	1,3	0,8	1,0	5	12	13	1,4	2,0	1,2	1,7	1,7	2,1	1,5	1,9
36–50 Jahre	1,0	1,3	0,8	1,0	5	12	13	1,3	1,9	1,1	1,6	1,7	2,1	1,5	1,9
51–65 Jahre	1,0	1,3	0,8	1,0	5	12	13	1,3	1,9	1,1	1,6	1,7	2,1	1,5	1,9
über 65 Jahre	1,0	1,3	0,8	1,0	5	12	13	1,3	1,9	1,1	1,6	1,7	2,1	1,5	1,9
Schwangere[2]	+0,3		+0,3		+5	+2		+0,3	+0,4			+0,3	+0,5		
Stillende	+1,0		+1,2		+5	+5	+6	+	0,5	+0,7		+0,8	+1,0		

	Kalium[3] g	Calcium mg (m w)	Phosphor mg (m w)	Magnesium mg (m w)	Eisen mg (m w[5])	Jod µg	Zink mg
Säuglinge		[4]	[4]	[4]			
0–2 Monate	0,3–1,0	250/500	120/280	30/50	0	50	3
3–5 Monate	0,3–1,0	250/500	120/280	40/70	6	70	4
6–12 Monate	0,3–1,0	500	500	120	8	80	5
Kinder							
1–3 Jahre	1,0–2,0	600	600	140	8	100	8
4–6 Jahre	1,0–2,0	700	700	200	8	120	10
7–9 Jahre	1,0–2,0	800	800	220	10	140	12
10–12 Jahre	1,0–3,0	1000 900	1000 900	280 250	12 18	180	12
13–14 Jahre	1,0–3,0	1000 900	1000 900	330 300	12 18	200	15
Jugendliche und Erwachsene							
15–18 Jahre	3,0–4,0	900 800	900 800	400 350	12 18	200	15
19–35 Jahre	3,0–4,0	800	800	350 300	12 18	200	15
36–50 Jahre	3,0–4,0	800	800	350 300	12 18	180	15
51–65 Jahre	3,0–4,0	800	800	350 300	12 12	180	15
über 65 Jahre	3,0–4,0	800	800	350 300	12 12	180	15
Schwangere		+400	+200	+100[2]	+7	+30	+10[2]
Stillende		+400	+200	+150	+4	+60	+10

	Niacin (-Äquivalente) mg (m w)	Vitamin B6 mg µg (m w)	Folsäure[6] mg	Pantothensäure µg	Vitamin B12 mg	Vitamin C
Säuglinge	[1]			[1]	[1]	[1]
0–2 Monate	5	0,3/0,4	40	4 6	0,5 0,5	40 57
3–5 Monate	7	0,4/0,5	40	4 6	1,0 1,0	45 64
6–12 Monate	8	0,5/0,6	40	4 6	1,5 1,7	50 71
Kinder						
1–3 Jahre	8	0,7/0,9	80	5 7	2,5 2,8	55 79
4–6 Jahre	11	1,3/1,6	120	5 7	3,0 3,4	60 86
7–9 Jahre	13	1,4/1,8	120	6 9	5,0 5,7	65 93
10–12 Jahre	15 14	1,6 2,0 1,4 1,8	160	6 9	5,0 5,7	70 100
13–14 Jahre	19 17	2,0 2,5 1,6 2,0	160	8 11	5,0 5,7	75 107
Jugendliche und Erwachsene						
15–18 Jahre	20 16	2,1 2,6 1,8 2,3	160	8 11	5,0 5,7	75 107
19–35 Jahre	18 15	1,8 2,3 1,6 2,0	160	8 11	5,0 5,7	75 107
36–50 Jahre	18 15	1,8 2,3 1,6 2,0	160	8 11	5,0 5,7	75 107
51–65 Jahre	18 15	1,8 2,3 1,6 2,0	160	8 11	5,0 5,7	75 107
über 65 Jahre	18 15	1,8 2,3 1,6 2,0	160	8 11	5,0 5,7	75 107
Schwangere[2]	+2	+1,0 +1,3	+160	+2 +3	+1,0 +1,1	+25 +36
Stillende	+5	+0,6 +0,8	+80	+3 +4	+1,0 +1,1	+50 +71

– in ihrer Fähigkeit, Ausgangs- und Hilfsstoff für attraktive Riech-
und Schmeckstoffe zu sein.

2.2.3 Proteine

Proteine sind hochmolekulare Verbindungen, die sich aus Aminosäuren zusammensetzen. Proteine sind der Hauptträger des Lebens und
bestimmen Eigenwert und Spezifität aller Enzyme, Hormone sowie
der Schutz- und Abwehrstoffe. Sie sind Träger der Artspezifität der
Lebewesen.

Der Körper benötigt die Proteine für das Wachstum, jedoch auch
für die ständige Erneuerung der Körperproteine. Die Proteine können
im Körper in Fett und Zucker umgewandelt werden und dienen dann
als Energielieferanten. Bei der Festlegung von Mindestmengen aufzu-
nehmender Proteine ist deshalb zu beachten, daß die Proteine diese
doppelte Funktion haben. Erst wenn eine ausreichende Energiezufuhr
durch Fette und Kohlenhydrate dafür sorgt, daß die Proteine ausschließlich als Aufbaustoffe verwendet werden, kann die Mindestbe-
darfsmenge an Proteinen Gültigkeit erlangen. Dieses Problem ist insbesondere in den Ländern der Dritten Welt zu beachten. Der Hunger
der Dritten Welt ist überwiegend ein „Proteinhunger".

Der Körper kann eine Reihe von Aminosäuren selbst herstellen.
Darüber hinaus müssen ihm mit der Nahrung die Aminosäuren zugeführt werden, die er nicht selbst bilden kann, die sog. essentiellen Aminosäuren.

Es besteht ferner ein qualitativer Unterschied zwischen den Proteinen, der mit der sog. biologischen Wertigkeit ausgedrückt wird. Je
höher die biologische Wertigkeit eines Proteins ist, desto weniger
benötigt man davon zur Aufrechterhaltung der Proteinbilanz. Die biologische Wertigkeit läßt sich als reziproke Zahl des Minimalbedarfs
ausdrücken, wobei die biologische Wertigkeit von Volleiprotein = 100
gesetzt wird (Tab. 2.5).

Tabelle 2.5 Biologische Wertigkeit einiger Nahrungsmittel

Biologische Wertigkeit			
Vollei	100	Grünalgen	81
Kartoffel	100	Reis	81
Rindfleisch	92	Roggenmehl	76
Milch	88	Bohnen	72
Edamer Käse	85	Mais	72
Schweizer Käse	84	Weizenmehl	56
Soja	84	Gelatine	0

Das tierische Protein besitzt für den Menschen eine hohe Wertigkeit, so daß für die Deckung des Minimalbedarfs entsprechend geringe Mengen erforderlich sind. Neben der Höhe der Zufuhr einzelner Aminosäuren kommt dem Verhältnis der Aminosäuren zueinander eine entscheidende Bedeutung zu. In der Regel erhöht sich die biologische Wertigkeit bei Proteingemischen.

2.2.4 Elementarnährstoffe

Die Elementarnährstoffe Natrium, Kalium, Magnesium und Phosphor sind in allen Nahrungsstoffen so reichhaltig vertreten, daß Mangelzustände zu den Ausnahmen gehören.

Eisen

Eisen ist der Baustein des roten Blutfarbstoffs, des Muskeleiweißes und der Enzyme. Es ist in vielen Nahrungsstoffen enthalten, jedoch werden nur etwa 10 % des Eisenangebots der Nahrung resorbiert, was bei Festlegung des täglichen Eisenbedarfs berücksichtigt werden muß. Der erhöhte Eisenbedarf während der Schwangerschaft (25 mg/Tag) ist mit der üblichen Ernährung häufig nicht zu decken. Deshalb kann eine medikamentöse Zufuhr erforderlich werden.

Calcium

Calcium befindet sich vorwiegend als Calciumphosphat in den Knochen. Der wachsende Organismus, aber auch der Erwachsene hat einen Calciumbedarf, der unter normalen Bedingungen nur durch die Zufuhr von Milch und Milchprodukten gedeckt werden kann. Die derzeitige Calciumversorgung wird als „besorgniserregend" bezeichnet, auch ältere Menschen nehmen nicht genügend auf (Osteoporoserisiko).

Jod

Jod ist der Baustein des Schilddrüsenhormons Thyroxin und damit lebensnotwendig. Die erforderliche Zufuhr ist in Jodmangelgebieten (Gebirgsgegenden), aber selbst in den Küstenregionen der Bundesrepublik Deutschland mit der täglichen Nahrung nicht vollständig zu decken. Aus diesem Grund wurde die Jodierung des Kochsalzes eingeführt.

Fluor

Fluor ist Bestandteil der Apatite, aus denen der Zahnschmelz aufgebaut ist. Da bei Fluorarmut einer Gegend der Schmelz der Zähne gegenüber schmelzgefährdenden Situationen (Verzehr bestimmter Süßigkeiten) wenig resistent ist, gilt Fluor als essentieller Nährstoff. Ein Fluorgehalt von 1 µg/kg im Trinkwasser senkt die Karieshäufigkeit von Kindern um die Hälfte.

Spurenelemente

Zink, Kupfer, Mangan, Molybdän, Kobalt, Selen, Chrom und wahrscheinlich noch andere Elemente gehören zu den Stoffen, die in Spuren lebensnotwendig sind, da sie teils Fermentaktivatoren, teils Vitaminbausteine sind bzw. Einfluß auf Wachstum, Zellstoffwechsel u.ä. ausüben. Die Durchschnittskost enthält praktisch überall die notwendigen Mindestmengen dieser Stoffe. Zu beachten ist jedoch, daß größere Mengen der Spurenelemente toxisch wirken.

2.2.5 Vitamine

Vitamine sind organische Stoffe, die der Organismus nicht selbst zu bilden vermag, die ihm vielmehr fertig oder in Vorstufen zugeführt werden müssen. Sie sind für die optimale Funktion des Stoffwechsels notwendig und schon in Spuren wirksam. Vitamine sind meist Bestandteile pflanzlicher Nahrung, sie sind teils wasser- und teils fettlöslich.

Vitaminmangel entsteht durch eine unzureichende Versorgung und führt zu vielfältigen biochemischen Veränderungen und zu subklinischen, jedoch unspezifischen Symptomen. Erst bei ausgeprägtem Mangel treten spezifische klinische Krankheitsbilder auf. In der Praxis kommt es jedoch selten zu einem Mangel an einem bestimmten Vitamin (Avitaminose), sondern zu multiplen Vitaminmangelzuständen (Polyavitaminosen), die häufig mit allgemeinem Nährstoffmangel kombiniert sind. Die klinischen Symptome von Vitaminmangelzuständen sind schwer zu beheben und oft irreversibel. Deshalb kommt der Prophylaxe von Mangelzuständen und der Früherkennung von Avitaminosen große Bedeutung zu.

Die empfohlene Vitaminzufuhr ist in der Tab. 2.4 aufgeführt. Lagerung und Erhitzung der Speisen reduziert den Vitamingehalt, insbesondere von Vitamin C. Bei Kartoffeln nimmt der Vitamingehalt während der Lagerung im Winter auf etwa die Hälfte ab. Neben der Lagerung hat vor allem das Garen Einfluß auf den Vitamin-C-Gehalt der Nahrung. Beim Warmhalten entstehen dabei oft größere Verluste als beim eigentlichen Garen. Weniger ungünstig als das Warmhalten wirkt das Aufwärmen erkalteter Speisen.

2.3 Gesundheitliche Schäden durch Lebensmittel

Die Ernährung kann hinsichtlich der Menge und der Nährstoffzusammensetzung falsch sein und damit zu einem Risikofaktor der Gesundheit werden.

2.3.1 Unzureichende Ernährung

Bei Mangel an Eiweiß entsteht Unterernährung ganzer Bevölkerungen, wie dies in den Ländern der Dritten Welt zum Teil in katastrophalem Ausmaß zu beobachten ist. In den hochzivilisierten Ländern wird dagegen nur in besonderen Lebenssituationen die Zufuhr von Nährstoffen und Nahrungsfaktoren unzureichend. Der Bedarf an Vitaminen, Mineralstoffen und Spurenelementen ist weitgehend konstant und unabhängig von der Energiezufuhr. Werden diese Nahrungsfaktoren bei der üblichen Ernährung in gerade noch ausreichender Menge zugeführt, so können z.b. bei Abmagerungskuren, also bei absichtlicher Reduzierung der Energiezufuhr, bedenkliche Mangelzustände entstehen. Eine unzureichende Nahrungszufuhr im Sinne eines falschen Nährstoffverhältnisses ist auch bei ausreichender Energiezufuhr häufig anzutreffen, dies zeigt die Gegenüberstellung zwischen der empfohlenen und der tatsächlichen Nährstoffaufnahme (Tab. 2.6).

Tabelle 2.6 Empfohlene und tatsächliche Nährstoffaufnahme in Prozent der Energiezufuhr

	Empfohlen	Tatsächlich
Proteine	12	12
Fette	25–30	40
Kohlenhydrate	45–60	38
Alkohol	0	10

Das Verhältnis des Nährstoffgehaltes zum Energiegehalt eines Lebensmittels wird durch die Nährstoffdichte ausgedrückt. Damit wird die Nahrungsqualität beurteilt, indem die einzelnen Nährstoffe in bezug auf den Brennwert des Lebensmittels verglichen werden.

2.3.2 Überernährung

Überernährung entsteht, wenn die Energiezufuhr größer ist als der Energiebedarf. Diese Situation ist in den hochzivilisierten Ländern weit verbreitet. Ob die Energiezufuhr durch die Nahrung den Bedarf gedeckt hat, ob sie überschüssig oder unzureichend war, läßt sich auf einfache Weise durch die Bestimmung des Körpergewichts feststellen. Zu beachten ist dabei, daß Gewichtsschwankungen bis zu 3 kg durch

den unterschiedlichen Wassergehalt des Körpers, z.B. durch die Kochsalzaufnahme mit der Nahrung, auftreten können.
Schwieriger dagegen ist die Bewertung des Körpergewichtes. Das Durchschnittsgewicht bestimmter Bevölkerungsgruppen sagt nur etwas über die Gewichtszustände, nichts jedoch über die Gesundheitsrisiken aus. Ein Idealgewicht bedarf eines zu definierenden Ideals auf das es bezogen ist. Auf die Gesundheit läßt sich das Körpergewicht nicht beziehen, da die Gesundheit kein feststehender meßbarer Begriff ist. Als Maßstab wird deshalb die höchste Lebenserwartung als allgemein anerkanntes Ideal benutzt und das dazu gehörige Körpergewicht festgestellt (Tab. 2.7).

Tabelle 2.7 Ideal- und Übergewichtstabelle für Männer und Frauen

Körpergröße cm	Idealgewicht kg	Prozent Übergewicht				
		10	20	30	40	50
Männer						
160	57,6	63,4	69,1	74,9	80,6	86,4
165	60,3	66,3	72,4	78,4	84,4	90,5
170	63,7	70,1	76,4	82,8	89,2	95,6
175	67,4	74,1	80,9	87,6	94,4	101,1
180	71,2	78,3	85,4	92,6	99,7	106,8
185	75,2	82,7	90,2	97,8	105,3	112,8
190	79,4	87,3	95,3	103,2	112,2	119,1
195	83,9	92,3	100,7	109,1	117,5	125,9
Frauen						
160	52,6	57,9	63,1	68,4	73,6	78,9
165	55,8	61,4	67,0	72,5	78,1	83,7
170	59,5	65,5	71,4	77,4	83,3	89,3
175	63,1	69,4	75,7	82,0	88,3	94,7
180	66,7	73,4	80,0	86,7	93,4	100,1
185	70,2	77,2	84,2	91,3	98,3	105,3

Das Normalgewicht in kg (nach Broca) wird für Männer aus der Körpergröße in cm minus 100 errechnet, für Frauen ist ein zusätzlicher Abzug von 10 % vorzusehen. Die Übergewichtsangaben unterscheiden sich somit je nach Bezugsgewicht (Idealgewicht, Normalgewicht). An der Festsetzung des Idealgewichtes wird häufig Kritik geäußert, da die Lebenserwartung aufgrund neuerer Untersuchungen bei etwas höherem Körpergewicht größer sei.
 Überernährung entsteht vor allem durch eine zu reichliche Fettzufuhr, die in Verbindung mit einer relativ hohen Cholesterinaufnahme steht. Die Menge und Zusammensetzung der Nahrungsfette beeinflußt den Serumcholesterinspiegel, der als Risikofaktor für Arteriosklerose und Herzinfarkt gilt. Plasmacholesterinwerte über 260 mg/100 ml sollen ein 3fach größeres Risiko gegenüber Werten unter 200 mg/100 ml

bedeuten. Die Beeinflussung des Serumcholesterinspiegels durch Nahrungscholesterin ist jedoch nicht eindeutig. Die Begründung liegt in der endogenen Cholesterinsynthese, die zwischen 600 und 900 mg/Tag beträgt und die bei Aufnahme von Cholesterin mit der Nahrung vermindert wird. Die Empfehlung für die gesamte Bevölkerung, die Cholesterinzufuhr auf 250–300 mg pro Tag einzuschränken, ist nicht problemlos, da z.B. bei starker Einschränkung der Zufuhr von Milchprodukten Calciummangel entstehen kann. Die Notwendigkeit einer Reduzierung der Cholesterinzufuhr bei gefährdeten Individuen ist jedoch unbestritten.

2.3.3 Lebensmittelinfektionen, -intoxikationen und -toxinfektionen

Eine Reihe von Infektionskrankheiten können zwischen Tier und Mensch wechselseitig übertragen werden (Zoonosen). Andererseits kann das Lebensmittel nur Überträgerfunktion haben, wenn es mit Erregern von Infektionskrankheiten kontaminiert wird. Die Erreger können Bakterien, Viren und Parasiten sein.

Mikrobielle Intoxikationen entstehen, wenn ein Mikroorganismus entweder im Lebensmittel vor dem Verzehr oder im Darm des Menschen ein Toxin bildet, das zu krankhaften Erscheinungen führt. Es findet somit keine Infektion des Wirtsorganismus statt, so daß der Krankheitsausbruch ohne Aufnahme des lebenden Erregers erfolgen kann.

Toxinfektionen sind Lebensmittelinfektionen, die insbesondere aufgrund der großen Anzahl der aufgenommenen Erreger, bei deren Zerfall ein Toxin (Endotoxin) freigesetzt wird, zu ausgeprägten Intoxikationen führen. Charakteristisch dafür ist der Verzehr von Fleisch eines an einer Salmonelleninfektion schwer erkrankten Tieres.

Als Lebensmittelinfektionen, -intoxikationen und -toxinfektionen bezeichnet man im engeren Sinne Erkrankungen, die vor allem eine typische Darmsymptomatik mit Darmkrämpfen, Durchfällen und Erbrechen aufweisen. Selbstverständlich können daneben noch andere Symptome auftreten und letztlich das Krankheitsbild beherrschen.

Lebensmittelinfektionen

Bakterielle Erreger

Zu den bakteriellen Erregern gehörten in früheren Jahren vor allem die Tuberkelbakterien boviner (bovin = zum Rind gehörend) Herkunft, die bevorzugt mit der Milch verbreitet wurden. Durch die Pasteurisierung der Milch wurde dieser Übertragungsweg praktisch ausgeschlossen. Von Typhus- und Paratyphusfällen ist bekannt, daß sie durch Lebensmittel, insbesondere durch Milch übertragen wurden.

Das gleiche gilt für Choleraerreger, die vor allem mit Fischen und Muscheln und fäkalgedüngtem Gemüse und Salaten übertragen werden. Typhus- und Paratyphuserreger sowie Choleraerreger werden jedoch vor allem mit dem Trinkwasser übertragen.

Virale Erreger

Auch Virusinfektionen können durch Lebensmittel übertragen werden. In erster Linie ist dabei das Hepatitis-A-Virus, das Poliomyelitisvirus sowie Arboviren zu nennen. Die Viren können durch das erkrankte Tier oder durch Verunreinigung des tierischen Lebensmittels übertragen werden. Im Vergleich zu den bakteriellen Erkrankungen sind die Viruserkrankungen durch Lebensmittelübertragung weitaus in der Minderzahl.

Parasitäre Erreger

Zu den parasitären Erregern, die durch Lebensmittel übertragen werden, gehören die Amöben, die Askariden, die Lamblien, die Taenien (Rinder- und Schweinefinnenbandwurm), die Toxoplasmen und die Trichinen. Im folgenden soll über die Infektionen mit Trichinen wegen der Schwere des Krankheitsbildes und mit Taenia saginata (Rinderfinnenbandwurm) wegen der Häufigkeit des Vorkommens weiteres ausgeführt werden.

Trichinen

Trichinenträger ist die Ratte, die in der freien Wildbahn Füchse, Dachse und Wildschweine infiziert, und bei den Zuchttieren das Hausschwein. Die in der Muskulatur des Schlachttieres eingekapselte Dauerform der Trichinen entwickelt sich im Darm des Menschen und wird von dort lymphogen im Körper gestreut. In der Muskulatur verkalkt sie und bewirkt in Abhängigkeit von der Anzahl der Trichinen und vom Lokalisationsort die Schwere des Leidens. Die Letalität ist komplikationsbedingt und beträgt zwischen 5–30 %.

Die seit 1877 in Deutschland eingeführte Trichinenschau des Fleisches hat zu einer wesentlichen Reduzierung der Krankheitsfälle geführt. Da sich die Trichinen beim Hausschwein überwiegend im Zwerchfell befinden, kann sich die Trichinenschau auf die Untersuchung dieses Organs beschränken.

Taenia saginata (Rinderfinnenbandwurm)

Der Rinderfinnenbandwurm hat eine Länge bis zu 8 m und besitzt einen stecknadelkopfgroßen Kopf mit 4 Saugnäpfen. Der Bandwurm besteht aus sog. Proglottiden von etwa 2 cm Länge, die ca. 100 000 Eier bei ihrem Zerfall an die Außenwelt abgeben. Mit dem Abwasser können die Bandwurmeier über den Vorfluter in das Futter oder Trinkwasser der Rinder gelangen. Im Darm des Rindes erfolgt die Freisetzung der Embryos, die nach Durchbohren der Darmwand im Blut erscheinen. In der Muskulatur des Tieres entwickeln sich die Finnen, die dann beim Verzehr dieses Muskelfleisches durch den Menschen im Darm des Menschen sich wiederum zu einem Bandwurm entwickeln. Das Tier ist somit der Zwischenwirt und der Mensch der Hauptwirt. Die Übertragung erfolgt vor allem durch rohes Rindfleisch (Tatar), aber auch durch nicht tiefgefrorenes oder ungares Rindfleisch.

Lebensmittelintoxikationen

Staphylokokkenenterotoxikosen

Staphylococcus aureus ist ein weitverbreiteter Erreger von lokalen und allgemeinen Infektionen. Einige Stämme von ihnen bilden hochtoxische, darmwirksame Stoffe, die sog. Enterotoxine. Sie sind die Ursache der Staphylokokken-Lebensmittelvergiftung, die in manchen Jahren an der Spitze aller Lebensmittelvergiftungen stand.

Charakteristisch für Staphylokokkenintoxikationen ist die kurze Inkubationszeit (2–4 Stunden), mit ausgeprägten Kreislaufsymptomen (bis zu Schockzuständen), und die nicht erhöhte Körpertemperatur. Die Dauer der Erkrankung ist in der Regel nicht länger als 24 Stunden. Todesfälle sind eine große Seltenheit. Bei Säuglingen dagegen können Staphylokokkenenteritiden als echte Infektionen mit verheerenden Folgen auftreten.

Als Voraussetzungen für die Bildung von Staphylokokkenenterotoxin im Lebensmittel sind zu nennen:

– die Kontamination des Lebensmittels mit dem Erreger (z.B. bei mangelhafter Küchen- und Verarbeitungshygiene),
– die Vermehrung des Erregers im Lebensmittel. Bedenkliche Toxinkonzentrationen werden erreicht bei Bakterienzahlen von mehr als 10^6/g Lebensmittel. Die Nährstoffansprüche der Staphylokokken sind gering, so daß sie sich auf vielen Lebensmitteln vermehren können. Die Toxinbildung ist in einem Temperaturbereich zwischen 6 und 45 °C möglich. Auch die Säuretoleranz ist erheblich; so entsteht das Toxin noch bei einem pH-Wert von 4. Notwendig für die Toxinbildung ist jedoch eine reichliche Sauerstoffzufuhr.

Staphylokokkenenterotoxine sind sehr hitzeresistent. Das Toxin wird durch Pasteurisierung und durch Kochtemperaturen nicht zerstört. Die Inaktivierung erfolgt jedoch mit Sicherheit bei Temperaturen über 117 °C, wie sie beispielsweise beim Sterilisieren in einem Sterilisator erreicht werden.

Es ist sehr schwierig, die Toxine im Lebensmittel nachzuweisen. Andererseits sagt der kulturelle Nachweis des Erregers noch nichts über die tatsächliche Anwesenheit von Toxinen. Ein starker Verdacht, daß Toxine gebildet wurden, kann jedoch bei Keimzahlen größer als 10^6/g Lebensmittel angenommen werden.

Zu den wichtigsten vorbeugenden Maßnahmen gehört die zuverlässige Küchen- und Personalhygiene. Vermieden werden sollte das Warmhalten von Speisen bei weniger als 65 °C und die Beschäftigung von Personen mit Wunden, Hautausschlägen und Halsentzündungen. Die Kontaminationsverhütung hat auch bei gesundem Personal erstrangige Bedeutung (Händedesinfektion!).

Botulismus

Botulismus ist eine Erkrankung, die durch die Toxine des sporenbildenden Anaerobiers Clostridium botulinum hervorgerufen wird. Der Keim wird im Erdboden und in Gewässern gefunden.

Die Intoxikation geht oft mit starken Darmstörungen einher, ist durch Nervenlähmungen charakterisiert und hat eine hohe Sterblichkeitsrate.

Das gebildete Toxin ist eines der stärksten Gifte, das wir kennen, 0,1–1 µg sind für den Menschen tödlich. Das Botulinumtoxin ist sehr empfindlich und kann durch Kochtemperaturen mit Sicherheit in Sekunden inaktiviert werden.

Als Voraussetzungen zur Toxinbildung im Lebensmittel können genannt werden:

- Anaerobiose, die jedoch nicht nur durch verschlossene Behälter, sondern auch durch Sauerstoffzehrung der Begleitflora und durch gewebseigene Enzyme entstehen kann,
- Temperaturen von 10–50 °C,
- Anwesenheit von Wasser (die Toxinbildung unterbleibt bei Wasserentzug sowie bei einer 50 %igen Rohrzucker- bzw. 10 %igen Kochsalzlösung),
- pH-Wert bei 4,5 sowohl für das Wachstum als auch für die Toxinbildung.

Die Vergiftungen kommen nahezu ausschließlich durch zubereitete Lebensmittel vor, in erster Linie durch Gemüsekonserven, wie grüne Bohnen, Spinat, Spargel und Hülsenfrüchte (Erdsporenkontamination), ferner durch Fleisch- und Fischkonserven. Obsterzeugnisse sind wenig betroffen (pH-Wert unter 4,5).

Vorbeugende Maßnahmen sind:

- Abtöten der vorhandenen Sporen durch Sterilisation der Konserven,

– Verhindern der Auskeimung der Sporen durch Kühllagerung von nicht ausreichend erhitzten Erzeugnissen,
– Schaffung eines Milieus, welches Wachstum und Toxinbildung der Erreger verhütet (pH-Wert unter 4,5, Wasserentzug),
– fraktionierte Sterilisation (Tyndallisieren), d.h. ein Erwärmen des Lebensmittels, damit es zur Vermehrung der Keime und zur Toxinbildung kommt. Keime und Toxine können dann durch eine Hitzebehandlung von ca. 100 °C abgetötet bzw. inaktiviert werden.
– Verwendung von Konservierungsstoffen, z.B. ausreichende Konzentration von Pökelstoffen bei Fleischerzeugnissen, sowie Erhitzung auf Kochtemperatur und anschließender Kühllagerung.

Zu beachten ist, daß aufgegangene Weckgläser oder bombierte Dosenkonserven unter keinen Umständen zum Verzehr verwendet werden dürfen. Bei geringstem Verdacht auf Toxinbildung müssen die Speisen gründlich gekocht werden.

Clostridium-perfringens-Lebensmittelvergiftung

Clostridium perfringens ist der Erreger des schweren, häufig tödlich verlaufenden Gasbrandes. Er kann jedoch auch Lebensmittelvergiftungen bewirken, die durch eine intensive Darmsymptomatik charakterisiert sind. Voraussetzung dafür ist eine Vermehrung des Erregers im Lebensmittel auf 10^6–10^8/g Lebensmittel. Das Enterotoxin ist ein hitzestabiles Protein und wird im Darm frei. Es wird jedoch nicht im Lebensmittel vorgebildet, so daß ein Nachweis dort nicht möglich ist. Zur Klärung kommt deshalb nur der kulturelle Befund, bei dem die Sporen aktiviert werden und die vegetative Begleitflora abgetötet wird, in Betracht.

Die Clostridium-perfringens-Lebensmittelvergiftung ist sehr häufig und macht etwa 10 % aller Lebensmittelvergiftungen aus. Ausgangspunkt ist in erster Linie das fertig zubereitete Lebensmittel (Fleisch, Suppen, Soßen). Quellen der Kontamination sind Fäkalien, Staub, Erdboden und Abwasser.

Vorbeugende Maßnahmen:

– Vermeidung der Kontamination durch Sauberkeit im Verarbeitungsbereich,
– Vermeidung von Warmhaltezeiten mit Temperaturen unter 60 °C und über 15 °C (Thermophoren!)

Verdacht besteht, wenn 10^6–10^8 Sporen/g Lebensmittel gefunden werden. Die Inkubationszeit beträgt 6 bis maximal 24 Stunden. Die Krankheitserscheinungen klingen nach 1–2 Tagen wieder ab.

Bacillus-cereus-Lebensmittelvergiftung

Nach einer Inkubationszeit von 1–18 Stunden kommt es zu einer Darmsymptomatik, die 1–2 Tage anhält. Bacillus cereus entwickelt in seiner Vermehrung ein Enterotoxin, das jedoch nur bei sehr hohen Keimzahlen (1–10 Millionen/g Lebensmittel) Symptome auszulösen vermag. Ursache sind Kontaminationen des im Erdboden vorkommenden Keimes bei unsauberer Arbeitsweise.

Mykotoxikosen

Schimmelpilze und andere Pilze, die sich auf Lebensmitteln vermehren, können sog. Mykotoxine bilden, die Ursache für Pilzerkrankungen bei Mensch und Tier sind. Seit langem bekannt ist der Ergotismus, die Mutterkornvergiftung, hervorgerufen von einem Getreidebrandpilz (Claviceps purpurea).

Seit neuerer Zeit ist jedoch bekannt, daß auch gewöhnliche Schimmelpilze lebertoxische Wirkung haben können. Insbesondere vom Schimmelpilz Aspergillus *fla*vus wird ein sog. *Afla*toxin gebildet, das auch eine krebserzeugende Wirkung haben soll. Da jedoch nicht alle Aspergillusstämme toxinbildend sind und Aflatoxin kein einheitliches Toxin ist, ist die Beurteilung einer Gefährdung schwierig.

Grundsätzlich sollten alle verschimmelten Lebensmittel nicht mehr verzehrt werden. Verworfen werden sollte immer das ganze Lebensmittel, da nicht ausgeschlossen werden kann, daß Mykotoxine auch durch Diffusion in die nicht erkennbar kontaminierten Bereiche (z.B. Brot) gedrungen sind. Die Gefahr der Aflatoxinbildung ist besonders hoch bei pflanzlichen Lebensmitteln wie Erdnüssen, Mais, Mandeln, Hasel- und Kokosnüssen, während Lebensmittel, die vom Tier stammen, weniger gefährdet sind.

Schimmelpilze, die für bestimmte Käsesorten und für die Salamireifung verwendet werden, haben keine toxische Wirkungen.

Vorbeugende Maßnahmen:

– Erniedrigung des Wassergehaltes des Lebensmittels,
– Senkung des pH-Wertes unter 2 bis 3 oder Erhöhung über 6,5,
– Ausschluß von Sauerstoff,
– Lagertemperaturen im Gefrierbereich.

Zu beachten ist, daß die Pasteurisierung und die Sterilisierung, auch die sog. Ultrahocherhitzung der Milch das Aflatoxin nicht mit Sicherheit restlos zerstören. Lebensmittel, die bevorzugt von Aspergillus flavus kontaminiert werden, können praktisch nicht vollständig aflatoxinfrei dem Verbraucher zugeführt werden. Deshalb wurden Grenzwerte für die Aufnahme von Aflatoxin festgesetzt, um Gesundheitsschädigungen zu vermeiden. Der Grenzwert für Aflatoxin beträgt 1–20 ng pro Mensch und Tag.

Muschel- und Fischvergiftungen

Von photosynthetisierten Planktonarten wird besonders im Sommer und Herbst ein Toxin gebildet, das von Miesmuscheln aufgenommen und in der Darmdrüse und den Keimen der Muscheln gespeichert wird. Es führt zu einem mit Lähmungen einhergehenden Krankheitsverlauf, der wenige Stunden nach dem Genuß entsteht und in 1–3 Wochen abklingt. 10 % der Erkrankten sterben innerhalb von 24 Stunden. Das Toxin wird auch bei gründlichem Kochen nur zu 70 %, bei Hitzesterilisierung für die Vollkonservierung zu 90 % zerstört. Vorbeugende Maßnahmen beschränken sich auf die Fangzeiten und die Auswahl und Kontrolle der Fangplätze, wo regelmäßig Proben zur Toxinbestimmung zu entnehmen sind.

Fischvergiftungen werden vor allem durch biogene Amine verursacht, die sich im Fischfleisch durch bakterielle Einwirkungen bilden. Vorbeugende Maßnahmen bestehen in einer lückenlosen Kühlung der Fische vom Fang bis zur Verarbeitung und zum Konsum.

Lebensmitteltoxinfektionen

Salmonellosen

In den vergangenen Jahrzehnten ist es zu einem rapiden Anstieg von Salmonellenenteritiden gekommen. Die Gründe dafür sind die Massentierzucht, die Verfütterung von infizierten Fisch- und Knochenmehlen sowie die gehäuften Erkrankungen des Menschen, wodurch es zu einer verstärkten Kontamination der Abwässer kommt, die wiederum zu vermehrten Infektionen bei den Tieren führen. Die Erkrankungen beim Menschen sind in der Bundesrepublik Deutschland von ca. 4000 Erkrankungsfällen im Jahre 1950 auf über 40000 im Jahre 1980 angestiegen.

Es gibt etwa 2000 unterschiedliche Serotypen der Salmonellen, die als pathogen gelten. 2 Typen davon, nämlich Salmonella typhi und Salmonella paratyphi, unterscheiden sich von den übrigen grundsätzlich, da sie beim Menschen eine meist schwere Allgemeinerkrankung hervorrufen, dagegen für das Tier nicht pathogen sind. Die übrigen Serotypen führen beim Menschen zu Enteritiden, erzeugen jedoch beim Tier eine Allgemeinerkrankung. Aus dieser unterschiedlichen Empfänglichkeit zwischen Tier und Mensch wird die Epidemiologie der Salmonellenerkrankungen verständlich. Die große Anzahl der Salmonellentypen, die beim Menschen nur im Darm wirksam werden, können beim Tier im ganzen Körper auftreten und werden auf diese Weise mit dem zum Verzehr bestimmten Fleisch durch den Menschen aufgenommen.

Hinsichtlich der minimalen Infektionsdosis bestehen grundsätzliche Unterschiede zwischen Salmonella typhi, für die wenige Erreger genügen, um eine Erkrankung auszulösen, und den Enteritissalmonellen, bei denen Keimzahlen von 10^5–10^6/g Lebensmittel als minimale Infektionsdosis gelten.

Die Inkubationszeit bei Infektionen mit Enteritissalmonellen dauert 12–36 Stunden. Es kommt zu einer typischen Bauchsymptomatik, jedoch führt ein längeres akutes Stadium zu einer starken Entkräftung, bedingt durch die Toxinwirkung der Erreger. Die Letalität bei Salmonellenenteritiden ist jedoch nicht hoch und beträgt etwa 3 Todesfälle auf ca. 1000 Erkrankungen. Die Inkubationszeit bei einer Infektion mit Salmonella typhi beträgt etwa 2 Wochen. Die Allgemeinerkrankung ist charakterisiert durch einen hochfieberhaften Verlauf.

Die Bekämpfung und Verhütung der Salmonellosen wird in erster Linie durch die Dauerausscheider erschwert, die Krankheitserreger ausscheiden, ohne erkennbar erkrankt zu sein. Während die Übertragung von Salmonella typhi durch eine konsequente Kontrolle der Wasserversorgung weitgehend unterbunden werden kann, ist die Übertragung der Enteritissalmonellen nicht vollständig zu vermeiden, da dies die vollständige Eliminierung des Tieres aus der Übertragungskette Tier – Futtermittel – Tier – Lebensmittel – Mensch erfordern würde. Möglich sind jedoch Maßnahmen zur Eindämmung, zu denen gehören:

– Maßnahmen, die ein einwandfreies Futtermittel für die Tierproduktion gewährleisten, und
– Maßnahmen bei der Verarbeitung der Lebensmittel, insbesondere die Kontaminationsverhütung durch Reinigung und Desinfektion der Gerätschaften sowie eine Trennung von reinen und unreinen Arbeiten bei der Verpackung und Weiterverarbeitung der Lebensmittel. Eine zentrale Bedeutung hat die Küchenhygiene.

Die Abtötung der Salmonellen erfolgt bei Kerntemperaturen im Lebensmittel von 70 °C über eine Dauer von 10 Minuten. Eine Vermehrung der Salmonellen wird unterbunden bei Temperaturen unter 6 °C, auch eine Säureeinwirkung vermindert das Risiko der Vermehrung. Das Salmonellenendotoxin dagegen ist hitzebeständig.

2.3.4 Gesundheitsrisiken durch chemische Schadstoffe

Lebensmittelinfektionen, -intoxikationen und -toxinfektionen führen zu akuten Krankheitsbildern mit mehr oder weniger schwerem Verlauf. bei Rückständen von Pharmaka, Umwelt- und anderen Chemikalien in Lebensmitteln sind bei den üblichen Konzentrationen akute Erkrankungen nicht zu befürchten. Die Gefahren durch chemische

Rückstände sind mehr potentieller Art, und die Begrenzungen in den Lebensmitteln sind im Sinne der Gesundheitsvorsorge zu betrachten.

Pharmakologisch wirksame Substanzen

Pharmakologisch wirksame Substanzen werden beim Tier therapeutisch eingesetzt, jedoch auch als Mastmittel verwendet. Während der Einsatz als Therapeutikum unverzichtbar ist, ist die Verwendung dieser Mittel zu Mastzwecken problematisch. Das gesundheitliche Risiko für den Menschen besteht in der Bildung von Antibiotikaallergien. Es besteht ferner die Gefahr der Entstehung und Verbreitung von resistenten Mikroorganismen infolge der Antibiotikaanwendung. Aus diesem Grunde ist gesetzlich vorgeschrieben, daß nach der letzten Verabreichung bis zur Schlachtung eine Wartezeit von 5 Tagen eingehalten werden muß.

Neben Antibiotika werden noch Thyreostatika und Östrogene als Masthilfsmittel eingesetzt. Zur Verminderung von Streßsituationen und zur Vermeidung von Verletzungen der Tiere werden in der Massentierhaltung auch Tranquilizer verwendet. Die hierfür vorgeschriebenen Wartezeiten (die Rückstände der verabreichten Stoffe befinden sich je nach Präparat 16–24 Stunden in Organen und in der Muskulatur) sind in der Praxis kaum kontrollierbar, da eine Routineanalytik für diese Substanzen nicht existiert.

Pflanzenbehandlungsmittel (Pestizide)

Herbizide (Unkrautvernichtungsmittel)

Auf etwa 3/4 der gesamten landwirtschaftlich genutzten Flächen werden Herbizide angewendet. Die Rückstandsprobleme sind für den Menschen nicht von Bedeutung, dagegen sind die Auswirkungen auf die Kulturpflanzen zu beachten, z.B. hinsichtlich des Befalls durch Parasiten.

Fungizide (Pilzvernichtungsmittel)

Durch die Anwendung von Fungiziden können Rückstandsprobleme entstehen, da sie biologisch außerordentlich stabil sind und es wegen der Lipophylie zu einer Anreicherung, insbesondere im Körperfett des Menschen kommt.

Insektizide

Die Rückstandssituation ist bei den Insektiziden am besten geklärt. Mit den analytischen Methoden können die chlororganischen Insektizide und die phosphororganischen Insektizide erfaßt werden. Obwohl der Anteil der Insektizide zu den übrigen Pestiziden gering ist (ca. 7%), ist ihnen mit besonderem Interesse zu begegnen. Die Begründung ist die hohe chemische und biochemische Stabilität dieser Organochlorverbindungen, die die Anreicherung in der Nahrungskette erklärt, zu denen das DDT, das Hexachlorcyclohexan (HCH), das Hexachlorbenzol (HCB) und andere gehören. Man findet im menschlichen Fettgewebe das gesamte Spektrum dieser Pestizide in unterschiedlichen Konzentrationen. Insbesondere in der Frauenmilch spiegelt sich diese Rückstandssituation wieder. Frauenmilch enthält die 10- bis 20fach höhere Konzentration an Pestiziden als Kuhmilch. Die von der WHO festgesetzten Werte für die annehmbare tägliche Aufnahmemenge kann u.U. für das gestillte Kind bis um das 9fache überschritten werden, wodurch die Sicherheitsspanne eingeschränkt wird. Trotzdem wird daran festgehalten, daß die Vorzüge der Ernährung durch Muttermilch ein etwaiges gesundheitliches Risiko der Pestizidrückstände aufwiegen.

Obwohl am menschlichen Organismus gesundheitliche Schäden noch nicht mit Sicherheit nachgewiesen werden konnten, ist wegen der Stabilität der Chlorkohlenwasserstoffe vor allem eine chronische Wirkung nicht auszuschließen. Aus diesem Grunde wird ein Ersatz durch unbeständigere Substanzen gefordert. Für DDT sind in Deutschland und in vielen anderen Ländern Anwendungsverbote oder Anwendungseinschränkungen erlassen worden.

Polychlorierte Biphenyle

Polychlorierte Biphenyle (PCB) wurden als Weichmacher für Kunststoffe verwendet und für Lacke, Anstriche und Farben eingesetzt, um sie feuerfest und beständiger zu machen. Seit 1973 kommen sie nur noch in geschlossenen Systemen, jedoch nicht mehr für Kunststoffe oder Farben zum Einsatz. Trotzdem sind Kontaminationen der Lebensmittel festzustellen, die von den bereits in der Umwelt sich befindenden Materialien, aus undichten Systemen oder aus Entsorgungsbereichen stammen dürften. Während in pflanzlichen Erzeugnissen die Konzentrationen im Bereich von 0,01 ppm liegen, können sie in Fettfischen über 1 ppm betragen. Die Bedeutung für die menschliche Gesundheit kann wie die für die Chlorkohlenwasserstoffpestizide eingeschätzt werden. Eine Begrenzung der Höchstmengen wurde in der Bundesrepublik Deutschland bisher nicht festgelegt.

Polyzyklische aromatische Kohlenwasserstoffe

Bei der Verbrennung von Kohle, Heizöl, Holz sowie von Motorkraftstoffen werden polyzyklische aromatische Kohlenwasserstoffe (PAK) in die Atmosphäre abgegeben. Sie entstehen auch beim Räucherprozeß und schlagen sich auf der Außenschicht des Räuchergutes nieder. Dies gilt besonders für schwarzgeräucherte Fleischwaren. Da die polyzyklischen aromatischen Kohlenwasserstoffe kanzerogen sind, wurde für Lebensmittel eine Höchstmenge von 1 μg/kg Fleisch festgelegt. Bei der Rückstandsanalytik beschränkt man sich auf die Bestimmung von Indikatoren. Häufig wird hierzu Benzo(a)pyren herangezogen.

Schwermetalle

Von den Schwermetallen in Lebensmitteln sind Blei, Cadmium und Quecksilber von besonderer gesundheitlicher Bedeutung. Das Vorkommen dieser Elemente ist in den verschiedenen Lebensmitteln unterschiedlich (Tab. 2.**8**).

Tabelle 2.**8** Schwermetallgehalt in Lebensmitteln

Lebensmittel	Blei (μg/kg)			Cadmium (μg/kg)			Quecksilber (μg/kg)		
	Mittel-wert	Max.-wert	Richt-wert	Mittel-wert	Max.-wert	Richt-wert	Mittel-wert	Max.-wert	Richt-wert
Milch	19	84	50	1	7	2,5	–	–	–
Eier	74	869	200	24	87	50	11	240	30
Rindfleisch	70	967	300	16	320	100	3	105	20
Schweinefleisch	61	600	300	9	99	100	6	180	50
Rinderleber	278	3310	800	127	4100	500	15	879	100
Fisch (Süßwasser)	124	1080	500	20	804	50	257	2740	–
Blattgemüse	620	9136	1200	44	388	100	4	33	–
Sproßgemüse	101	550	1200	19	90	100	3	25	–
Beerenobst	245	2080	500	18	101	50	2	17	–
Weizen	45	420	500	57	850	100	4	64	30
Roggen	81	610	500	12	80	100	–	–	–
Kartoffeln	75	319	200	50	202	100	6	15	20
Wein	173	3080	–	3	30	–	–	–	–
Bier	44	710	–	3	170	–	3	20	–

Blei

Das durch die Nahrung aufgenommene Blei stammt in erster Linie aus pflanzlichen Lebensmitteln, die durch die Bleibelastung der Atmosphäre entweder direkt aus der Luft oder über den Boden Blei aufnehmen. Die landwirtschaftliche Nutzfläche, die durch Bleikontamination infolge von Verkehr belastet ist, beträgt etwa 7 %, so daß etwa 93 % der Anbaugebiete für Nahrungs- und Futterpflanzen außerhalb der belasteten Bereiche liegen. Das aus der Atmosphäre auf die Pflanzen kommende Blei kann durch Waschen vor der Verarbeitung und dem Verzehr wesentlich reduziert werden. Nur etwa 7 % des aufgenommenen Bleis stammen aus tierischen Nahrungsmitteln. Die WHO empfiehlt die Bleiaufnahme für den Erwachsenen auf etwa 400 µg/Tag zu begrenzen. Bei Kindern liegen die Werte niedriger, wobei zu beachten ist, daß sie etwa 6mal mehr Blei aus der Nahrung resorbieren als Erwachsene und damit wesentlich gefährdeter sind.

Cadmium

Die Mittelwerte des Cadmiumgehaltes von Lebensmitteln liegen näher an den Richtwerten als die von Blei oder Quecksilber. Die Cadmiumaufnahme erfolgt bei Pflanzen vor allem aus dem Boden. Besonders hohen Cadmiumgehalt haben wild wachsende Pilzarten. Die Hauptmenge des aufgenommenen Cadmiums aus der Nahrung (etwa 67 µg/Tag) stammt zu etwa einem Drittel aus tierischen und zwei Dritteln aus pflanzlichen und sonstigen Lebensmitteln. Mit dem Trinkwasser werden vom Erwachsenen etwa 4 µg/Tag aufgenommen.

Cadmium wird vom Organismus, bevorzugt in der Leber und in der Niere, abgelagert. Da jedoch die Ausscheidung geringer ist als die Aufnahme, nimmt der Cadmiumgehalt des Organismus, insbesondere der Niere, mit dem Alter zu. Die Sicherheitsspanne zwischen Belastung und Gefährdung wird somit beim Cadmium zunehmend geringer. Es wird geschätzt, daß 2,5 % der Bevölkerung im Alter von mehr als 50 Jahren an cadmiumbedingten Nierenfunktionsstörungen leiden. Eine Reduktion des mit den Lebensmitteln aufgenommenen Cadmiums ist deshalb notwendig. Grenzwertfestlegungen bestehen in der Bundesrepublik Deutschland für Trinkwasser (0,006 mg/l) und für Wein und weinhaltige Getränke (0,1 mg/l).

Quecksilber

Die Quecksilberaufnahme erfolgt besonders durch einige Fischarten, so daß hierfür Höchstmengen festgesetzt worden sind. Sie betragen für Fische, Schalen-, Krusten- und Weichtiere 1 mg/kg; für Trinkwasser 0,004 mg/l. Rückstände aus quecksilberhaltigen Pflanzenschutzmitteln dürfen auf pflanzlichen Lebensmitteln nicht vorhanden sein.

Belastet sind vor allem Raubfische in Süßwassergebieten. Die dem Verbraucher zugänglichen Fische und Fischerzeugnisse stammen jedoch überwiegend aus der Hochseefischerei, so daß eine Aufnahme nennenswerter Mengen aus der Fischnahrung nicht zu befürchten ist.

2.4 Verderb von Lebensmitteln

Lebensmittel können durch stoffliche Umsetzung verändert werden. Wenn dadurch der Gebrauchswert eingeschränkt wird, sprechen wir vom Verderb des Lebensmittels. Die Vorgänge können physikalischer, chemischer, biologischer oder mikrobiologischer Art sein. Im Gegensatz zu den Lebensmitteln von denen Infektionen und Intoxikationen ausgehen, ist das verdorbene Lebensmittel in der Regel auch im Aussehen, in der Konsistenz und im Geschmack (Geruch) deutlich verändert. Dieselben Vorgänge, die zum Verderb der Lebensmittel führen, können unter bestimmten Umständen erwünscht sein, wie z.b. bei der Reifung von Käse, bei Wildfleisch und bei Salamiwurst.

2.4.1 Mikrobieller Verderb

Die Voraussetzungen für mikrobiellen Verderb sind:

– ein geeignetes Substrat (das Lebensmittel),
– die Besiedelung mit einer entsprechenden Flora,
– die Vermehrungsmöglichkeit (Temperatur und Feuchte).

Mikroorganismen, die sich im Lebensmittel vermehren, benötigen ständig mehr Raum und Nährstoffe. Das Wachstum kommt zum Stillstand, wenn die zur Verfügung stehenden Nährstoffe aufgebraucht sind und wenn bestimmte Stoffwechselprodukte der Mikroflora wie Säuren, Kohlendioxid und Antibiotika sich so angereichert haben, daß ein bakterielles Wachstum nicht mehr möglich ist.

2.4.2 Nichtmikrobieller Verderb

Nach der Gewinnung eines Lebensmittelrohmaterials wirken die im Lebensmittel vorhandenen Enzyme weiter. Ein bekanntes Beispiel ist die Fleischreifung, bei der die muskeleigene Glucose und die pH-Wert-Senkung zu einer gewünschten Aromabildung führen und das Fleisch mürbe werden lassen. Diese Vorgänge können z.B. bei unzureichender Kühlung überstürzt vor sich gehen, so daß es zu einer muffig-säuerlichen Veränderung kommt.

Einen großen Einfluß auf den Verderb, insbesondere von Nahrungsfetten, haben Sauerstoff, Sonnenlicht, Wärme und Feuchtigkeit. Die dabei entstehenden Veränderungen sind Ranzigkeit, Tranigkeit, Fischigkeit und Salzigkeit.

Das Ranzigwerden der Fette kann durch Antioxidantien verzögert werden. Die Zusetzung von Antioxidantien bedarf einer Zulassung. In der Bundesrepublik Deutschland dürfen Ascorbinsäure (Vitamin C) und Tocopherol (Vitamin E) verwendet werden. Zu beachten ist bei der Anwendung von Antioxidantien, daß sie sich verbrauchen und daß bei einer zu hohen Dosierung eine paradoxe Wirkung entsteht, indem sie anstatt oxidationshemmend oxidationsfördernd wirken. Pflanzliche Fette enthalten Antioxidantien aufgrund ihres natürlichen Vitamingehaltes und sind somit haltbarer als tierische Fette, die keine Vitamine enthalten.

2.5 Konservierung (Haltbarmachung) von Lebensmitteln

Die Methoden der Konservierung (Haltbarmachung) von Lebensmitteln müssen die Lebensmittel in einen Zustand versetzen, der beim Genuß dieser Lebensmittel weder eine Infektion noch eine Intoxikation beim Verbraucher erzeugt und der das Verderben verhindert. Ein ideales Konservierungsmittel für alle Lebensmittel gibt es nicht. Jedes Konservierungsverfahren hat Vor- und Nachteile und somit Grenzen seiner sinnvollen Anwendung.

2.5.1 Konservierung durch Wasserentzug

Dörren und Trocknen

Dörren und Trocknen ist eine der ältesten Konservierungsmethoden (Trockenfleisch, Dörrfisch, steinhartes Fladenbrot). Da Wasserentzug mikrobielles Wachstum verhindert, ist Trocknen und Dörren eine einfache Konservierungsmethode. Der Nachteil besteht in einer z.T. erheblichen Veränderung der Konsistenz und des Aussehens der Lebensmittel und in der Gefahr der Aufhebung der Konservierung durch Wiederaufnahme von Feuchtigkeit, z.B. aus der Luft. Die Veränderung des Aussehens, z.B. von Äpfeln und Kartoffeln, die durch Einwirkung der zelleigenen Fermente einen intensiven Geruch und eine Braunfärbung annehmen, kann durch kurzfristige Erhitzung zur Fermentinaktivierung verhindert werden (Blanchieren).

Gefriertrocknung (Lyophilisieren, Sublimattrocknung)

Beim Gefriertrocknen wird das Aussehen und die Form des Lebensmittels weitgehend erhalten. Gefriertrocknung ist ein physikalischer Vorgang, bei dem das zu Eis gefrorene Wasser verdampft, ohne Übergang in die flüssige Wasserphase (Sublimierung). Bei der Gefriertrocknung kann dieser physikalische Vorgang nur im Vakuum stattfinden.

Das getrocknete Lebensmittel schrumpft bei diesem Verfahren nicht, und die Geschmacksstoffe bleiben besser als im normalen Trocknungsverfahren erhalten. Das getrocknete Produkt ist ein feinkapillarer Schwamm, der sich bei Wasserzugabe in kurzer Zeit vollsaugt (Instantkaffee). Gefriergetrocknetes Gut ist deshalb besonders sorgfältig vor Lufteinwirkung zu schützen (Vakuumverpackung).

2.5.2 Konservierung durch Erhitzen

Sterilisieren

Für die vollständige Abtötung der Mikroorganismen und die Inaktivierung der Enzyme ist eine Temperatur von mindestens 120 °C bei einer ca. 15minütigen Einwirkung erforderlich. Diese hohe Temperatur verändert die Aromastoffe (Geschmack) des Lebensmittels sehr stark und zerstört einen Teil der Vitamine. Die Verluste an Nährstoffen (Eiweiß, Kohlenhydrate, Fette) sind dagegen gering. Sterilisierte Dosenkonserven sind jahrelang haltbar.

Pasteurisieren

Die Nachteile der Sterilisation (Vitaminverluste, Geschmacksbeeinträchtigung) können durch Pasteurisieren der Lebensmittel verhindert werden. Dabei werden nur vegetative Keime abgetötet, unter ihnen aber alle Krankheitserreger. Die Pasteurisierung der Lebensmittel kann auf verschiedenen Wegen erfolgen, die sich vor allem hinsichtlich der Temperatur und der Einwirkungszeit unterscheiden. Je höher die Temperatur, um so kürzer kann die Einwirkungszeit sein, um das gleiche Ziel zu erreichen. Der Nachteil der Pasteurisierung besteht in der Wirkungslosigkeit gegenüber Sporen, so daß die pasteurisierten Lebensmittel nur begrenzt haltbar sind.

Das in neuerer Zeit angewendete Verfahren der Ultrapasteurisation besteht in einer Erhitzung der flüssigen Lebensmittel (z.B. Milch) auf Sterilisationstemperaturen von 135–150 °C. Diese hohen Temperaturen wirken jedoch nur 1–2 Sekunden ein, und das Lebensmittel wird danach sofort stark abgekühlt. Auf diese Weise wird ein längere Zeit haltbares Produkt erzeugt, das einem Sterilprodukt ähnlich ist, jedoch nicht die Nachteile der Geschmacksveränderung aufweist.

2.5.3 Konservierung durch Kälte

Frischhaltung (Kühlung)

Frischhaltung ist eine Konservierungsmethode, bei der die niedrige Temperatur (0 bis +5 °C) wirksam ist. Bei dieser Temperaturhöhe läuft der Stoffwechsel von pflanzlichen Lebensmitteln verlangsamt weiter. Früchte, die pflückreif eingelagert werden, können überreif werden und verderben. Das Problem der Frischhaltung in Haushaltskühlschränken besteht in der Geruchsübertragung, vor allem von leicht verderblichen Lebensmitteln wie Fisch und Käse auf fetthaltige Lebensmittel wie Butter und Sahne. Deshalb ist auf eine strenge Trennung der verschiedenen Lebensmittel zu achten. Aus diesem Grunde werden Kühlräume künstlich belüftet.

Gefrierkonservierung (Gefrieren, Tiefgefrieren)

Gefrierkonservierung erfolgt bei Temperaturen von –18 bis –25 °C und darunter (Tiefgefrieren). Während die Lebensmittel bei der Frischhaltung in Kühlschränken in ihrem ursprünglichen Zustand verbleiben, wird beim Tiefgefrieren in der Regel die Ware vorbehandelt, also koch- und eßfertig gemacht.

Beim Gefrieren entstehen Kristalle, die unter –6 °C relativ klein und bei höheren Temperaturen relativ groß sind. Um das Lebensmittelgewebe wenig zu schädigen, ist ein rascher Durchgang durch den Temperaturbereich von –1 bis –6 °C anzustreben. Umgekehrt sollten die Lebensmittel langsam auftauen, um Zellzerstörungen zu vermeiden.

Begrenzt wird die Haltbarkeit der Lebensmittel vor allem durch die Fettranzidität, die um so intensiver ist, je mehr ein Produkt ungesättigte Fettsäuren enthält.

Bakterien vermehren sich in tiefgefrorenen Lebensmitteln nicht, werden aber nach dem Auftauen wieder vermehrungsfähig. Kontaminierte Lebensmittel bleiben somit infektiös. Die minimalen Wachstumstemperaturen der verschiedenen pathogenen und apathogenen Lebensmittelmikroorganismen sind sehr unterschiedlich (Tab. 2.**9**).

Tabelle 2.**9** Minimale Wachstumstemperaturen von Lebensmittelmikroorganismen (nach Literaturangaben)

	Art bzw. Gattung	Minimale Wachstumstemperatur °C
Pathogene bzw. potentiell Pathogene	Bacillus cereus	10
	Staphylococcus aureus	5 bis 13
	Staphylococcus aureus, Enterotoxinbildung	10 bis 19
	Vibrio parahaemolyticus	5 bis 8
	Enteropathogene E. coli	8 bis 10
	Clostridium botulinum Typ A	10
	Pseudomonas aeruginosa	9
	Salmonella-Spezies	6
	Clostridium perfringens	5
	Clostridium botulinum Typ E und einige Stämme Typ B und F	3,5 bis 5
	Fusarium, Penicillium	– 18
Indikatorkeime	E. coli	8 bis 10
	Klebsiella-Spezies, Enterobacter-Spezies	± 0
	Streptococcus faecalis	± 0
Verderbserreger	Bacillus subtilis	12
	Streptococcus faecium	± 0 bis 3
	Lactobacillus-Spezies	1
	Pseudomonas fluorescens	– 3
	„Achromobacter"-Spezies	– 4
	Bacillus psychrophilus, Bacillus insolitus	– 5 bis – 7
	Hefen	– 12

2.5.4 Chemische Konservierung

Bei der chemischen Konservierung werden Substanzen zugesetzt, die selbst zum Lebensmittel werden und deshalb gesundheitlich unbedenklich sein müssen.

Einsalzen und Pökeln

Die konservierende Wirkung des Salzes beruht auf einer Absenkung der Wasseraktivität. Kochsalz hat jedoch keine direkte antimikrobielle Wirkung. Die Salzempfindlichkeit der Mikroorganismen ist unterschiedlich. So bildet z.B. Staphylococcus aureus noch bei hohen Salzkonzentrationen sein Toxin.

Um die Haltbarkeit zu erhöhen, werden viele Fleischerzeugnisse gepökelt. Verwendet wird dafür nitrat- bzw. nitrithaltiges Pökelsalz. Durch Nitrit entsteht auch eine Aromatisierung und eine rote Färbung der Fleischerzeugnisse. Der Gehalt an Natriumnitrit im Pökelsalz darf 0,5 % nicht überschreiten.

Räuchern

Geräuchert werden die Lebensmittel, um einen bestimmten Geschmack hervorzurufen. Darüber hinaus wird gleichzeitig eine Konservierung durch die keimvermindernde Wirkung des Räucherns erreicht, und zwar durch

- einen direkten mikrobiziden Effekt der Rauchinhaltsstoffe (Formaldehyd, Cresol, Phenole, Essig- und Ameisensäure),
- einen Trocknungseffekt,
- einen Hitzeeffekt.

Rauch ist ein „Zusatzstoff", der für Fleisch speziell gesetzlich zugelassen wird. Er enthält eine Reihe unerwünschter Stoffe, vor allem polyzyklische aromatische Kohlenwasserstoffe (PAK) der Teerprodukte. Wegen der kanzerogenen Wirkung der PAK wurde für das 3,4-Benzo[a]pyren in Fleischerzeugnissen ein Grenzwert von 1 µg/kg vorgesehen.

Zuckerzusatz

In verdünnter Lösung ist Zucker ein guter Nährboden für Mikroorganismen, die in hohen Konzentrationen jedoch abgetötet werden. Starke Zuckerlösungen sind somit gute Konservierungsmittel.

Alkoholzusatz

Bereits Lösungen mit 15 % Alkohol haben eine konservierende Wirkung (z.B. Rumtopf). Zu beachten ist, daß die Desinfektionswirkung des Ethylalkohols (z.B. als Hautdesinfektionsmittel) erst bei Konzentrationen von 80 % am wirksamsten ist.

Säurezusatz

Zitronen-, Wein-, Essig- und Milchsäure sind sog. Genußsäuren, weil sie den Lebensmitteln ihren eigenen Geschmack verleihen. Die konservierende Wirkung der Säuren entsteht durch eine Erhöhung der Wasserstoffionenkonzentration (pH-Wert) und durch eine spezifische antimikrobielle Wirkung der jeweiligen Säure, die an ihren nichtdissoziierten Teil gebunden ist.

Enzymatische Säuerung

Bei der enzymatischen Säuerung entsteht die Säure durch einen mikrobiell-enzymatischen Prozeß im Lebensmittel. Bei dieser Säuerung sind vor allem Keime vom Typ Lactobacillus beteiligt, wodurch Milchsäure und Essigsäure gebildet werden. Gleichzeitig wird der pH-Wert auf etwa 4,1 gesenkt, so daß eine konservierende Wirkung entsteht. Auf dieser Basis erfolgt die Säuerung von Rahm und Milch bei der Herstellung von Sauermilchprodukten, Käsesorten und Sauerrahmbutter.

Konservierungsstoffe

Konservierungsstoffe bedürfen einer Zulassung durch ein Fachgutachtergremium, um zu verhindern, daß durch unkontrollierten Zusatz gesundheitliche Gefahren für die Bevölkerung entstehen. Die Zulassung erfolgt nach folgenden Kriterien:

- Konservierungsstoffe dürfen nur angewendet werden, wenn mit anderen Mitteln eine ausreichende Haltbarkeit des betreffenden Lebensmittels nicht erzielbar ist.
- Ihre Verwendung muß im Interesse der Volksernährung anerkannt unerläßlich sein.
- Es muß eine gesundheitliche Unbedenklichkeit, auch bei dauernder Aufnahme in den verwendeten Mengen gewährleistet sein.
- Lebensmittel, bei denen der Verbraucher eine berechtigte Erwartung hat, daß es frische Lebensmittel sind, dürfen nicht mit Konservierungsstoffen behandelt werden.
- Der Zusatz von Konservierungsstoffen ist auf der Verpackung des Lebensmittels zu kennzeichnen.

Die in der Bundesrepublik Deutschland zugelassenen Konservierungsstoffe dürfen nur in den dafür vorgesehenen Lebensmitteln verwendet werden (Tab. 2.**10**).

Tabelle 2.**10** Gegenüberstellung der für die jeweiligen Lebensmittel zugelassenen Konservierungsstoffe

Konservierungsstoff	Lebensmittel
Sorbinsäure Benzoesäure PHB-Ester (Ester der Parahydroxybenzoesäure) Ameisensäure	Fischwaren, Mayonnaisen, Soßen, Fleischsalat, Gemüsesalat, Kartoffelsalat, Fruchtsäfte, Senf, Marzipan
Diphenyl Orthophenylphenol	Zitrusfrüchte, Bananen
Propionsäure Sorbinsäure	Schnittbrot, Backwaren

Nicht zugelassen sind Konservierungsstoffe für Räucherfische, durch Hitzebehandlung haltbar gemachte Produkte, Fleischerzeugnisse jeder Art, ausgenommen Fleischsalat und gelatinehaltige Überzugsmassen.

2.5.5 Konservierung durch Bestrahlung

Im Ausland werden ionisierende Strahlen in begrenztem Umfang für die Lebensmittelkonservierung eingesetzt. Bei der Anwendung von Beta- und Gammastrahlen treten jedoch wegen der hohen Energie unerwünschte Änderungen des Geschmacks auf. Auch die chemische Zusammensetzung und ernährungsphysiologische Wertigkeit wird verändert. Die Befürchtung, daß sekundäre Radioaktivität bei den bestrahlten Lebensmitteln auftritt, ist unberechtigt, weil keine radioaktiv strahlenden Produkte in die Lebensmittel verbracht werden.

In der Bundesrepublik Deutschland ist die Anwendung ionisierender Strahlen nicht erlaubt. Der Bundesminister ist jedoch ermächtigt, Bestrahlungen zuzulassen, wenn dies mit dem Schutz des Verbrauchers vereinbar ist.

2.6 Grundlebensmittel

2.6.1 Tierische Lebensmittel

Fleisch

Warmblüterfleisch enthält etwa 20 % hochwertiges Eiweiß und je nach Tierart zwischen 2–50 % Fett von überwiegend gesättigten Fettsäuren. Zu beachten ist, daß ein Fettgehalt bis zu 9 % nicht visuell erkennbar ist. Fleisch enthält wenig Vitamine, ausgenommen die vitaminreiche Leber. Die Bekömmlichkeit von erhitztem Fleisch (koaguliertes Eiweiß) ist besser als von rohem Fleisch. Fleisch eignet sich gut zur Gefrierkonservierung, verliert jedoch mehr oder weniger an Geschmacksqualität. Der Geschmack der frischen Lebensmittel ist stets differenzierter und höherwertiger als der von konservierten; das gilt auch für Fleisch und für die an sich qualitätsschonende Gefrierkonservierung.

Gesundheitsrisiken bestehen besonders bei rohem und mangelhaft gekochtem Fleisch durch Bakterien (Salmonellen), Toxine (Staphylokokkenenterotoxin), Bandwürmer und Trichinen. Rückstände von Umweltchemikalien (z.B. Schwermetallen) werden in den Innereien in wesentlich höheren Konzentrationen gefunden als im Muskelfleisch. Problematische Substanzen können sich ebenfalls bevorzugt in Fetten anreichern (halogenorganische Umweltchemikalien).

Fisch

Fisch enthält etwas weniger hochwertiges Eiweiß als Warmblüterfleisch. Der Fettgehalt beträgt zwischen 1 und 30 % je nach Fischart und Jahreszeit. Im Gegensatz zu Warmblüterfleisch enthält Fisch auch größere Mengen Vitamine. Infolge des geringen Bindegewebsgehaltes ist Fischfleisch leicht verdaulich und deshalb als Krankenkost besonders geeignet. Magerfische verweilen kürzere Zeit im Magen als Warmblüterfleisch und haben somit einen geringeren Sättigungswert. Fische haben einen hohen Gehalt an Phosphat, Eisen und Jod und an Vitamin A, B_1 und dem B-Komplex. Fischleber hat einen hohen Gehalt an Vitamin D.

Das Risiko von bakteriellen Infektionen und Intoxikationen entspricht dem des Warmblüterfleisches. Typhus- und Hepatitisinfektionen wurden nach Muscheln- und Austerngenuß beobachtet. Die Gefahr des Entstehens von Fischfinnenbandwürmern besteht nur beim Verzehr von rohem Fisch und ist somit in den Ländern, in denen roher Fisch regelmäßig gegessen wird, sehr häufig. Anreicherungen von Quecksilber werden vor allem bei Süßwasserfischen gefunden.

Eier

Hühnereier enthalten durchschnittlich 7 % Eiweiß und 6 % Fett, viele Mineralstoffe sowie die Vitamine A und B. Das Eigelb hat einen hohen Choleseteringehalt, so daß mit dem Verzehr von einem Ei die empfohlene Höchstmenge der Tagescholesterinzufuhr (300 mg) bereits gedeckt wird.

Das intakte Ei enthält Substanzen (Lysozym, Avidin), die die Vermehrung einiger Keimarten verhindern. Eiprodukte sowie Gefrier- und Trockenei sind dagegen stark infektionsgefährdet und dürfen deshalb nicht ohne eine keimschädigende Vorbehandlung in den Verkehr gebracht werden.

Milch

Die Bezeichnung Milch darf nur für Kuhmilch verwendet werden, andere Milcharten müssen den Zusatz ihrer Herkunft haben, z.b. Ziegenmilch. Milch ist auch für den Erwachsenen ein vollwertiges Nahrungsmittel. Sie ist eine Emulsion von Fett in einer Lösung von Eiweiß, Milchzucker und Mineralstoffen in Wasser. Der Haupteiweißstoff der Milch, das Kasein, liegt als Calciumsalz vor. Milch und Milchprodukte sind der wichtigste Calciumlieferant in der menschlichen Ernährung.

Milch ist ein hervorragender Nährboden für Mikroorganismen, so daß strenge gesetzliche Regelungen erforderlich sind. Die Übertragung von tierischen Krankheitskeimen auf den Menschen (Tbc, Listerien, Milzbrand, Salmonellen), aber auch die Übertragung von menschlichen Krankheitserregern durch die Milch muß verhütet werden. Aus diesem Grunde dürfen Personen, die an Darminfektionen erkrankt sind, bei denen der Verdacht einer Darminfektion besteht oder die Keime ausscheiden, nicht in milchverarbeitenden Betrieben (Molkereien) beschäftigt werden. Dieses Verbot betrifft auch Personen mit Geschwüren, eitrigen Wunden oder Ausschlägen, soweit hierdurch die Beschaffenheit der Milch beeinflußt werden kann oder ein ekelerregender Eindruck erweckt wird.

Von der Gewinnung der Milch bis zum Verkauf an den Verbraucher gibt es zahlreiche Verunreinigungsmöglichkeiten, für die verschiedene Maßnahmen zur Vermeidung angewendet werden.

Die Milch kann beim Bauern nicht keimfrei gewonnen werden, sie enthält etwa 100 Keime pro ml. Bleibt die Milch ungekühlt, kommt es bald zu einer Vermehrung der Milchsäurebakterien (Streptococcus lactis) und damit zu einer Säurebildung, die das Wachstum von eiweiß- und fettspaltenden Keimen verhindert. Unterbleibt die Vermehrung der Milchsäurebakterien und verdirbt die Milch durch eiweiß- und fettspaltende Keime, nimmt sie einen unappetitlich bitter-fauligen Ge-

schmack an. In der Regel soll jedoch die Milch unverändert zum Verbraucher kommen. Dies setzt eine saubere Milchentnahme (niedrige
Keimzahlen) und eine sofortige Kühlung voraus.

In der Molkerei werden die unvermeidlich in die Milch gelangten
Schmutzteilchen durch Zentrifugieren entfernt. Ferner wird die Milch
homogenisiert, um das Fett gleichmäßig zu verteilen. Danach wird die
Milch entrahmt, um sie auf dem festgesetzten Fettgehalt (Vollmilch
3,5 % Fett, teilentrahmte Milch 1,5 % Fett) einzustellen.

Um die vegetativen Keime, vor allem evtl. vorhandene Krankheitserreger abzutöten, wird die Milch pasteurisiert. Angewendet werden
sollen Pasteurisierungsverfahren, bei denen der Geschmack der Milch
möglichst nicht verändert wird und die Vitamine weitgehend erhalten
bleiben.

Im Handel befindliche Milcharten sind stets pasteurisiert, um Gesundheitsrisiken für den Verbraucher zu vermeiden. Ausgenommen
davon ist lediglich sog. Vorzugsmilch, die ohne Pasteurisation abgegeben werden darf. Voraussetzung dafür sind seuchenfreie Viehbestände,
die unter tierärztlicher Kontrolle stehen müssen. Der Vertrieb von
Vorzugsmilch ist konzessionspflichtig.

Milchprodukte, die einen sauren pH-Wert besitzen (Sauermilch, Joghurt, Butter, Buttermilch, Käse) sind weniger anfällig gegen bakterielle Kontamination als die ungesäuerte Milch.

Das Milchprodukt Speiseeis besteht aus ungesäuerter Milch und ist
deshalb ein guter Nährboden für Krankheitserreger. Die Eismasse
wird in der Regel steril angeliefert (als Pulver oder flüssig). Die Kontamination erfolgt meist durch unsachgemäße Bearbeitung. Im Eis selbst
kommt es dabei wegen der niedrigen Temperaturen zu keinen wesentlichen Keimvermehrungen, jedoch sind Gerätschaften wie Eisportio-
nierungslöffel und dazugehörige Behälter problematisch. Besonders
gefährdet ist geschmolzenes Eis und das sog. Softeis. Industriell produ-
zierte und verpackte Eiscreme ist im Gegensatz zu dem dezentral hergestellten Eissorten in der Regel hygienisch einwandfrei. Wegen des
Gesundheitsrisikos, das mit dem Eisverzehr entstehen kann, werden
die Vertriebsläden regelmäßig kontrolliert. Als Grenzwerte für die Beurteilung gelten in den meisten Ländern der Bundesrepublik Deutschland 100000 Keime/g (Eis), 100 koliforme Keime/g (Eis) und keine
Escherichia coli/g (Eis).

Rückstände in der Milch sind vor allem Chlorkohlenwasserstoffe,
die wegen ihrer guten Fettlöslichkeit bei der Kuh in die Milch gelangen. Eine akute Gesundheitsgefährdung entsteht dadurch nicht. Ob
eine chronische Toxizität für den Menschen entstehen kann, ist z.Z.
noch ungeklärt.

2.6.2 Pflanzliche Lebensmittel

Getreideerzeugnisse

Nach dem Mahlen der Getreidekörner werden die Schalen entfernt, aber auch die Keime, durch deren Ölgehalt das Mehl ranzig werden könnte. Man unterscheidet entsprechend dem Mahlprozeß:

– niedrig ausgemahlene Mehle, die fast kleiefrei, weiß und vitaminarm sind, und
– hoch ausgemahlene Mehle, die wegen des Kleiegehaltes dunkel, aber vitaminreich sind.

Der Gefahr einer Erkrankung an Ergotismus kann relativ einfach begegnet werden, da das gefährdende Mutterkorn größer ist als das normale Roggenkorn und somit gesiebt werden kann.

Ein Gesundheitsrisiko durch Brotverzehr besteht heute nur noch hinsichtlich der Mykotoxine. Gefährdet ist insbesondere Scheibenbrot, bei dem es nach dem Backen durch den Schneidevorgang zu einer Kontamination mit Pilzsporen kommen kann. Durch Zusatz von Sorbinsäure kann das Pilzwachstum verzögert werden.

Kartoffeln, Gemüse und Obst

Kartoffeln decken ca. 10 % des Energiebedarfs und einen wesentlichen Teil des Vitaminbedarfs. Gemüse und Obst dagegen sind vor allem Vitaminträger, jedoch weniger Energielieferanten.

Gesundheitsrisiken entstehen nahezu ausschließlich durch sekundäre Verunreinigungen bei der Düngung oder bei der Verarbeitung. Eine besondere Gefährdung kann durch tiefgefrorenes mit Salmonellen kontaminiertes Geflügel entstehen, wenn es in Gefäßen aufgetaut wird, die ohne gründliche Heißreinigung (Desinfektion) wieder für die Aufbereitung von Gemüse und Salaten verwendet werden. Neben Bakterien haben noch Wurmeier, die durch Abwasser auf das Gemüse und Obst gelangen, eine gesundheitliche Bedeutung. Die Möglichkeit einer Keimübertragung durch Gemüse und Obst ist groß, weil es vor dem Verzehr nicht mehr erhitzt wird.

Eine besondere Betrachtung erfordert der Spinat, der wie Rote Bete, Rhabarber und Mangold einen besonders hohen Oxalsäuregehalt hat. Die Oxalsäure verbindet sich im Magen-Darm-Trakt zu einem unlöslichen Salz, das nicht resorbiert wird. Dadurch wird Nahrungscalcium der Resorption entzogen (100 g Spinat binden das Calcium von 200 g Milch). Da die Calciumzufuhr mit der Nahrung nicht selten nur den Mindestbedarf deckt, können Mangelzustände entstehen.

Bei hoher Stickstoffdüngung kann im Spinat ein erhöhter Nitratgehalt festgestellt werden. Bei Lagerung des Spinates, auch bei längerem

Aufbewahren der zubereiteten Mahlzeit unter Zimmertemperatur, entsteht fortlaufend Nitrit durch bakterielle Reduktion des Nitrats. Es kann bei Säuglingen und Kleinkindern zu Methämoglobinbildung führen, ist aber auch verantwortlich für die endogene Entstehung von Nitrosaminen, die als kanzerogene Substanzen gelten.

2.6.3 Getränke

Wässer

Die Diskussionen um die Trinkwasserversorgung lassen oft den Eindruck entstehen, daß das Trinkwasser gesundheitsschädlich sei. Das in der Bundesrepublik Deutschland durch überwachte Anlagen zur Verfügung gestellte Trinkwasser ist jedoch gesundheitlich einwandfrei und somit zum Trinken geeignet. In Entwicklungsländern dagegen werden durch Trinkwasser nicht selten Krankheiten übertragen; das dort zur Verfügung stehende Wasser sollte deshalb nicht ohne weiteres zu Trinkzwecken verwendet werden.

Mineralwasser ist Trinkwasser, das mehr als 1 g gelöste Feststoffe pro kg Wasser enthält. Der Kohlensäurezusatz hat eine konservierende Wirkung und wird aus geschmacklichen Gründen oft gewünscht.

Alkoholische Getränke

Die alkoholischen Getränke Bier und Wein sind in erster Linie Genußmittel und dienen erst sekundär der Durststillung. Neben der anregenden Wirkung haben die alkoholischen Getränke Eigenschaften, die oft unbeachtet bleiben:

– Sie sind in beachtlichem Umfang Energielieferanten (Bier 300–500 kcal/l [1256–2093 kJ/l], Wein 600–1200 kcal/l [2512–5024 kJ/l]).
– Der mit den Getränken aufgenommene Alkohol schränkt die Reaktionsfähigkeit ein, so daß Fahruntauglichkeit im Straßenverkehr entstehen kann.
– Durch Alkoholabusus besteht die Gefahr der Entstehung einer Leberzirrhose und die Auslösung einer chronischen Pankreatitis.
– Schließlich ist der stark verbreitete Alkoholismus hervorzuheben mit seinen verheerenden Folgen für den Betroffenen und seine soziale Umwelt.

Alkoholfreie Getränke

Cola-Getränke

Cola-Getränke werden aus entkokainten Kokablättern und Kolanüssen als Getränk hergestellt. Meist wird Coffein zugesetzt, so daß etwa

170 ml des Getränkes dem Coffeingehalt einer Tasse Kaffee entsprechen. Der Energiegehalt der Cola-Getränke entspricht etwa dem des Bieres und beträgt ca. 400 kcal/l (1675 kJ/l). Die anregende Wirkung der Cola-Getränke beruht auf der hochprozentigen Zuckerlösung (30 %ig), wodurch es in Verbindung mit der Kohlensäure zu einer schnellen Resorption und zu einem sofortigen Blutzuckeranstieg kommt. Um den starken Zuckergeschmack abzuschwächen, wird Säure zugesetzt (Phosphorsäure). Wegen der häufig ungewünschten Energiezufuhr wurden Cola-Getränke entwickelt, die keine Nährstoffe enthalten, jedoch den Geschmack der ursprünglichen Getränke besitzen.

Fruchtsäfte und Limonaden

Fruchtsäfte werden durch mechanische Verfahren aus Obst gewonnen, nicht gesüßt und durch Pasteurisierung in geschlossenen Gefäßen haltbar gemacht. Fruchtsäfte dürfen keine Konservierungsstoffe enthalten. Limonaden enthalten im Unterschied zu Fruchtsäften auch natürliche Essenzen. Ihnen wird stets gasförmige Kohlensäure zugesetzt. Der Zusatz von natürlichen, nicht synthetischen Farbstoffen ist unter Kenntlichmachung gestattet. Der Energiegehalt von Fruchtsäften und Limonaden entspricht dem des Bieres und beträgt ca. 460 kcal/l (1926 kJ/l).

Kaffee und Tee

Kaffee und Tee sind Genußmittel, die nur im weiteren Sinne zu den Getränken zu rechnen sind. Ihr Energiegehalt wird ausschließlich vom Zucker und der Milch bestimmt, die in unterschiedlichen Mengen zugesetzt werden. Kaffee und Tee besitzen etwa die gleichen Coffeinmengen, die jedoch individuell sehr unterschiedliche Wirkungen haben.

2.7 Außer-Haus-Verpflegung

Die Außer-Haus-Verpflegung umfaßt die Individualverpflegung in der Gastronomie und die Gemeinschaftsverpflegung in Betrieben, Ausbildungsstätten und Anstalten (Krankenhäusern). Die Außer-Haus-Verpflegung ist in der Regel eine Hauptmahlzeit, jedoch erhalten Imbisse als Zwischenmahlzeiten eine stärkere Bedeutung. Die hygienischen Probleme in diesen Bereichen sind:

– die zu hohe Energiezufuhr,
– die Qualitätsminderung der Lebensmittel,
– die Infektionsgefahren durch die Speisen.

Die Energiezufuhr in Kantinen beträgt durchschnittlich 1020 kcal (4300 kJ) pro Mahlzeit und in der Gastronomie 1285 kcal (5400 kJ) pro Mahlzeit. Verursacht wird die hohe Energiemenge vor allem durch den hohen Fettgehalt der Nahrungsmittel und den regelmäßigen Alkoholkonsum, insbesondere bei der Individualverpflegung in der Gastronomie.

In der Küche sollen die Nahrungsmittel in eine genießbare, verdauliche und attraktive Form gebracht werden. Die Verfahren, die dabei zur Anwendung kommen, sind in der Großküche grundsätzlich dieselben wie in der Kleinküche. Das Problem der Großküche sind die größeren Mengen, die in der Regel längeren Arbeitszeiten bei der Aufbereitung der Speisen und die Aufbewahrungszeiten bei der Speisenverteilung.

Die Veränderungen der pflanzlichen Nahrungsmittel stehen hierbei im Vordergrund. Die Vitaminverluste werden von unterschiedlichen Faktoren beeinflußt. Durch zu große Kochwassermengen kann z.B. der Vitamin-C-Gehalt bis zu 50 % reduziert werden, vor allem aber wird der Vitamingehalt durch Aufbewahren der fertigen Speisen auf heißen Platten vermindert. Dabei können die Vitamin-C-Verluste zwischen 0 und 95 %, die Verluste an Vitamin B_1 zwischen 5 und 75 % und die Verluste an Vitamin B_2 zwischen 10 und 80 % betragen. Auch das Warmhalten in Thermophoren, die insbesondere in Anstalten für die Speisenverteilung verwendet werden, kann zu erheblichen Vitaminverlusten führen. Besonders gefährdet ist das Vitamin C, das durch das Warmhalten größeren Verlust erleiden kann als durch das Garen. Weniger ungünstig als das Warmhalten wirkt das Aufwärmen erkalteter Speisen. Deshalb ist zu empfehlen, die Speisen kalt zu stellen und erst vor dem Essen kurz aufzuwärmen, wenn später serviert werden muß.

Die Infektionsgefahren in der Großküche können ebenso wie in der Kleinküche durch ungenügende Erhitzung und falsche Lagerung der primär kontaminierten Speisen entstehen. Die Gefahren der sekundären Kontamination sind in der Großküche größer als in der Kleinküche, bedingt durch die großen Speisenmengen, die längeren Aufbewahrungszeiten und die vielseitigen Verunreinigungsquellen durch die Geräte, die Maschinen und das Personal. Der Gefahr der Kontamination der Speisen durch kranke Personen und durch Ausscheider wird durch die gesetzliche Regelung begegnet, die eine Beschäftigung dieser Personen in Großküchen nicht zuläßt. Staphylokokkenkeimträger werden von der gesetzlichen Regelung nicht erfaßt und können in Großküchen u.U. unerkannt zur Kontamination der Speisen beitragen.

Tiefgefrorenes Geflügel ist häufig mit Salmonellen kontaminiert, so daß in Großküchen ein eigener Arbeitsplatz, insbesondere für das Auftauen, benötigt wird. Die dort verwendeten Gerätschaften dürfen in der übrigen Küche nicht eingesetzt werden.

Zu beachten ist ferner, daß bei Verwendung von Mikrowellenherden die Erhitzung der Speisen im Inneren ungenügend sein kann, so daß dort vorhandene Infektionserreger nicht abgetötet werden.

Die in Großküchen verwendeten Speisenaufbereitungsmaschinen besitzen häufig unzugängige Bereiche, die auch nach dem Gebrauch und der Reinigung naß bleiben und Bakterien- und Pilzwachstum ermöglichen.

Neben der gesundheitlichen Überwachung des Personals, die durch das Bundesseuchengesetz vorgeschrieben ist, muß vor allem dem nachgeordneten Personal das hygienische Verhalten durch Schulung nahe gebracht werden. Im Vordergrund steht dabei die persönliche Sauberkeit und das Wissen über die Notwendigkeit von Reinigung und Desinfektion. Das Verlassen des Geschirrspülbereichs und die anschließende Tätigkeit in der Speisenvorbereitung (kalte Küche) erfordert stets eine Händedesinfektion.

Gemeinschaftshandtücher und Wischlappen sind eine besondere Gefahrenquelle, da sie aufgrund ihres Feuchtigkeitsgehaltes und der Speisereste das Wachstum von verschiedenen Mikroorganismen fördern.

Desinfektionsmaßnahmen in der Küche unterscheiden sich grundsätzlich von denen im medizinischen Bereich. Die in der Küche angewendeten Mittel müssen auch bei Anwesenheit von Eiweiß ihre volle Wirkung gegen Bakterien, Viren und Pilze behalten. Die Desinfektionsmittel müssen nach der Anwendung von den Geräten vollständig beseitigt werden, da sie nicht Bestandteil der Lebensmittel werden dürfen. Ausgenommen davon ist das auch für die Trinkwasserdesinfektion zugelassene Chlor, dessen Wirkung in der Küche jedoch infolge der hohen Chlorzehrung, die auch durch geringfügige Speisereste entsteht, stark eingeschränkt ist. Da die Anwendung chemischer Mittel in der Küche problematisch ist, sollten möglichst physikalische Verfahren angewendet werden, z.B. Hochdruckdampflanzen, mit deren Hilfe eine gute Reinigung und eine ausreichende Desinfektion erzielt wird.

2.8 Weiterführende Literatur

1. Bäßler, K.-H., W.L. Fekl, U. Lang: Grundbegriffe der Ernährungslehre, 4. Aufl. Springer, Berlin
2. Bingersson, B., O. Sterner, E. Zimerson: Chemie und Gesundheit; eine verständliche Einführung in die Toxikologie. VCH, Weinheim 1988
3. Deutsche Gesellschaft für Ernährung e.V., Feldbergstr. 28, 6000 Frankfurt am Main: Ernährungsberichte 1976, 1980, 1988
4. Deutsche Gesellschaft für Ernährung: Empfehlungen für die Nährstoffzufuhr, 4. Aufl. Umschau, Frankfurt am Main 1985
5. Fülgraff, G.: Lebensmittel-Toxikologie, Uni-Taschenbücher 1515. Ulmer, Stuttgart 1989
6. Heimann, W.: Grundzüge der Lebensmittelchemie, 3. Aufl. Steinkopff, Darmstadt 1976
7. Kofrànyi, E.: Einführung in die Ernährungslehre, 10. Aufl. Umschau, Frankfurt 1986
8. Sinell, H.-I.: Einführung in die Lebensmittelhygiene, 2. Aufl. Parey, Berlin 1985
9. Wirths, W.: Kleine Nährwert-Tabelle, 34. Aufl. Umschau, Frankfurt am Main 1989
10. Zipfel, W.: Lebensmittelrecht, 4. Aufl. Beck, München 1988

3. Umwelthygiene

A. Schäffler

3.1 Gesundheit und Umwelt

Gesundheit wird von vielen als selbstverständlich oder zumindest als „normal" empfunden. Für Kranke – vor allem Leidende – ist sie ein oft unerreichbar fern erscheinender Wunschtraum. Gesundheit, als *Zustand körperlichen, psychischen und sozialen Wohlbefindens* definiert, ist immer von zwei Seiten bedroht (Tab. 3.1):

– von *innen*, d.h. durch die Disposition zu erblichen Krankheiten, aber auch durch das natürliche Altern und das damit verbundene Schwinden der körperlichen und psychischen Leistungen,
– von *außen*, durch *physikalische* (Hitze, Kälte), *chemische* (akute und schleichende Vergiftung), *mikrobiologische* (Bakterien und Viren) sowie *soziale* (Hungersnot, Kriege) Einwirkungen.

Tabelle 3.1 Auf den Lebensraum einwirkende Umweltfaktoren

Psychosoziale Umwelt	Physische Umwelt
– Familie, Partner, Freunde	– Ernährung
– Arbeitsplatz	– Luft, Klima
– Wohnen, Nachbarschaft	– Wasser
	– Lärm

Die *inneren* Bedrohungen erscheinen nach wie vor weitgehend unveränderbar – lediglich ihre Auswirkungen können gemildert werden, indem z.B. Patienten mit chronisch-degenerativen Hüftleiden Endoprothesen implantiert werden.

Die *äußeren* Bedrohungen dagegen sind wesentlich von den Lebensbedingungen *(Umwelt)* abhängig und deshalb zumindest prinzipiell innerhalb einer zivilisierten Kultur verringerbar. Diese Aufgabe der Verringerung äußerer Krankheitsgefahren obliegt sowohl

– dem Individuum – z.B. bei der Vermeidung unnötiger Schadstoffexposition durch Rauchen
– der Gesellschaft – im Rahmen der Schaffung von und Überwachung durch Gesetze zur Reinhaltung von Luft, Wasser und Boden – als auch
– der internationalen Völkergemeinschaft, da sich viele der Umweltgefahren nicht im nationalen Rahmen lösen lassen.

Durch die Zivilisation sind viele äußere Bedrohungen der Gesundheit weitgehend beseitigt worden. So gelang es,

- sich durch Heizung und isolierende Kleidung vor Kälteeinflüssen zu schützen,
- durch Hochertragslandwirtschaft und aufwendige Vorratshaltung Nahrungsmittel in früher undenkbarer Vielfalt ganzjährig verfügbar zu machen, so daß Vitamin- und Eiweißmangelzustände in den „reichen" Ländern zur Rarität geworden sind,
- durch ein aufwendiges System sozialer Sicherung diejenigen, die Krankheit oder Schicksalschläge treffen, vor dem Verhungern oder der Ausgrenzung aus der menschlichen Gemeinschaft zu bewahren.

Jedoch sind durch die Zivilisation neue Bedrohungen in den Vordergrund getreten: Der Straßenverkehr fordert in Deutschland jährlich über 10 000 Tote und 100 000 Verletzte. Viele Menschen sind durch Lärm schwerhörig geworden, das Trinkwasser kann in einigen Ballungsgebieten nur durch aufwendige Aufbereitungstechnik frei von Schadstoffen gehalten werden, in hochbelasteten Industrieregionen der ehemaligen DDR ist die Lebenserwartung gegenüber anderen Ballungsräumen um bis zu 5 Jahre verkürzt – und nicht zuletzt zeigt sich ein wachsender Anteil junger und alter Menschen den Anforderungen einer sich rapide ändernden Gesellschaft nicht mehr gewachsen und wird psychisch krank.

Bedenklich ist der stark angestiegene Genuß- und Rauschmittelkonsum. Allein an den Folgen des Rauchens sterben jährlich ca. 140 000 Menschen in der Bundesrepublik Deutschland, die volkswirtschaftlichen Schäden durch Alkoholabhängigkeit werden auf jährlich 10–30 Milliarden DM geschätzt.

Aber selbst von der uralten Geißel der Seuchen ist die zivilisierte Welt nicht befreit, wie das Beispiel der weltweiten Ausbreitung von HIV-Infektionen (AIDS) zeigt.

Die Untersuchung der Auswirkungen der Umweltbedingungen auf die Gesundheit ist Gegenstand der *Umwelthygiene,* die Umsetzung von erforderlichen Maßnahmen zur Ausschaltung von schädlichen Faktoren Gegenstand der *(Umwelt-)Politik.*

3.2 Wetter und Klima

Wetter ist der aktuelle Zustand der Lufthülle über einem bestimmten Punkt der Erdoberfläche, der durch das Verhalten von Wind, Luftdruck, Feuchte, Temperatur, Strahlung, Bewölkung, Niederschlag und Sicht bestimmt wird. Die räumliche Zusammenfassung des Wetters ergibt die *Wetterlage.*
Klima ist die Gesamtheit der Wetterzustände, die während eines bestimmten Zeitraumes beobachtet werden. Lufttemperatur, Niederschlag, Wind und Bewölkung sind Elemente des Klimas.

Für die Wirkung des Klimas auf den Menschen ist das Zusammenspiel der Klimafaktoren wie z.B. Temperatur, Feuchte, Sonnenscheindauer oder Windstärke ausschlaggebend.
Der Mensch ist dabei im Gegensatz zu den Tieren vielseitig anpassungsfähig und kann auch in extremen Klimazonen wie z.B. Arktis, Sahara oder tropischem Regenwald überleben. Die Grenzen der Anpassungsfähigkeit des einzelnen Menschen an das Klima sind jedoch nicht nur von äußeren Klimaverhältnissen, sondern ebenso von inneren Faktoren wie Alter, Geschlecht, Konstitution, Reaktionstyp, Gesundheitszustand und Akklimatisationsgrad abhängig.
Dies führt dazu, daß einzelne Menschen ein bestimmtes Klima – etwa auf einer Nordseeinsel – als „gesund" empfinden, während sich andere, die weniger anpassungsfähig sind, dort sehr unwohl fühlen. Bei *Klimaunverträglichkeit* kann u.U. sogar ein Wohnsitzwechsel angebracht sein.
Das Klima – besonders der Wechsel des Klimas – kann aber auch zur Förderung der Genesung nach einer Erkrankung eingesetzt werden. Dabei erhofft man sich vom Klimawechsel eine Unterstützung der Selbstheilungskräfte des Körpers.
Um die Wirkung von bestimmten Klimafaktoren auf den Menschen zu beschreiben, hat sich eine Einteilung in Schon- und Reizklima bewährt (Tab. 3.**2**).

Tabelle 3.**2** Einteilung von Schon- und Reizklima

Reizklima	Beispiel	Schonklima	Beispiel
Erhöhte Intensität der Sonneneinstrahlung	Hochgebirge, See	mäßige Sonneneinstrahlung	waldreiche Lagen
Erhöhte Abkühlung bei niedriger Temperatur oder erhöhter Windstärke	Gebirge, See	gleichmäßiges Klima	küstennahe Gebiete waldreiche
Vergrößerte Intensitätsschwankungen im Tagesrhythmus	Kontinentalklima (Extremfall: Wüste)	wenig Tag- und Nachtschwankung	Gebiete, Küsten

3.2.1 Wirkung des Wetters auf den Menschen am Beispiel des Föhns

In Deutschland entsteht Föhn, wenn wetterbedingt warmfeuchte Mittelmeerluft die Alpen nach Norden überqueren muß. Beim Aufgleiten auf der Alpensüdseite kühlt die Luft ab, dabei kondensiert die Luftfeuchtigkeit und regnet ab. Im Nordalpengebiet wird die Luft zum Abgleiten gezwungen und erwärmt sich dabei wieder um 1 K/100 m ($\approx 1°C/100$ m). Der absteigende Föhnwind ist daher trocken und warm. Der abgleitende Warmluftstrom verdrängt in den Alpentälern Kaltluftmassen. Viele Menschen reagieren bei Föhn mit typischen Beschwerden wie depressiven Verstimmungen, Gereiztheit, Apathie, Schlafstörungen, Migräne, aber auch Herz- und Kreislaufstörungen. Betriebs- und Verkehrsunfälle treten gehäuft auf.

Es gibt verschiedene Versuche, die Wirkung des Föhns zu erklären. Änderungen des Ionenspektrums, Sauerstoffschwankungen, Änderungen der Ozonkonzentration, Druckschwankungen der Inversionswetterlage und atmosphärische Längswellen werden als Ursache vermutet.

3.2.2 Wetter und Krankheit

Wie das Beispiel zeigt, können Klimafaktoren Krankheiten auslösen oder mitverursachen. Auch der subjektive Befindenszustand kann durch Witterungsvorgänge günstig oder ungünstig beeinflußt werden *(gutes Wetter, gute Laune)*.

– Bei Patienten mit vegetativer Labilität und Herzinsuffizienz ergeben sich Beziehungen zwischen Schlafstörungen und nächtlichen Wetterfrontdurchgängen, besonders bei Kaltfronten.
– Herzinfarkte häufen sich im Anschluß an lebhafte Wetteränderungen.
– Auch bei tiefen Venenthrombosen fanden sich Abhängigkeiten beim Übergang von Hochdruck- zu Tiefdruckwetterlagen.
– *Asthma-bronchiale*-Anfälle treten vermehrt bei Warmluftstößen mit nachfolgenden Kaltfronten auf.

Wenn auch eine genaue Zuordnung von Wetterzuständen und Krankheitsauslösern meist nicht bekannt ist, so sind doch heranziehende Tiefdruckgebiete, die sehr große Energiemengen in der Atmosphäre freisetzen, überzufällig häufig als Krankheitsauslöser mitbeteiligt. Diese Energiemengen können als Reiz z.B. auf das vegetative Nervensystem des Menschen wirken. Nach den Untersuchungsergebnissen zur Wetterbiotropie ist zu vermuten, daß der „wetterfühlige" Organismus diese zusätzlichen Reize oder Belastungen nicht mehr ausgleichen kann und daher mit Befindensstörungen oder Krankheit reagiert.

3.2.3 Anpassung an Wärme und Kälte

Der Mensch muß ständig Wärme, die durch den Stoffwechsel entsteht, nach außen geben. Im Normalfall – bei „indifferentem" Klima – ist diese Wärmemenge genauso groß wie der Wärmeverlust durch Konvektion, Strahlung und Wasserverdunstung (Schwitzen) der Körperperipherie an die Umgebung. Der Körperkern behält eine konstante Temperatur von 36,5–37 °C.
Gesundheitsgefährdungen treten auf, wenn die Wärmeabgabe zu stark oder zu gering ist.

Kälteschäden

Kälteschäden treten bei zu großem Wärmeentzug meist infolge mangelhafter Wärmeisolierung auf. Ursachen sind z.b. ungeeignete oder nasse Kleidung, extrem niedrige Temperaturen ohne adäquate Muskelaktivität oder Baden in kaltem Wasser. Folgen sind:
– Unterkühlung des Körperkerns mit Verlangsamung aller Stoffwechselfunktionen bis hin zum Koma,
– lokale Erfrierungen an besonders gefährdeten Körperstellen, z.b. Finger und Zehen, Nase oder Ohren.

Hitzeschäden

Hitzeschäden treten auf, wenn die Wärmezufuhr durch den Anstieg der Lufttemperatur und/oder zusätzliche Sonneneinstrahlung zu groß wird, ferner wenn eine Luftfeuchtigkeit nahe 100 % („Waschküche", tropischer Regenwald) eine Wärmeabgabe durch Verdunstungskälte (Schwitzen) unmöglich macht.
Kann der Körper den äußeren und inneren Wärmeabfall nicht kompensieren, so kommt es zum *Wärmestau* im Organismus, die Körperkerntemperatur steigt an.
Als Zeichen der dekompensierten Wärmeregulation treten bei extremen Wärmebedingungen folgende Hitzeschäden auf:
– *Hitzschlag:* bei zu großer Wärmezufuhr von außen, bei Behinderung der Wärmeabgabe (schwüle Luft, geringe Ventilation, ungeeignete Kleidung). Die Körpertemperatur erhöht sich auf > 41 °C. Die Betroffenen klagen über Kopfschmerzen und Schwindel. Es kommt zum Erbrechen und Kollaps.
Die Behandlung hat für Wärmeentzug, reichlich Flüssigkeitszufuhr und Ausgleich von Elektrolytstörungen zu sorgen.
– *Hitzekrämpfe:* Infolge des Schwitzens kommt es zum Elektrolytverlust, der sich in schmerzhaften Krämpfen verschiedener Muskelgruppen bemerkbar macht.

– *Sonnenstich:* Kein Thermoregulationsversagen im engeren Sinne, sondern eine entzündliche Reizung der Hirnhäute infolge zu starker Sonneneinstrahlung auf die Schädeldecke. Auch hier kann der Körper mit Ohnmacht reagieren.

3.2.4 Lichtbiologie

Die von der Sonne abgestrahlte Wärme- und Lichtenergie (genauer: elektromagnetische Strahlung unterschiedlicher Frequenzen) kann nur zu einem kleinen Ausschnitt die Erdoberfläche erreichen: Die Atmosphäre filtert Strahlung, die kurzwelliger ist als das violette Licht (< 400 nm) fast vollständig heraus. Dies ist aus mehreren Gründen notwendig:

Unter nennenswerten Mengen energiereicher kurzwelliger Strahlung (wie z.B. der Röntgenstrahlung) hätte auf der Erde kein biologisches Leben entstehen können, weil die Erbstrukturen des Lebens durch die hohen Energiemengen wieder zerstört worden wären. Aber auch für das inzwischen entwickelte Leben – Mensch, Tier und Pflanzen – bedeuten höhere Mengen kurzwelliger Strahlen eine Bedrohung, da Wachstums- und Regenerationsvorgänge gestört werden und sich bösartiges, tumoröses Wachstum häuft.

Als „Schnittstelle" zwischen schädlicher energiereicher Strahlung und für die Lebensvorgänge der Erde notwendigem sichtbarem Licht fungiert das *ultraviolette Licht (UV-Strahlung)*. Es ist einerseits für in unserer Kultur erwünschte Eigenschaften wie die Induktion der Sonnenbräunung der Haut und die Vitamin-D-Synthese, andererseits aber auch für die Auslösung von bösartigen Hauttumoren (vor allem Basaliom und malignes Melanom) verantwortlich.

Durch viele Untersuchungen steht seit einigen Jahren fest, daß für die Filterung der UV-Strahlung die Ozonschicht in der oberen Atmosphäre entscheidend ist. Durch die sich in den letzten Jahrzehnten verringernde Ozonkonzentration in den oberen Schichten (s. 3.3.6) der Atmosphäre wird deshalb ein dramatisches Ansteigen der Hautkrebsfälle befürchtet.

3.2.5 Luftdruck

Schwankungen des Luftdrucks sind einer der Hauptantriebsmotoren für das Wettergeschehen. Der Luftdruck ändert sich dabei

– *geringfügig* – aber für das Wettergeschehen entscheidend – zwischen Hochdruck- und Tiefdruckgebieten (max. 80 mbar = 80 hPa [Hektopascal], neue Maßeinheit)
– *stark*, wenn man von Meereshöhe ausgehend in größere Höhen kommt (z.B. um 473 mbar = 473 hPa zwischen Meeresspiegel und 5000 m Höhe).

Der menschliche Organismus reagiert vor allem über das vegetative (d.h. nicht willkürlich beeinflußbare) Nervensystem auf Veränderungen des Luftdrucks:

– Bei langsamen Luftdruckänderungen, z.B. beim Herannahen eines Tiefdruckgebietes, kommt es häufig zu Befindensstörungen und Kopfschmerzen, die jedoch auch von anderen atmosphärischen Erscheinungen des Wetterwechsels mit verursacht sein können.

– Bei schnellen Änderungen des Luftdrucks, z.B. beim Autofahren im Hochgebirge oder beim Starten und Landen im Flugzeug, kommt es neben dem rein physikalisch bedingten „Druck auf die Ohren" gehäuft zu Übelkeit bis hin zum Erbrechen.

Für die Sauerstoffsättigung des Blutes ist der Sauerstoffpartialdruck der Atemluft maßgebend, der vom Luftdruck abhängt. Entsprechend dem Anteil von 20 % Sauerstoff am Gesamtluftdruck sinkt der O_2-Partialdruck mit zunehmender Höhe ab: Bei Höhen um 3000 ml liegt der alveoläre Sauerstoffpartialdruck nur noch bei 60 mmHg statt 100 mmHg auf Meereshöhe.

Über eine Stimulierung der Chemorezeptoren kommt es zunächst zu einer verstärkten Atmung. Gleichzeitig wird die Hämoglobinsynthese intensiviert. Dadurch werden mehr Sauerstoffträger im Blut bereitgestellt – Teil der Höhenadaptation – und auf diese Weise die körperliche Leistungsfähigkeit wieder normalisiert; allerdings um den Preis eines dickflüssigeren („viskösen") Blutes, wodurch die Herzarbeit gesteigert wird.

Am Beginn eines Aufenthaltes in großer Höhe kann vorübergehend die *Höhenkrankheit* auftreten. Sie entwickelt sich 8–24 Stunden nach Erreichen der Höhe und dauert 4–8 Tage. Symptome sind Kopfschmerzen, Reizbarkeit, Schlaflosigkeit, Atemnot, Übelkeit und Erbrechen.

Gefürchtet sind die psychischen Begleiterscheinungen der Höhenkrankheit mit rauschartiger Begeisterung, Realitätsverlust und gefährlicher Selbstüberschätzung – der sog. *Höhenrausch.*

Taucherkrankheit

Mit zunehmendem Druck der eingeatmeten Luft, wie es beim Abtauchen vorkommt, steigt der im Blut gelöste Stickstoffanteil. Beim schnellen Auftauchen kommt es zur Freisetzung des gelösten Stickstoffs aus dem Blut und dem Fettgewebe in Form von Bläschen, die eine Gasembolie (d.h. eine Verstopfung lebenswichtiger Gefäße durch Gasblasen) verursachen können.

3.3 Verunreinigungen der Luft

3.3.1 „Reine" und „unreine" Luft

Normale, reine Luft besteht aus:

- 78 % Stickstoff (N_2),
- 20,9 % Sauerstoff (O_2),
- 0,9 % Argon sowie anderen Edelgasen,
- 0,03 % Kohlendioxid (CO_2) und
- 0,01 % Wasserstoff (H_2).

Der Wasserdampf- und natürliche Staubgehalt schwanken je nach geographischer Breite und Jahreszeit (z.B. hoher Staubgehalt in den Wüsten, hoher Wasserdampfgehalt in tropischen Regenwäldern).

Stoffe, die durch menschliche Aktivitäten in die Atmosphäre gelangt sind und eine nachteilige Wirkung auf den Menschen und die Umwelt haben können, werden als *anthropogene* Luftverunreinigungen bezeichnet. Durch natürliche Vorgänge wie z.B. Vulkanausbrüche können ebenfalls erhebliche Mengen luftverunreinigender Stoffe in die Atmosphäre abgegeben *(emittiert)* werden.

Der Ausstoß luftverunreinigender Stoffe in die Atmosphäre wird als *Emission* bezeichnet. Der Ort des Übertritts ist die *Emissionsquelle* (z.B. Fabrikschornstein).

Die Einwirkung von festen, flüssigen oder gasförmigen Luftverunreinigungen auf Menschen, Tiere und Pflanzen bezeichnet man als *Immission*. Sie schädigen
- den Menschen (und die Tierwelt) durch Einatmung und Resorption in der Lunge (z.B. Kohlenmonoxid aus Autoabgasen),
- die Pflanzenwelt (z.B. Waldsterben),
- unbelebte Objekte (z.B. Denkmäler, Kirchen und Brücken) durch verstärkte Korrosion.

3.3.2 Die Erfassung von Luftschadstoffen

Zur Minderung der Emissionen und zum Schutz vor Immissionen sind Grenzwerte festgelegt worden.

Maximale Emissionskonzentration (MEK)

Aufgrund des Bundes-Immissionsschutzgesetzes werden Vorschriften und Verordnungen erlassen. Besondere Bedeutung hat die „*Technische Anleitung zur Reinhaltung der Luft*", die TA-Luft ist *keine* Rechtsverordnung, sondern eine Verwaltungsvorschrift. In der *TA Luft* sind z.B. für alle Feuerungsanlagen die Emissionskonzentrationen und z.T. auch die Methoden zu ihrer Erreichung (z.B. Rauchgasentschwefelung) festgelegt.

Immissionswerte (IW)

Immissionswerte werden in der Technischen Anleitung zur Reinhaltung der Luft ausgegeben. Die Immissionswerte sind Grenzwerte, die in der Umgebung einer emittierenden Anlage einzuhalten sind. Immissionswerte werden durch Messungen in der Umgebung eines Emittenten festgestellt und können zu einem Immissionskataster zusammengestellt werden. Immissionswerte sind als Wert für Langzeiteinwirkung (IW-1) und Kurzzeiteinwirkung (IW-2) festgelegt.

Maximale Immissionskonzentration (MIK)

MIK-Werte sind höchstzulässige Konzentrationen luftverunreinigender Stoffe, die eine Schädigung von Menschen, insbesondere auch von Kindern, Alten und Kranken, bei *langfristiger* Einwirkung vermeiden sollen. Sie wurden vom Verband deutscher Ingenieure (VDI) für halbstündige, 24stündige und jährliche Einwirkungen festgelegt. MIK-Werte liegen um einen Sicherheitsfaktor (von z.B. 10) niedriger als diejenigen Immissionskonzentrationen, die nach tierexperimentellen oder epidemiologischen Erkenntnissen gerade noch nicht zu Gesundheitsschädigungen führen (sog. *no effect level*).

Maximale Arbeitsplatzkonzentrationen (MAK-Werte) und technische Richtkonzentrationen (TRK-Werte) s. Kap. 8.5.1 und 8.5.2

Schwefeldioxid, Stickstoffoxide und Kohlenmonoxid haben aufgrund der abgegebenen Mengen besondere Bedeutung als luftverunreinigende Substanzen. Das Bundes-Immissionsschutzgesetz schreibt deshalb vor, daß in Belastungsgebieten sog. *Emissionskataster* dieser Substanzgruppen erstellt werden müssen. Das Emissionskataster ist eine Datensammlung, die über die Menge der Emissionen sowie über räumliche und zeitliche Verteilung Auskunft geben soll.

3.3.3 Luftschadstoffe der unteren Atmosphäre

Stickstoffoxide

Stickstoffoxide (zusammengefaßt als „NO_x") entstehen bei Verbrennungsvorgängen vor allem aufgrund des Stickstoffgehaltes der Verbrennungsluft. Sie werden überwiegend als Stickstoffmonoxid (NO) emittiert und anschließend in der Atmosphäre zu Stickstoffdioxid (NO_2) oxidiert. Verbrennungen bei hohen Temperaturen begünstigen die Bildung von Stickstoffoxiden.

Emissionsquellen

Die Industrie (einschließlich der Stromerzeugung) ist mit ca. 41 %, der Kraftfahrzeugverkehr mit ca. 57 % und der Hausbrand mit ca. 4 % an der Gesamtemission der Stickstoffoxide beteiligt. Durch das stark gestiegene Verkehrsaufkommen entstanden hohe Emissionen, die trotz Einführung der Katalysatortechnik weiter zunehmen. In der Gesamtbilanz überwiegt z.Z. noch die Zunahme der NO_x-Emission durch das gestiegene Verkehrsaufkommen gegenüber den Minderungseffekten der Katalysatortechnik. Erst bei einer flächendeckenden Ausrüstung aller PKW mit einem geregelten Katalysator kann eine deutliche Reduktion der NO_x-Emission aus dem Verkehr erwartet werden.

Ökologische und medizinische Bedeutung

NO und NO_2 haben beide eine schädigende Wirkung auf die Atemwege. NO_2 ist jedoch das reaktionsfreudigere und damit „giftigere" der beiden Gase: Akute Reizwirkungen durch NO treten bei Konzentrationen zwischen 20–30 mg/m³ auf, akute Reizwirkungen durch NO_2 sind bereits bei Konzentrationen zwischen 1–4 mg/m³ feststellbar. NO_3 ist weitgehend geruchlos, NO_2 hingegen riecht stechend (ab 0,2 mg/m³). Beim Menschen treten an Beschwerden auf:

- Augen- und allgemeine Schleimhautreizung,
- subjektive Beschwerden wie Kopfschmerzen, Anstieg des Widerstandes in den Atemwegen,
- Leistungsminderung (bei starker körperlicher Beanspruchung),
- Auslösung von Asthmaanfällen.

Ozon

Aus den emittierten Stickstoffoxiden werden unter dem Einfluß des Sonnenlichts Reaktionsprodukte gebildet, zu denen auch das Ozon (O_3) gehört. Ozon dringt wegen seiner geringen Wasserlöslichkeit tief in das Lungengewebe ein, der menschliche Atemtrakt reagiert bereits bei Ozonkonzentrationen ab 0,2 mg/m³ mit einer Verengung der Atemwege. Asthmaanfälle können ausgelöst werden, aber auch die Bindehäute der Augen werden stark gereizt. Die geruchliche Erkennbarkeit beginnt individuell unterschiedlich bereits bei Konzentrationen um 0,02 mg/m³.

Im Raum Köln/Frankfurt, aber auch in Reinluftgebieten wie den Voralpen, werden im Sommer 0,2 mg/m³ überschritten (der MIK-Wert beträgt 0,120 mg/m³), in Reinluftgebieten ist häufig eine höhere Ozonkonzentration feststellbar, weil „ozonabbauende" Reaktionspartner fehlen. Über die gesundheitliche Bedeutung solcher gelegentlicher Grenzwertüberschreitungen besteht jedoch keine Einigkeit.

Schwefeldioxid

Schwefeldioxid-(SO_2)-Emissionsquellen sind Feuerungsanlagen, in denen schwefelhaltige Brennstoffe verbrannt werden, industrielle Produktionsanlagen, z.B. Zellstoffproduktion oder Stahlindustrie, und der Hausbrand.

Durch chemische Reaktion der Gase SO_2 und SO_3 mit der Luftfeuchtigkeit entstehen schweflige Säure und Schwefelsäure, die mit dem Niederschlag aus der Atmosphäre ausgewaschen werden.

Ökologische Bedeutung

SO_2 wird zu 96 % in den oberen Luftwegen zurückgehalten, gelangt aber dann in die Lungentiefe, wenn es an Staubpartikeln adsorbiert ist oder als Sulfatpartikel vorliegt. Das Aerosol verschlechtert die Lungenreinigung und führt bei Konzentrationen zwischen 0,2 und 0,5 mg/m^3 und mehrtägiger Exposition zur Verschlechterung der Lungenfunktion. SO_2 kann bei Menschen mit chronischer Bronchitis und bei Asthmatikern die gleiche Wirkung haben wie spezifische Allergene.

Pseudokrupp

Pseudokrupp ist eine nichtbakterielle Entzündung im Kehlkopf und Luftröhrenbereich mit Einengung, die zu Luftnot führt *(akute stenosierende Laryngotracheitis)*. In mehreren wissenschaftlichen Studien wurde versucht, Zusammenhänge zwischen der Schadstoffbelastung der Luft, besonders mit SO_2, und Pseudokruppanfällen herauszufinden. Eine in Berlin durchgeführte Studie konnte zeigen, daß Pseudokrupp bei den Kindern häufiger auftrat, die in Stadtgebieten mit höheren SO_2-Konzentrationen leben. Eine zeitbezogene Auswertung deutet nach Angaben der Autoren ebenfalls auf einen Zusammenhang zwischen der Schwefeldioxidkonzentration und dem Auftreten von Pseudokruppanfällen hin.

Kohlenmonoxid

Kohlenmonoxid (CO) entsteht bei unvollständiger Verbrennung. Hauptquellen sind der Straßenverkehr (80 %), die Industrie (11 %) und der Hausbrand (9 %).

CO ist Leitschadstoff für die verkehrsbedingte, lufthygienische Belastung. In verkehrsreichen Straßen werden Werte von 30–50 mg/m^3 erreicht. Konzentrationen von 100–300 mg/m^3 können als kurzfristige Spitzenwerte bei starkem Verkehr auftreten. Da CO jedoch nach einer gewissen Zeit zu CO_2 oxidiert, hat es praktisch nur als lokaler Schadstoff, z.B. in Innenstädten, Bedeutung.

CO ist geruchlos. Es diffundiert durch die Alveolarwände, bindet sich im Blut an das Hämoglobin und vermindert dort die Sauerstoffbindungskapazität. CO besitzt eine 240mal höhere Affinität als Sauerstoff zum Hämoglobin und kann diesen deshalb schon in geringen Konzentrationen verdrängen.

Bei 100 mg/m^3 und mehr wird die Sehschärfe sowie die Aufmerksamkeit eingeschränkt, bei Patienten mit beeinträchtigter Koronardurchblutung kommt es zu Angina-pectoris-Anfällen. Berufs- und Verkehrsunfälle können dadurch entstehen.

Stäube

Stäube sind nicht gelöste Verteilungen fester Stoffe in Gasen. Stäube gehören wie Nebel zu den Aerosolen. An der Gesamtstaubemission (ca. 0,6–0,8 Millionen t) sind beteiligt:

– Energieerzeugungsanlagen 60 %,
– industrielle Produktionsanlagen 25 %,
– Hausbrand und Kleingewerbe 12 %,
– Verkehr 3 %.

Zur Beurteilung der Gesundheitsgefahren von Stäuben ist neben der speziellen Schadstoffwirkung, der Konzentration und der Expositionszeit die Partikelgröße zu berücksichtigen (Tab. 3.**3**).

Tabelle 3.**3** Medizinisch relevantes Teilchenspektrum

	Korngröße	Relevanz
Grobstaub	>10 μm	fällt rasch zu Boden
Feinstaub	5–10 μm	einatembar
Schwebstaub	<5 μm	alveolengängig
Ultrafeinaerosol	<0,5 μm	Träger von Luftschadstoffen, kanzerogenen polyzyklischen aromatischen Kohlenwasserstoffen, Bleiaerosolen

Gesundheitliche Bedeutung

Gesundheitschädliche staubförmige Arbeitsstoffe verursachen verschiedene Erkrankungen im Bereich des Atemtraktes. Als *fibrogen* werden Stäube bezeichnet, die mit Bindegewebsbildungen einhergehende Staublungenerkrankungen (z.B. Silikose und Asbestose) verursachen können. Quarz erzeugt beim Menschen Silikose. Bestimmte Asbestarten können beim Menschen zu bösartigen Tumoren (Bronchialkarzinome und Mesotheliome) führen.

Schwermetalle

Auch Schwermetalle sind im atmosphärischen Schwebstaub enthalten. Sie gelangen bei einem Durchmesser >1 µm über die Alveolen in den Organismus. Vergleicht man den Umfang der über die Luft mit der über Lebensmittel und Getränke erfolgten Schwermetallaufnahme, so zeigt sich, daß die inhalative Zufuhr im allgemeinen weniger als 1 % der gesamten Schwermetallaufnahme ausmacht. Schwermetallhaltige Stäube stellen jedoch häufig ein *lokales* Problem dar, z.B. in der Umgebung von Blei-, Kupfer- und Zinkhütten, Metallschmelzen und Batteriefabriken.

Polyzyklische aromatische Kohlenwasserstoffe

Polyzyklische aromatische Kohlenwasserstoffe (PAK) sind Produkte der unvollständigen Verbrennung von Holz, Kohle, Öl und anderem organischen Material bei Temperaturen um 700–800 °C und stellen hochkanzerogene (krebserzeugende) Substanzen dar. Für die Lufthygiene relevante Emittenten sind u.a. Otto- und Dieselmotoren, in deren Emissionen höhere Konzentrationen von polyzyklischen aromatischen Kohlenwasserstoffen gefunden wurden. Ferner entstehen beim Verbrennen fossiler Brennstoffe (z.B. Braunkohle und Holz) polyzyklische aromatische Kohlenwasserstoffe.

3.3.4 Einflüsse auf den Schadstoffgehalt der unteren Atmosphäre – „Smog"

Die vertikale Luftzirkulation wird durch Temperaturunterschiede zwischen den wärmeren unteren und den kälteren oberen Luftschichten aufrechterhalten. Mit der aufsteigenden Luft werden Schadstoffe verdünnt und aus einem Gebiet abtransportiert. Wenn aufgrund der Großwetterlage *absinkende* Kaltluftmassen das Aufsteigen bodennaher Luftschichten verhindern, spricht man von einer *Inversionswetterlage*. Bei Inversionswetterlagen fließt Warmluft über bodennahe Kaltluft. Diese Luftschichtung ist „stabil", und Luftschadstoffe reichern sich in Bodennähe an. Es gibt zwei unterschiedliche Smogarten: Zum einen den sog. London-Smog, der sich vornehmlich bei Inversionswetterlagen in Verbindung mit der Emission von großen Mengen an SO_2, Staub und CO ausbildet, und zum anderen den sog. *Los-Angeles-Smog*, der bei starker Sonneneinstrahlung und hohem Verkehrsaufkommen im wesentlichen zu einer erhöhten Konzentration von Ozon und anderen stark oxidierenden Substanzen führt. Der Name Smog bildet sich aus den Begriffen *Smoke* (Rauch) und *Fog* (Nebel).

Durch die sich anreichernden Schadstoffe NO_x, SO_2, CO und O_3 kommt es zur vermehrten Belastung der Atemwege und ungünstigen

Beeinflussung von Herz-Kreislauf-Erkrankungen und psychischen Erkrankungen.

3.3.5 Wirkung von Luftschadstoffen auf Biotope

„Waldsterben"

Seit Ende der 70er Jahre breitet sich das sog. Waldsterben über ganz Mitteleuropa und große Teile der Nordhalbkugel aus. Neuartig sind die Waldschäden nicht aufgrund der Symptome an den Pflanzen, Vergilben und vorzeitiger Abwurf der Blätter oder Nadeln, sondern aufgrund ihrer großflächigen Ausbreitung und des fast überall gleichzeitigen Auftretens. Neu ist auch, daß alle Baumarten betroffen sind. 1985 waren

– Eichen zu 55 % der Anbaufläche,
– Buchen zu 55 % der Anbaufläche,
– Fichten zu 52 %,
– Tannen zu 87 % (und damit vom Aussterben bedroht) und
– Kiefern zu 58 % der Waldfläche Westdeutschlands geschädigt oder bereits abgestorben.

Das Auftreten der Waldschäden ist dadurch zu erklären, daß sich bis in die 80er Jahre hinein die Grenzwerte der Luftreinhaltung am Menschen orientierten, Pflanzen bei bestimmten Schadstoffen jedoch ein empfindlicheres Schutzziel darstellen. Auch die Mechanismen, die trotz relativ geringer Luftschadstoffkonzentration bei *gleichzeitig* stark versauernden Böden zu hohen effektiven Schadstoffwirkungen im Waldbestand führen, wurden unterschätzt.

Versauerung der Seen

Der Säuregehalt der Niederschläge hat in den industrialisierten Regionen der Erde deutlich zugenommen. In vielen Gebieten Europas und Nordamerikas liegen die mittleren pH-Werte der Niederschläge zwischen 4 und 4,5. Die Zunahme des Säuregehalts der Niederschläge ist bedingt durch die Emission von Schwefeldioxid und Stickoxiden, die in der Atmosphäre in Schwefelsäure und Salpetersäure überführt werden.

Die Erhöhung des Säuregehalts bedeutet einen Eingriff in die Ökosysteme der Böden, Flüsse und Seen. In den meisten betroffenen Gebieten sind die Folgen des sauren Regens bereits spürbar und in großen Gebieten Skandinaviens und Südkanadas sind die Süßwasserseen biologisch praktisch tot.

3.3.6 Globale Wirkungen von Luftverunreinigungen

Der Treibhauseffekt

Das einfallende Sonnenlicht wird von den atmosphärischen Gasen bis zum Erdboden durchgelassen. Die von der Erdoberfläche absorbierte Sonnenstrahlung wird nach einer Reihe von Energieumwandlungen als Infrarot-(= Wärme-)Strahlung wieder abgestrahlt. Diese Infrarotstrahlung wird von einigen Spurengasen der Luftatmosphäre absorbiert. Die Atmosphäre erwärmt sich, und diese Gase strahlen die Wärme z.T. wieder zur Erdoberfläche zurück. Dadurch wird auch die Erdoberfläche weiter erwärmt.

Der „naturgegebene" Treibhauseffekt verhindert eine schnelle Auskühlung der Oberfläche des Planeten und der erdnahen Atmosphäre. Er sichert der Erde das lebensfreundliche Klima. Seit der Industrialisierung nimmt der Anteil vor allem von CO_2, aber auch einiger anderer Gase, in der Erdatmosphäre ständig zu (Tab. 3.4). Nach derzeitiger wissenschaftlicher Meinung wird dies zu erheblichen Klimaänderungen führen.

Tabelle 3.4 Für den Treibhauseffekt verantwortliche Gase

Atmosphärisches Gas	Gründe für die Zunahme in der Troposphäre	Bemerkungen
Kohlendioxid (CO_2)	Verbrauch fossiler Brennstoffe, Zerstörung von Wäldern	ca. 50% Anteil an der globalen Erwärmung
Methan (CH_4)	Naßreisanbau, Großviehhaltung, Einsatz von Erdgas und fossilen Brennstoffen	
Stickstoffoxid (NO_x)		kein Treibhausgas, aber wichtig wegen seiner chemischen Wechselwirkungen mit Treibhausgasen wie z.B. Ozon
Fluorchlorkohlenwasserstoffe	Kältemittel, Aerosoltreibmittel bei der Isolierschaumproduktion und nicht brennbare Lösungsmittel (Kaltreiniger zur Entfettung)	gleichzeitig Hauptursache des „Ozonlochs" (s.u.)
Ozon	die Ozonkonzentration steigt in Gebieten starker Luftverschmutzung, insbesondere bei Emissionen von Stickoxiden und Kohlenwasserstoffen	scheinbar paradox: in der unteren Erdatmosphäre steigt Ozonkonzentration → Treibhauseffekt, in den oberen Schichten sinkt sie → „Ozonloch"

Bei der Fortführung des gegenwärtigen Trends ist in den nächsten 50 bis 100 Jahren mit folgenden Klimaänderungen zu rechnen:

– Erwärmung durch CO_2 und andere Treibhausgase um ca. 2 K in den niederen Breiten und um (4–8 K) in den höheren Breitengraden,
– Änderungen der atmosphärischen und ozeanischen Zirkulationssysteme mit großräumigen Klimaverschiebungen,
– Änderung der Niederschlagsverteilung,
– Zunahme der Wetterextreme, insbesondere der Intensität und Häufigkeit von Dürreperioden und Überschwemmungen.

Ozonloch

Ozon wird in der Stratosphäre (zwischen 10 und 40 km Höhe) in zahlreichen photochemischen Reaktionen unter Aufnahme ultravioletter Strahlung gebildet. Bei ungestörten Verhältnissen führen die physikalischen und chemischen Prozesse in der Stratosphäre zur Ausbildung einer vertikalen Ozonverteilung mit einem Maximum in etwa 25 km Höhe. Dadurch wird das Leben auf der Erde vor dem kurzwelligen Anteil ultravioletter Strahlung geschützt. Seit 1976 wird über der Antarktis (Südpol) ein zeitlich und regional begrenzter Ozonabbau beobachtet. In geringerem Umfang entsteht auch über der Arktis (Nordpol) eine Abnahme der stratosphärischen Ozonkonzentration.

Das Ozonloch über der Antarktis hat sich Jahr um Jahr vergrößert und 1987 mit einem Gesamtozonverlust von 50–60 % die Fläche der USA erreicht. Als Folgen der Ozonzerstörung in der Stratosphäre werden vorausgesagt:

– Die schädliche UVB-Strahlung könnte sich um mehr als 40 % erhöhen, Hautkrebs und Augenkrankheiten nähmen zu.
– Es käme zur Beeinträchtigung der Pflanzen im Meer wie auf dem Land. Als Folge der Ertragseinbußen könnte es zu Hungersnöten, Verteilungskämpfen und großen Migrationsbewegungen („Völkerwanderungen") kommen.

Ursache des Ozonlochs: Fluorchlorkohlenwasserstoffe

Die Abnahme des Ozongehaltes wird auf emittierte Fluorchlorkohlenwasserstoffe (FCKW) zurückgeführt. FCKW sind außerordentlich stabil, ohne Geruch und Geschmack, nicht giftig und nicht brennbar, dadurch ist der Einsatz in vielen Bereichen möglich. So dienen sie als Kühlmittel, Lösemittel, als Treibgas in Spraydosen und zur Aufschäumung von Isoliermaterial. Auch wenn die Verwendung der den Treibhauseffekt auslösenden Substanzen sofort eingestellt würde, käme es noch zu einer weiteren Verminderung der Ozonkonzentration, da sich in der Atmosphäre gewissermaßen noch ein Depot von Schadgasen befindet, das den Ozonabbau bewirkt.

1986 gelangten schätzungsweise 600 000 t der Verbindungen CCl_3F und CCl_2F_2 in die Atmosphäre. Die Stabilität der Substanzen verhindert den Abbau in der Troposphäre und läßt sie in die Stratosphäre gelangen. Durch UV-Strahlung werden die Chloratome abgespalten und wandeln das Ozon zu „normalem" molekularem Sauerstoff (O_2) um.

3.3.7 Luftschadstoffe in Innenräumen

Menschen in den industrialisierten Ländern halten sich bis zu 90 % ihrer Zeit in Innenräumen auf. Während sich in meßtechnisch gut überwachten Werks- oder Fabrikhallen gesunde Erwachsene aufhalten, sind im privaten Bereich auch Kinder, ältere Menschen und Kranke den Einwirkungen verschiedenartigster Chemikalien ausgesetzt, die aus Wänden, Decken, Bodenbelägen, Textilien, Zigaretten und Einrichtungsgegenständen entweichen.

Im folgenden wird die Bedeutung der wichtigsten Schadstoffgruppen erläutert.

Tabakrauch

Die wichtigste einzelne Schadstoffquelle in Innenräumen ist der Tabakrauch: Mit dem Nebenstromrauch gelangen neben anderen giftigen Substanzen auch krebserregende Nitrosamine und polyzyklisch aromatische Kohlenwasserstoffe in die (Atem-)Luft. Die hiervon ausgehenden Gefahren werden inzwischen wesentlich schwerwiegender bewertet, seitdem große Studien z.B. belegen konnten, daß auch vom passiv eingeatmeten Tabakrauch nicht nur eine Häufung von Atemwegserkrankungen, sondern auch eine Häufung bösartiger Tumoren herrührt.

Sanitärreiniger

Etwa 64 000 t WC- und Sanitärreiniger gelangen jährlich in die Abwässer. Sanitärreiniger sind stark alkalisch und enthalten Tenside und aktives Chlor oder andere stark oxidierende Substanzen (Wasserstoffperoxid). Berechnungen ergaben, daß aus 50 ml Sanitärreiniger mit einem Gehalt von 5 % Aktivchlor eine Chlorgaskonzentration von 280 ppm in der Luft entstehen können. Das ist mehr als ein Drittel der sofort wirksamen tödlichen Konzentration. Bereits 1 ppm in der Luft reizt die Schleimhäute.

Lederimprägniersprays

Zwischen 10 und 16 Millionen Imprägnierspraydosen werden jährlich der Bundesrepublik Deutschland verkauft. Lederimprägniersprays bestehen zu 95 % aus Treibgas und Lösungsmitteln. Der Rest entfällt auf Silicone, Wachse, Fluorcarbonharze und Alkoholate. Die Zahl der

Vergiftungsunfälle wird auf 100–200 jährlich geschätzt, gefürchtet sind irreversible Lungenfibrosen bei Inhalation stark siliconhaltiger Ledersprays.

Möbelpflegemittel und Fleckentfernungsmittel

Diese Substanzen bestehen aus Benzin, Aceton, Butylacetat, Xylol, Toluol, nicht brennbaren Chlorkohlenwasserstoffen wie Methylenchlorid, Methylchloroform, Trichlorethylen oder Perchlorethylen, und Möbelpflegemittel enthalten zusätzlich noch Pflegemittel aus Wachsen, Kunstharzen oder ätherischen Ölen.

Diese Stoffe verursachen starke Haut- und Schleimhautreizungen. Bei chronischer Exposition kann das Zentralnervensystem beeinträchtigt werden, die chlororganischen Substanzen reichern sich im Fettgewebe an.

Insektizide

Ca. 55 % aller Haushalte verwenden Insektizide zur Schädlingsbekämpfung an Zimmerpflanzen, zum Kleidungs- und Vorratsschutz sowie gegen Fliegen, Mücken und Ameisen. Schätzungsweise werden jährlich 19 t dieser Mittel im Innenraum eingesetzt, die sämtlich zumindest in höheren Konzentrationen auch den Menschen schädigen.

Reinigungsmittel

Als desinfizierende Wirkstoffe enthalten die auf dem Markt befindlichen Reinigungsprodukte neben Formaldehyd (max. 0,2 %) auch Phenole wie Kresol sowie Alkohol, Jod oder Chlor.

Lösemittel

Bedingt durch Neubautätigkeit und Altbaurenovierungen hat der Verbrauch von Farben, Lacken, Klebstoffen und Holzschutzmitteln in Innenräumen in den letzten Jahrzehnten stark zugenommen. Nach Schätzung des Umweltbundesamtes werden allein aus Farben und Lacken in Westdeutschland jährlich 120 000 t organischer Lösemittel in Innenräumen freigesetzt. Dazu kommen etwa 50 000 t aus Klebstoffen. Werden Pflege- und Reinigungsmittel mit berücksichtigt, ergibt sich eine Gesamtmenge von 200 000 t jährlich, woraus sich ein Pro-Kopf-Verbrauch von 3 kg errechnen läßt.

Lösemitteldämpfe durchdringen leicht die aus fettähnlichen Substanzen aufgebauten Membranen der Lungenzellen und werden im Blut gelöst. Im Gehirn lähmen sie wichtige Funktionen des Zentralnervensystems (Polyneuropatien). Anzeichen einer leichten Lösemittelwirkung sind Kopfschmerzen, Benommenheit, Mattigkeit, Übelkeit und Schwindel. Schwere Symptome sind Erbrechen, Ausfall der Kontrolle über die Bewegung und Rauschzustände bis hin zur Bewußtlosigkeit.

Pilze

Auch Pilzsporen müssen zu den Luftschadstoffen in Innenräumen gezählt werden. Schimmelpilze sind für gesunde Menschen in der Regel von geringer Bedeutung, sie können jedoch Allergien auslösen und bei immungeschwächten Personen die Lunge oder gar das Gehirn besiedeln und häufig tödliche Erkrankungen verursachen.

3.4 Boden

3.4.1 Funktionen des Bodens

Überall, wo Pflanzen wachsen, durchmischt sich der obere Teil der Erdschicht mit Pflanzenresten. Organismen zersetzen die Pflanzenreste, so daß im Laufe der Zeit ein Gemisch aus organischer Substanz mit mineralischen Partikeln entsteht.

Dieses Gemisch, der „Mutter"- oder Humusboden, hat ganz bestimmte Eigenschaften, die das Pflanzenwachstum fördern: Die physikalischen und chemischen Bodeneigenschaften bestimmen die Ertragsfähigkeit des Bodens und regulieren auch die Wechselwirkungen zwischen dem Boden, der Atmosphäre und dem Grundwasser. Die Kenntnisse dieser Wechselwirkungen sind entscheidend, wenn man über das Verhalten von Schadstoffen nähere Auskunft erhalten will.

3.4.2 „Bodenverschmutzer" Landwirtschaft?

Pflanzen benötigen zum Wachsen „Nährstoffe", dazu gehören Stickstoff, Phosphor, Schwefel, Kalium, Calcium, Magnesium und Mangan. Diese Elemente sind als Ionen in der Bodenlösung vorhanden und gelangen durch Ionenaustausch an der Pflanzenwurzel in die Pflanze. Da die Pflanzen geerntet und abtransportiert werden, „verarmt" der Boden mit der Zeit. Die verlorengegangenen Pflanzennährstoffe können durch organische oder mineralische Düngung dem Boden wieder zugeführt werden.

Organischer Dünger

Organischer Dünger, besser bekannt als Mist, Gülle, Jauche, Kompost oder Klärschlamm, muß erst durch mikrobielle Tätigkeit abgebaut

(„mineralisiert") werden, damit Ionen pflanzenverfügbar werden. Die Mineralisation verläuft langsam. Die Gefahr des Durchsickerns von Ionen in das Grundwasser ist gering. Die Belastung der Oberflächen- wässer ist jedoch ein zunehmendes Problem, wenn landwirtschaftliche Intensivbetriebe, z.b. mit Schweinemast, ihre Felder zu häufig und zu ungeeigneten Zeiten wie z.b. bei Bodenfrost in Gülle „ertränken".

Da organischer Dünger an anderen Orten und zu anderen Zeiten anfällt, als es dem pflanzlichen Wachstumszyklus entspricht, und seine Ausbringung kostenintensiv ist, wird die überwiegende Düngermenge als chemisch hergestellter Mineraldünger ausgebracht. Nur ein Bruch- teil der angebotenen Düngermenge kann jedoch von der Pflanze auf- genommen werden und das auch nur zu vegetationsintensiven Zeiten, da die Nährstoffe nicht von der Pflanze gespeichert werden können – der Großteil der Nährstoffe versickert deshalb bei Niederschlägen in den Boden oder wird oberflächlich abgespült. Der Überschuß findet sich dann nach mehr oder weniger langer Zeit im Grundwasser oder in Oberflächengewässern wieder (Tab. 3.5).

Tabelle 3.5 Heutiges Pflanzenschutzsystem für Winterweizen

Herbst	Saatgutbeizung
	Herbizid
	Startdüngung
Frühjahr	Fungizid (gegen Halmbruch)
	2 Düngergaben
	2mal Herbizide
	2mal Wachstumsregler
Frühsommer	Düngung (evtl. weitere Stickstoffgabe als Blattdüngung)
	Fungizid (Mehltau, Gelbrost)
	Insektizid (Blattläuse, Gallmücken)
	Fungizid (Spelzenbräune u.a.)

Bestandteile der modernen Düngung

Vor allem von den Elementen Stickstoff, Phosphor und Kalium benöti- gen Pflanzen mehr als im Erdreich natürlicherweise vorhanden sind, um optimal zu wachsen.

Stickstoffverbindungen werden in großen Mengen als Dünger ver- wendet. Sie können im Boden nur in begrenztem Maße gespeichert werden, der Teil, der von den Pflanzen nicht aufgenommen wird, wan- dert in tiefere Schichten und diffundiert über viele Jahre bis Jahrzehn- te in die Grundwasserleiter. Viele Hausbrunnen wurden inzwischen aufgrund zu hoher Nitratgehalte für die Trinkwasserversorgung ge- schlossen, und auch Wasserwerke, die Wasser aus größeren Tiefen för- dern, sorgen sich um das Eindringen von Stickstoffrückständen.

Phosphor liegt im Boden meist fest an Tonminerale absorbiert vor, so daß weniger die Auswaschung in das Grundwasser, sondern die Erosion von stark phosphatgedüngten Oberböden in die Oberflächengewässer, wo die Phosphationen dann rasch dissoziieren, problematisch erscheint.

Kalium, das dritte Element, das in bedeutenden Mengen auf den Acker aufgebracht wird, wird im Boden gebunden und gefährdet das Grundwasser nach derzeitigem Kenntnisstand nicht.

Pflanzenschutzmittel

Der Zwang zu höheren Erträgen und die Qualitätsansprüche der Verbraucher besonders bei Obstprodukten führten zu einem immer stärkeren Einsatz von Pflanzenschutzmitteln, (offiziell: Mittel zur Pflanzenbehandlung und Schädlingsbekämpfung). Hierzu zählen *Pestizide* (Schädlingsbekämpfungsmittel), *Herbizide* (Unkrautvernichter) und *Fungizide* (Pilzbekämpfungsmittel). Große Flächen für den Einsatz von Maschinen wurden geschaffen. Monokulturen waren zwar wirtschaftlich für die landwirtschaftlichen Betriebe, störten aber das biologische Gleichgewicht von Schädlingen und Nützlingen einer Agrarlandschaft, so daß ohne Pflanzenschutzmittel die Erträge nicht mehr zu sichern waren. Der Verbrauch von Pflanzenschutzmitteln beträgt in der Bundesrepublik Deutschland 30 000 t pro Jahr, ca. 300 verschiedene Mittel sind im Einsatz.

Pflanzenschutzmittel haben entsprechend ihren chemischen Eigenschaften und den Bodeneigenschaften unterschiedliche Verweildauern im Boden. Einige Biozide können durch Mikroorganismen (Bakterien und Pilze) abgebaut werden. Andere passieren unverändert den Boden. Ob ein Biozid die Grundwasserleiter erreicht, hängt ab

- vom chemischen Charakter des Biozids, ob es z.B. als Kation, Base oder Säure vorliegt,
- von der Wasserlöslichkeit,
- von der Konzentration in der Bodenlösung,
- von Art und Menge des Adsorbens, z.B. Tonminerale oder Huminsäuren (z.B. werden nichtpolare Moleküle wie DDT bevorzugt durch Huminstoffe gebunden),
- von dem pH-Wert des Bodens und der Bodentemperatur.

Bereits Anfang dieses Jahrzehnts hat die Europäische Gemeinschaft zulässige Höchstmengen für Pestizidrückstände im Trinkwasser beschlossen:

- je Pestizid nicht mehr als 0,0001 mg/l (0,1 µg/l)
- alle Pestizide zusammen nicht mehr 0,0005 mg/l (0,5 µg/l).

In Gebieten mit intensiver Landwirtschaft, besonders in Obst- und Weinanbaugebieten, können die Wasserwerke die Höchstmengen für

Pflanzenschutzmittel im Trinkwasser nicht einhalten. Da bei Einhaltung der Grenzwerte, die zum 1. 10. 1989 in Kraft getreten sind, 5–10 % der Trinkwasserbrunnen Westdeutschlands von der Schließung bedroht wären, hat die Bundesregierung beschlossen, bis 1999 nicht auf einer Einhaltung der Grenzwerte zu bestehen. Eine Ausnahme nach der Trinkwasserverordnung ist deshalb zulässig, da auch bei einer begrenzten Überschreitung eine Gesundheitsgefahr ausgeschlossen werden kann. Die Höhe des festgesetzten Grenzwertes hat ausschließlich Vorsorgecharakter. Eine Ausnahme nach der Trinkwasserverordnung darf nur bei Vorlage eines Sanierungskonzeptes(-Planes) zeitlich begrenzt erlaubt werden. Die EG-Kommission hat dieses Verhalten kritisiert und hat erwogen, rechtlich dagegen vorzugehen.

3.4.3 Schwermetallbelastungen des Bodens

Schwermetalle gelangen durch Abfälle und Emissionen aus Siedlungen, Industrie und Verkehr in den Boden. Dort werden sie

– an Bodenbestandteile (vorwiegend an schwefelhaltige) gebunden
– oder in löslicher Form von den Pflanzen aufgenommen und gelangen damit direkt in die Nahrungskette.

Als kontrollbedürftig, besonders im Zusammenhang mit der Ausbringung von kompostierten Siedlungsabfällen und Klärschlamm auf landwirtschaftlich genutzten Flächen, gelten die Schwermetalle: Cadmium, Chrom, Kupfer, Quecksilber, Nickel, Blei, Zink. Im folgenden soll nur auf die Schwermetalle Cadmium, Blei und Quecksilber näher eingegangen werden, die von besonderer medizinischer Bedeutung sind.

Cadmium (Cd)

Cadmium ist ein Fermentgift, es reichert sich im Körper an. Von der oral aufgenommenen Menge werden etwa 6–10 % im Magen-Darm-Trakt resorbiert. Unter normalen Umweltbedingungen beträgt der Cd-Gehalt im Blut weniger als 10 ng/g, zwei Drittel davon lassen sich in Leber und Niere feststellen. Problematisch erscheint vor allem die Belastung der Niere: Bei täglicher Zufuhr von 80 µg Cd soll die Tubulusfunktion nach etwa 50 Jahren beeinträchtigt sein. In Deutschland nimmt der Erwachsene etwa 4 µg pro Tag mit dem Trinkwasser und 67 µg mit Lebensmitteln auf. Entsprechend der individuellen Streuung der Schadstoffbelastung muß also davon ausgegangen werden, daß ein erheblicher Prozentsatz der Bevölkerung bereits mit mehr als 80 µg Cd täglich belastet wird.

Es wird geschätzt, daß 2,5 % der Bevölkerung im Alter von mehr als 50 Jahren an *cadmiumbedingten* Nierenfunktionsstörungen leiden.

Cadmium gelangt in den Boden durch Sedimentierung aus der Luft, durch Aufbringung Cd-haltiger Phosphatdünger und durch Cd-haltige kompostierte Siedlungsabfälle und Klärschlämme. In der Bundesrepublik Deutschland gelangen ca. 170 t Cd/Jahr auf die Böden. Cadmium ist im sauren Bereich im Boden löslich und kann somit von den Pflanzen aufgenommen werden oder in das Grundwasser abwandern. Die Cadmiumverfügbarkeit ist auf Sandböden höher als auf tonhaltigen Böden, aber gerade auf Sandböden sind Komposte erforderlich. Durchschnittlich enthält 1 kg lufttrockener Boden 0,1–1 mg Cd. Stark belastete Böden enthalten jedoch bis zu 200 mg/kg, als tolerierbar gelten 3 mg/kg.

Quecksilber (Hg)

Verbindungen aus dem einzigen bei Zimmertemperatur flüssigen Metall Quecksilber sind ein starkes Gift für Mensch und Tier. Vor allem organische Quecksilberverbindungen schädigen das Gehirn und können zu Erblindung, Bewegungsunfähigkeit und zum Tode führen. Außerdem sind mutagene und teratogene Wirkungen von Methylquecksilber nachgewiesen worden. Anorganische Quecksilberverbindungen führen zu Nierenschäden.

Die atmosphärische Hg-Emission wird auf etwa 300 t/Jahr geschätzt. Auf landwirtschaftlich genutzten Böden erfolgte außerdem ein Hg-Eintrag durch quecksilberhaltige Fungizide (inzwischen verboten). Auch mit der Ausbringung von Hafenschlicken, Klärschlämmen und kompostierten Siedlungsabfällen gelangt Quecksilber in landwirtschaftlich genutzte Böden.

Die bisher gemessenen Hg-Gehalte in den Pflanzen sind mit 0,04 mg Hg/kg Trockensubstanz in der Regel niedrig. Da die Quecksilberbelastung der Böden nicht mehr zunimmt, haben die anderen Hauptquellen der Hg-Belastung, nämlich Fischprodukte und mit Fischprodukten gemästete Schlachttiere, derzeit die größte Bedeutung.

Blei (Pb)

Das von Menschen und Tieren aufgenommene Blei reichert sich vor allem in Knochen und Zähnen an, in denen es anstelle des Calciums in das Apatitgitter eingebaut wird. Auch in Leber und Nieren wird Blei gespeichert. Da Blei eine lange biologische Halbwertszeit besitzt, steigt in hochindustrialisierten Ländern der Bleigehalt im Körper mit zunehmendem Lebensalter.

Blei wird vom Menschen vor allem über die Nahrung und über die Atemluft aufgenommen. Auch der Bleieintrag in die Böden erfolgt über die Luft. Blei war in den Autoabgasen in hohen Mengen vorhanden. Durch das „Benzin-Blei-Gesetz" versuchte die Bundesregierung, den Bleigehalt des Benzins stufenweise zu reduzieren. Die Katalysatortechnik erzwang schließlich praktisch bleifreies Benzin, welches inzwischen zu über 50 % getankt wird. Ferner wird auch bei der Verbrennung von Kohle Blei freigesetzt. Schließlich sind Hüttenbetriebe und Batteriefabriken für örtlich hohe Bleiemissionen von Bedeutung.

Blei wird in den Böden chemisch gebunden und nur bei Boden-pH-Werten < 5 ausgewaschen. Der organische Anteil im Boden verringert ebenfalls die Löslichkeit. Für die Bleigehalte der Pflanzen ist die Anreicherung in oder auf oberirdischen Pflanzenteilen durch Immissionen aus der Luft – z.B. auf den Blättern des Kopfsalates – von wesentlich größerer Bedeutung als die Aufnahme aus dem Boden.

3.5 Trinkwasser

3.5.1 Wasserbedarf und Wasserkreislauf

Physiologischer Wasserbedarf

Der Körper eines erwachsenen Menschen besteht zu 50–60 % aus Wasser, sein täglicher Wasserbedarf beträgt im gemäßigten Klima 2000–3000 ml. Alle biochemischen Reaktionen in den Zellen laufen im wäßrigen Milieu ab. Störungen des Wasserhaushaltes beeinflussen deshalb alle zellulären Reaktionen. Völliger Wasserentzug führt bei Zimmertemperatur innerhalb von 3–7 Tagen zum Tode, während völliger Nahrungsentzug bis zu 50 Tage toleriert werden kann.

Die Wasseraufnahme setzt sich zusammen aus dem Wassergehalt der flüssigen und festen Nahrungsmittel. Hinzu kommt noch das *Oxidationswasser,* das endogen beim Abbau von Kohlenhydraten, Fetten und Proteinen gebildet wird (Tab. 3.6)

Tabelle 3.6 Flüssigkeitsbilanz (Richtwerte*)

Tägliche Aufnahme		Tägliche Ausscheidung	
Flüssigkeit	1500 ml	Perspiratio insensibilis	800 ml
Feste Nahrung	600 ml	Stuhl	200 ml
Endogenes		Harn	1500 ml
Oxidationswasser	400 ml		
	2500 ml		2500 ml

* Bei Fieber und Schwitzen verdoppelt sich die Wasserabgabe über Haut und Lungen, ebenso besteht beim jungen Menschen aufgrund des ungünstigeren Oberflächen-Volumen-Verhältnisses ein höherer Wasserbedarf pro kg Körpergewicht: Er beträgt beim 2- bis 4jährigen Kind 75 ml/kg und vermindert sich beim Erwachsenen auf 38 ml/kg täglich.

Wasserverbrauch in Haushalten, Gewerbe und Industrie

Der physiologische Wasserbedarf macht nur einen geringen Teil des täglichen Wasserbedarfs im Haushalt aus: In den meisten Industriestaaten beträgt der tägliche Pro-Kopf-Verbrauch an Trinkwasser über 100 l, in der Bundesrepublik Deutschland z.Z. 150 l pro Person und Tag mit weiter steigender Tendenz (vor allem durch veränderte Bade- und Duschgewohnheiten).

Der Wasserverbrauch einer Stadt errechnet sich aus dem durchschnittlichen Wasserbedarf pro Einwohner und dem Wasserverbrauch der dort angesiedelten Industrie- und Gewerbebetriebe.

Folgende Wassermengen werden beispielsweise in der industriellen Produktion benötigt:

- für das Verarbeiten von 100 l Milch   400–700 l
- für die Herstellung von 100 l Bier   300–800 l
- für die Herstellung von 100 kg Papier   10000–50000 l
- für die Förderung von 1 t Steinkohle   2500–3000 l
- für die Herstellung von 1 t Roheisen   10000–12000 l

Wasserkreislauf

Zwei Drittel der Erdoberfläche sind mit Wasser bedeckt. Wasser verdunstet von Wasserflächen und Pflanzen. In der Atmosphäre kondensiert der Wasserdampf, und das Wasser kehrt als Niederschlag zur Erde zurück. Ein Teil des Niederschlags verdunstet, ein Teil fließt oberirdisch oder unterirdisch wieder dem Meer zu, und ein Teil ergänzt die Grundwasservorräte.

In diesen natürlichen Wasserkreislauf hat der Mensch einen zivilisatorischen Wasserkreislauf eingeschaltet. Wasser wird entnommen, „verbraucht" (besser gebraucht) und anschließend gereinigt oder ungereinigt wieder an die Oberflächengewässer zurückgegeben.

3.5.2 Wasservorkommen

Grundwasser

In Deutschland werden 63 % des Trinkwassers aus Grundwasser gewonnen. Der Anteil des Grundwassers am Trinkwasser schwankt in den einzelnen Regionen – in den schwach besiedelten Gebieten liegt er meist bei annähernd 100 %, während in einigen Ballungsräumen (z.B. Rhein-Main-Gebiet) Grundwasser nur zur Geschmacksverbesserung in geringen Anteilen zugemischt werden kann.

Grundwasser kann sich in unterschiedlicher Tiefe im Untergrund befinden, oft liegen mehrere Stockwerke übereinander. Grundwasser kann auch in älteren geologischen Zeitabschnitten, in denen andere klimatische Bedingungen herrschten, gebildet worden sein. Dies ist bei der Wassergewinnung zu berücksichtigen, da diese Grundwässer nicht durch versickernde Niederschläge ergänzt werden.

Quellen

Zur Wassergewinnung sind Quellen nur bedingt geeignet. Bei oberflächennaher Lage sind sie durch Verunreinigungen gefährdet. Die Quellschüttung ist oft vom Gang der Niederschläge abhängig, und außerdem kommt es bei Wasserentnahme leicht zu einer Verringerung der oberflächlich abfließenden Wassermenge, d.h. zu einer Störung des ökologischen Gleichgewichts im Abflußgebiet. Quellwasser ist deshalb nur zu weniger als 10 % an der öffentlichen Wasserversorgung beteiligt.

Uferfiltration

Grundwasser wird nicht nur durch Versickerung von Niederschlagswasser neu gebildet, sondern auch durch Wasser aus Flüssen, das im flußbettnahen Boden versickert und als Uferfiltrat zur Trinkwassergewinnung herangezogen werden kann.

Grundwasseranreicherung

Besonders für Ballungszentren in Flußnähe kann auf die Flußwasserentnahme nicht verzichtet werden. Eine Möglichkeit zur Qualitätsverbesserung des zunächst nur eingeschränkt verwendbaren Flußwassers ist die Grundwasseranreicherung: Über Sickerflächen oder „Negativbrunnen" wird das Flußwasser in tiefere Bodenschichten geleitet und reichert nach seiner *Bodenpassage* die verfügbare Grundwassermenge stark an. Nach der Entnahme muß das angereicherte Grundwasser natürlich in üblicher Weise aufbereitet werden (Reinigung, Desinfektion).

Oberflächenwasser

Seen, Flüsse und Talsperren können zur Trinkwasserversorgung herangezogen werden. In der Bundesrepublik Deutschland (westliche Bundesländer) werden 9 % des Trinkwassers Seen und Talsperren entnommen, und nur 1 % des für die Trinkwassergewinnung benötigten Wassers ist Flußwasser.

Oberflächenwasser wird nicht wie das Grundwasser von einer Bodenschicht geschützt. Es wird deshalb von verschiedenen Substanzen der Umwelt verunreinigt (Vorfluter der Kläranlagen, Bodenabschwemmungen, Luftverunreinigungen) und muß deshalb aufbereitet (filtriert, desinfiziert) werden.

3.5.3 Herkunft von Trinkwasserverunreinigungen

Natürliche Inhaltsstoffe

Niederschlagswasser regiert mit einer Vielzahl von Stoffen bei der Bodenpassage und im Untergrund. Im Niederschlagswasser wird auch das bodenbündige CO_2 gelöst, wodurch die meisten Lösungsvorgänge gestartet werden. Der Anteil der im Grundwasser erscheinenden Ionen schwankt dabei stark je nach Gesteinszusammensetzung des Grundwasserleiters.

Man kann eine grobe Einteilung in harte und weiche Wässer vornehmen. Weiche Wässer sind neutral bis schwach sauer, harte Wässer enthalten in größeren Mengen Calciumcarbonat, Magnesiumcarbonat und Eisenverbindungen.

Neben diesen natürlichen Inhaltsstoffen können Stoffe im Grundwasser gefunden werden, die auf folgende Quellen zurückzuführen sind:

Landwirtschaft

Bei den in den letzten Jahren durchgeführten Untersuchungen wurden neben dem Herbizid Atrazin, das in vielen Regionen der Bundesrepublik Deutschland gefunden wurde, rund 40 weitere Pflanzenschutzmittelwirkstoffe im Grundwasser und teilweise bereits im Trinkwasser festgestellt. Bei Proben aus mindestens 30 Wasserwerken erreichten oder überschritten die gemessenen Pestizidkonzentrationen den ab 1. 10. 1989 in Kraft getretenen Grenzwert von 0,1 µg/l.

Die im Normalbetrieb der Wasserversorgung Köln gemessenen Herbizidkonzentrationen erreichten in ihrer Summe mit 6,35 µg/m^3 Spitzenkonzentrationen, die um den Faktor 12 über dem Grenzwert für Pflanzenschutzmittel der *Trinkwasserverordnung* liegt.

Deponien und Altlasten

Bis 1972 wurden Abfälle dadurch beseitigt, indem man Kies-, Sand- oder Tongruben, alte Steinbrüche und Tümpel damit verfüllte. Die Reinigungswirkung von Mikroorganismen und Bodenmaterialien wurde überschätzt. Deshalb bereiten ins Grundwasser diffundierende Versickerungen toxischer oder kanzerogener Verbindungen nun zunehmende Probleme.

3.5.4 Trinkwasserförderung und -aufbereitung

Um Grundwasser und Uferfiltrate zu gewinnen, müssen Brunnen angelegt werden. Ein Brunnen besteht aus einem Brunnenrohr, das die

Pumpen aufnimmt, und einem Filterrohr, das in die grundwasser-
führende Schicht hineinreicht und von mehreren Schichten Filterkies
umgeben ist, um ein Verschlämmen der Filter zu verhindern.

In manchen Gegenden Deutschlands kann Grundwasser direkt als
Trinkwasser verwendet werden. Häufig muß es jedoch, vor allem wenn
es aus Oberflächenwasser gewonnen wird, aufbereitet werden. Je stärker das Grund- oder Oberflächenwasser verunreinigt ist, desto auf-
wendiger sind die Reinigungsverfahren. Kritische Situationen entstehen, wenn das zur Trinkwassergewinnung herangezogene Rohwasser
durch toxische Stoffe verunreinigt ist, für die es keine ausreichenden
Reinigungsverfahren gibt.

Der erste Aufbereitungsschritt ist eine *Filterung*, um Teilchen zu entfernen. Gute Ergebnisse werden mit baulich einfachen Sandfiltern
(Filtrationsgeschwindigkeit bis 50 cm/h) erzielt. Das Wasser sickert dabei durch eine etwa 1 m hohe Quarzsandschicht. Eine biologisch aktive
Filterhaut, die sich bildet, unterstützt die Absorptionsvorgänge. Bei
den immer häufiger angewendeten Schnellsandfiltern ist die Leistung
größer, weil das Wasser unter Druck durch die Filterschicht gepreßt
wird, jedoch können Bakterien und sogar Algen das Filter passieren.

Der Gehalt an freier Kohlensäure kann bei Bedarf mittels Belüftung verringert werden. Die Entsäuerung muß erfolgen, um Lösungsvorgänge an der Kalkschutzschicht und an Metallen in den Rohren zu
vermeiden. Durch die Belüftung wird Schwefelwasserstoff beseitigt,
und Eisen und Mangan werden ausgefällt. Ein Gehalt von mehr als
0,3 mg Eisen/l oder 0,05 mg Mangan/l führt zu unerwünschten Was-
sereigenschaften wie schlechtem Geschmack, Wachstum autotropher
Bakterien und Schlammbildung.

Die Wasserhärte ist bedingt durch den Gehalt an gelösten Calcium-
und Magnesiumverbindungen. Durch Ausfällen oder Umsetzen in besser lösliche Verbindungen kann die Härte verringert werden.

Desinfektion

Bei der Wasseraufbereitung durch Fällung und Filterung werden Bakterien und Viren um bis zu 99 % reduziert. Bei Anwesenheit von
Krankheitserregern ist eine Reduktion um den Faktor 100 jedoch nicht
ausreichend, um Infektionsrisiken sicher auszuschließen. Aus diesem
Grunde ist eine Desinfektion erforderlich. Als Desinfektionsmittel
kommen Chlor, Chlorverbindungen und Ozon zum Einsatz. In besonderen Fällen (z.B. im Reiseverkehr) ist alternativ auch die Keimabtötung mit Silbersalzen (z.B. mit Micropur) möglich. Die Verwendung
von ultraviolettem Licht ist ebenfalls möglich, setzt aber „glasklares",
ungetrübtes Wasser zu seiner Wirksamkeit voraus. Einige echt gelöste,
nicht sichtbare Substanzen können ebenfalls UV-Strahlen adsorbieren.

Chlor

Die zur Desinfektion benötigte Chlormenge ist abhängig von der Menge der reduzierenden organischen Substanz. Ein Verbrauch des Oxidationsmittels (Chlorzehrung) tritt durch die Redoxreaktion und die Bindung von Chlor an organische Substanz ein, die eigentlich unerwünscht ist, da sie keine Oxidationsreaktion ist. Ein Gehalt von 0,2–0,3 mg freies Chlor pro l stellt ein „Oxidationsmitteldepot" im Wasser dar. Zur Inaktivierung von Viren sind höhere Dosierungen und längere Einwirkzeiten notwendig. Neben Chlorgas wird auch Chlordioxid verwendet, das eine größere Bakterizidie bei geringerer Geruchsentwicklung besitzt.

Da organische Verbindungen mit Chlor zu unerwünschten Halogenwasserstoffen führen, sollten organische Verbindungen vor der Chlorung entfernt werden.

Ozon

Ozon ist ein starkes Oxidationsmittel. Es desinfiziert Wasser durch die Freisetzung von Sauerstoff. Die Ozonierung hat den Vorteil der Geschmacks- und Geruchsfreiheit. Nachteile sind der rasche Ozonzerfall und der dadurch fehlende Schutz gegen eine Verkeimung im Wasserversorgungsnetz.

3.5.5 Trinkwasseranalysen und Probennahmen zur Überwachung der Desinfektion

Trinkwasseranalysen sind nach der Trinkwasserverordnung (TV) durchzuführen. Der Untersuchungsumfang und die Häufigkeit richtet sich nach der Trinkwasserabgabe für die in der TV Staffeln festgelegt sind, nämlich bis zu 1000 m³, bis zu 1 Million m³ und über 1 Million m³ pro Jahr. Darüber hinaus erfolgen die Untersuchungen nach bestimmten Untersuchungskategorien.

Untersuchungen zur Überwachung der Desinfektion

Sie beziehen sich auf Chlor oder Chlordioxid mit der Forderung, daß nach Abschluß der Aufbereitung ein Restgehalt von 0,1 mg/l freiem Chlor bzw. 0,05 mg/l Chlordioxid enthalten sein muß.

Laufende Untersuchungen von öffentlichen Wasserversorgungsanlagen

Sie sind bei Trinkwasserabgaben über 1000 m³ pro Jahr durchzuführen, wobei die Untersuchungshäufigkeit nach den Abgabemengen festgesetzt wird. Durchzuführen sind organoleptische Prüfungen, Feststellung der elektrischen Leitfähigkeit und bei desinfiziertem Trinkwasser der Nachweis von Chlor und Chlordioxid. Ferner sind mikrobiologische Untersuchungen durchzuführen. Die nachzuweisenden Mikroorganismen sind Escherichia coli als Indikatorkeim für den Kontakt des Wassers mit Fäkalien sowie koliforme Keime und die Koloniezahl (jedes beliebigen Bakteriums) in nicht desinfiziertem Trinkwasser als allgemeine Verunreinigungsindikatoren. Die mikrobiologischen Anforderungen an Trinkwasser sind in Tab. 3.7 zusammengestellt.

Tabelle 3.7 Mikrobiologische Anforderungen an Trinkwasser

Mikroorganismen	Grenzwert	Richtwert
Escherichia coli	nicht enthalten in 100 ml	
Koliforme Keime	nicht enthalten in 100 ml	
Koloniezahl in nicht-desinfiziertem Trinkwasser		max. 100 in 1 ml
Koloniezahl in desinfiziertem Trinkwasser		max. 20 in 1 ml
Koloniezahl in Trinkwasser aus Eigen- und Einzelversorgungsanlagen, Entnahme max. 1000 m³ pro Jahr		max. 1000 in 1 ml

Periodische Untersuchungen

In Abhängigkeit von der abgegebenen Trinkwassermenge sind neben den Analysen der laufenden Untersuchungen noch die Bestimmung des pH-Wertes und die chemischen Stoffe entsprechend der Trinkwasserverordnung festgelegt. Die chemischen Substanzen umfassen neben den bekannten Schwermetallen Blei, Cadmium und Quecksilber u.a. auch Nitrat und Nitrit sowie die polyzyklischen aromatischen Kohlenwasserstoffe und die organischen Chlorverbindungen.

Besondere Untersuchungen

In besonders begründeten Fällen werden auf Anordnung der zuständigen Behörde noch besondere Untersuchungen durchgeführt, z.B. auf Pestizide.

Laufende Untersuchungen von Einzeltrinkwasserversorgungsanlagen

Wenn die Wasserentnahme weniger als 1000 m³ pro Jahr beträgt, kann sich der Untersuchungsumfang auf eine einmal jährliche Untersuchung beschränken mit der zusätzlichen Bestimmung von Nitrit und Nitrat.

Probennahmen für die Trinkwasseranalysen

Für mikrobiologische Untersuchungen: Untersuchungswasser, das an Zapfhähnen direkt entnommen werden kann, muß zunächst 10 Minuten ablaufen. Anschließend wird der Zapfhahn mit der Flamme desinfiziert. Nach weiterem etwa 2minütigen Abfließen wird das Wasser ohne Berührung in die sterile Entnahmeflasche gefüllt (mindestens 400 ml). Bei Oberflächenwässern oder Wasserversorgungsanlagen ohne Entnahmevorrichtungen müssen entsprechende Gerätschaften (z.B. Entnahmegerät „Modell Lübeck") eingesetzt werden.

Für chemische Analysen: Für die chemischen Analysen sind weitere ca. 500 ml Wasser zu entnehmen. Eine sterile Wasserentnahme ist für die chemischen Untersuchungen nicht erforderlich.

Behältnisse

Für die Probenahmen der mikrobiologischen Untersuchungen werden Flaschen aus farblosem Glas mit sterilisierbarem Schraubverschluß verwendet. Glasflaschen müssen verwendet werden, wenn die nachzuweisenden Substanzen mit Kunststoff reagieren oder vom Behältermaterial adsorbiert werden (z.B. Halogenkohlenwasserstoffe oder Mineralöl). Kunststoffflaschen können verwendet werden, wenn die Wasserinhaltsstoffe mit diesem Material nicht reagieren. Wässer, von denen Schwermetalluntersuchungen gemacht werden sollen, müssen in angesäuerten Polyethylenflaschen transportiert werden, um Wandadsorptionsverluste und Ausfällungen von unlöslichen Schwermetallverbindungen zu verhindern. Wenn Trinkwasser untersucht wird, das mit Chlor desinfiziert worden ist, sind in den Probeflaschen für die mikrobiologischen Untersuchungen jeweils eine kleine Menge Natriumthiosulfat dazuzugeben, wodurch die Desinfektionswirkung auf das Trinkwasser unterbunden wird, um die Untersuchungsergebnisse nicht zu verfälschen.

Konservierung, Kühlung und Verarbeitung

Die entnommenen Proben müssen auf dem Transport zum Untersuchungslaboratorium vor Licht- und Wärmeeinwirkung geschützt werden. Für den Transport können Styroporverpackungen eine ausreichende Kühlung garantieren. Die mikrobiologische Verarbeitung der Wasserproben muß noch am Entnahmetag erfolgen.

3.6 Badewasser

3.6.1 Natürliche Gewässer

Darunter versteht man fließende oder stehende Binnengewässer sowie Meerwasser, in denen das Baden ausdrücklich gestattet ist.

Die Verunreinigung der natürlichen Gewässer hat im Laufe des 20. Jahrhunderts stark zugenommen. Seit den 70er Jahren wurden erhebliche Anstrengungen zur Verbesserung der Wasserqualität unternommen, und insbesondere viele Flüsse sind heute wieder sauberer als noch vor 20 oder 30 Jahren. So ist es inzwischen nicht mehr ganz undenkbar, daß eines Tages wieder in großen Flüssen wie Rhein und Main gebadet werden kann.

Durch die steigende Industrialisierung und die dadurch bedingte zunehmende Verschmutzung der natürlichen Badegewässer ergab sich zunächst jedoch die Notwendigkeit, *Badende vor Gesundheitsschäden zu schützen.*

- Dies geschieht einmal durch die Ausweisung *spezieller Badezonen,* für die dann
- spezielle *Qualitätsanforderungen* erlassen wurden, die während der Saison regelmäßig – z.B. 14täglich – kontrolliert werden (Tab. 3.**8**).

Für die Bundesrepublik Deutschland ist hierfür die EG-Richtlinie über die Qualität der Badegewässer von 1975 maßgebend, die die Qualitätsparameter festlegt, die bei 95 % der Untersuchungen eingehalten werden müssen. Die Umsetzung der EG-Richtlinie ist in Deutschland Ländersache.

Für die Zulassung eines Gewässers zum Baden sind Unfallgefahr, Gefährdung durch Schiffsverkehr und Wassersport, ausreichender Abstand zu Abwassereinleitungen und zu Mülldeponien zu berücksichtigen.

Infektionsgefährdung in natürlichen Gewässern

Bei der Beurteilung eines Badegewässers muß der gesundheitliche Nutzen gegen mögliche Risiken bzw. Schädigungen abgewogen werden. Wenn auch die westeuropäischen natürlichen Badegewässer behördlich überwacht werden, können Gesundheitsgefahren beim Baden nicht gänzlich ausgeschlossen werden:

- Beim Schwimmen werden unvermeidlicherweise kleinere Badewassermengen geschluckt – man rechnet mit ca. 50 ml beim normalen Schwimmen, beim Kraulen sind es erheblich mehr. Durch die zumindest in stark frequentierten Badestränden praktisch immer vorhandene bakterielle und virale Kontamination des Badewassers entstehen gelegentlich Durchfälle durch Darminfektionen oder (meist jedoch milde verlaufende) Intoxikationen. Schwerere Krankheitsverläufe sind selten – vorgekommen sind jedoch Choleraausbrüche durch Badegewässer.

– Der Prozentsatz von Keimträgern mit pathogenen Staphylokokken wird mit 20–30% veranschlagt, derjenige vorübergehender Keimträger oder Ausscheider von Salmonellen mit nahezu 1%.

– U.a. durch den Kältereiz des Wassers kommt es zu mehr oder weniger unwillkürlichen Abgabe von Urin in das Badewasser – durchschnittlich etwa 50 ml je Badegast. Bei Harnwegsinfektionen gelangen auf diesem Wege vermehrt Keime ins Wasser.

– Hautausschläge und Ekzeme können durch Chemikalien, Viren oder toxische Stoffe aus Algen verursacht werden.

– Die Zerkariendermatitis entsteht durch Einbohren von Zerkarien in die Haut. Zerkarien sind das Larvenstadium der 3. Generation von Trematoden (Saugwürmern).

– An Meeresküsten können unangenehme Quallendermatiden nach Kontakt mit Quallen auftreten.

Tabelle 3.8 Qualitätsparameter für Badegewässer (nach Borneff)

	Leitwert	Zwingender Wert
Mikrobiologische Kriterien		
Gesamtkoliforme*	500 pro 100 ml	10000 pro 100 ml
Fäkalkoli*	100 pro 100 ml	2000 pro 100 ml
Fäkalstreptokokken**	100 pro 100 ml	–
Salmonellen**	–	0 pro 1000 ml***
Darmviren**	–	0 PFU pro 10000 ml
Physikalische und chemische Kriterien		
pH	–	6–9
Färbung		keine anormale Änderung
Mineralöle	< 0,3 mg/l**	kein Film, kein Geruch
Tenside	< 0,3 mg/l**	kein Schaum
Phenol	< 0,005 mg/l**	> 0,05 mg/l kein Geruch**
Transparenz*	2 m	1 m
Sauerstoffsättigung**	> 80%	–
Teer, schwimmende Körper*	keine	–

*   Regelmäßig im Abstand von 14 Tagen zu prüfen (Beginn 2 Wochen vor Anfang der Badesaison)
**   Zu prüfen, wenn durch eine Untersuchung in dem Badegebiet das Vorhandensein dieser Stoffe möglich erscheint. Außerdem müssen Ammoniak und Kjeldahl-Stickstoff von der Behörde überprüft werden, wenn die Tendenz zur Eutrophierung der Gewässer besteht. Andere Stoffe, die als Zeichen der Verschmutzung gelten, wie Pestizide, Schwermetalle, Cyanide, Nitrate und Phosphate, sind bei entsprechendem Verdacht zu analysieren.
*** Die EG-Richtlinie fordert zwar die Abwesenheit von Salmonellen in 1 l Wasser – bei Einhaltung dieses Wertes müßten jedoch zahlreiche Badestrände geschlossen werden, da Salmonellen in geringen Konzentrationen verbreitet vorkommen.

Das Baden in *tropischen natürlichen Gewässern* ist jedoch ungleich gefährlicher. Neben Piranhas und Krokodilen, die jedem als lauernde Gefahr unter Wasser geläufig sind, können eine Menge z.T. unheilbarer Krankheiten übertragen werden:

- Durch von Bilharziawürmern infizierte Süßwasserschnecken wird die Billharziose übertragen.
- Meningoenzephalitiden können durch Amöben (Naegleria fowleri) verursacht werden.
- Gewässer können durch infizierte Ratten, Vieh, Hunde und Wühlmäuse mit Leptospiren verunreinigt sein und lebensbedrohliche Leptospirosen zur Folge haben.

3.6.2 Künstliche Hallen- und Freibäder

Natürliche Gewässer sind oft zu stark verschmutzt, um sie als Badegewässer zu nutzen. Zudem sind natürliche Gewässer für den Schwimmleistungssport ungeeignet. Deshalb haben die meisten größeren Kommunen für ihre Bürger Hallen- und Freibäder errichtet.

In einem natürlichen Gewässer wird eine gewisse Verschmutzung z.B. durch Algen und Schwebstoffe toleriert, in einem künstlichen Badebecken herrscht entsprechend der Qualität des eingespeisten Wassers zunächst Trinkwasserqualität. Dieser hohe Qualitätsanspruch wird damit begründet, daß das Baden in Hallenbädern auch für ältere Menschen, kleine Kinder und (nicht ansteckbar) Kranke ohne Gesundheitsrisiko sein soll, während beim Baden in natürlichen Seen ein gewisses, mäßiges Infektions- und Kontaminationsrisiko traditionell zumutbar erscheint.

Diese hohen Anforderungen gelten selbstverständlich auch für das Wasser in Bewegungsbädern von Krankenhäusern.

Die beim Füllen eines Schwimmbeckens zunächst vorhandene Trinkwasserqualität wird jedoch durch den Schmutzeintrag durch die Besucher sowie die bei jedem stehenden Gewässer einsetzenden (bakteriellen) Abbauprozesse gefährdet. Beim Schmutzeintrag handelt es sich um Haare, Hautschuppen, Hauttalg, Hautöl, Schleim, Speichel, Schweiß, Urin, Seifenreste, Kosmetika, Textilfasern und Mikroorganismen (Bakterien, Viren, Pilze, Protozoen, Wurmeier).

Deshalb muß Schwimmbeckenwasser in spezieller Weise aufbereitet und sein Qualitätszustand engmaschig überwacht werden (s. 3.6.3).

Da die Wasseroberfläche und die obersten Wasserschichten eines Schwimmbeckens am stärksten durch den Schmutzeintrag belastet sind, hat eine ständige Oberflächenreinigung durch Abführung von mindestens 30 % des umgewälzten Wassers über den Beckenrand in die Überlaufrinne zu erfolgen. In der Aufbereitungsanlage werden grobe Schwimmstoffe durch Siebe, Trübstoffe durch Filtration über

Mehrschichtfilter entfernt. Um auch Schwebstoffe (Kolloide) filtrieren zu können, wird bei großen Anlagen immer zuerst eine Flockung mit Eisen- oder Aluminiumsalzen durchgeführt (pH-Wert-abhängig). Hierdurch wird erreicht, daß sie kleine, nicht filtrierbare Teilchen zu großen filtrierbaren Flocken ausbilden. Nicht abgeschiedene Schwebstoffe können durch Flockungsmittel, z.B. Eisen- oder Aluminiumsalze, ausgefällt werden. Der Frischwasserzusatz, mindestens 30 l pro Badegast täglich, hat die Aufgabe, gelöste organische und anorganische Stoffe zu verdünnen.

Zur Desinfektion des Beckenwassers kann Chlor oder Ozon eingesetzt werden. Bei der Verwendung von Chlor (Chlorgas, Chlordioxid, Chlorbleichlauge) soll der Gehalt an freiem wirksamen Chlor an allen Stellen des Beckens mindestens 0,3 mg/l betragen. Ozon ist toxisch und darf deshalb im Schwimmbecken nicht mehr vorhanden sein. Das Ozon wird durch Filtration über Aktivkohle vor Abgabe in das Schwimmbecken aus dem Wasser entfernt. Deshalb ist bei der Anwendung von Ozon eine zusätzliche, geringer konzentrierte Chlorung notwendig (sog. Sicherheitschlorung), um auch im Becken einen Desinfektionsschutz zu haben.

Die Qualität des Badewassers hängt primär von der Reinigung des Wassers ab und nicht vom Ausmaß seiner Desinfektion:

Chlor ist nur bei unbelastetem Wasser voll wirksam. Sind Verunreinigungen vorhanden, so bilden sie mit dem Chlor Reaktionsprodukte (sog. gebundenes Chlor). Vor allem die Geruchsbelästigung des Badewassers wird stark vom Gehalt an gebundenem Chlor bestimmt. Die Reinigung des Wassers durch Fällung und Filtration ist deshalb Voraussetzung für eine einwandfreie Wasserqualität.

Die Verunreinigungen im Wasser können den Bakterien als Schutzkolloid dienen und die Desinfektion erschweren. Die Keimtötungsgeschwindigkeit ist nicht allein vom Chlorgehalt, sondern auch von der Art und Menge der Verunreinigungen abhängig. Wird in einem Beckenwasser eine Verunreinigung von einem Oxidationsmittel (Chlor) oxidiert, tritt die Verunreinigung als Reduktionsmittel auf. Die Höhe des mit einer Edelmetallelektrode gemessenen Potentials ist abhängig vom Konzentrationsverhältnis Oxidationsmittel zu Reduktionsmittel sowie dem pH-Wert. Das Redoxpotential in einem gechlorten Wasser ist ein genaues Maß für die oxidierende und desinfizierende Wirkung des Desinfektionsmittels unter Berücksichtigung der im Augenblick vorliegenden Verunreinigung des Wassers.

Nach DIN 19643 wurden folgende Werte für gechlortes Süßwasser festgelegt:

– pH-Bereich 6,5–7,5 $\triangleq$ 700 mV,
– pH-Bereich 7,5–8,3 $\triangleq$ 730 mV.

Infektionsgefährdung in Schwimmbädern

Jedes Schwimmbadwasser wird durch die Badenden mikrobiell verunreinigt. Insofern können alle von Mensch zu Mensch übertragenen Infektionen, die beim Baden in natürlichen Gewässern auftreten, auch beim Baden in Schwimmbecken geschehen – durch die spezielle Aufbereitungstechnik (z.B. Sicherheitschlorung) jedoch mit viel geringerer Wahrscheinlichkeit.

Hinzutreten jedoch noch Infektionsgefährdungen durch mikrobielle Kontamination von sanitären Anlagen und Freizeiteinrichtungen, die von Badenden benutzt werden. Bedeutsam sind folgende Krankheitserreger

Fußpilz: 60 % der Erwachsenen haben „Fußpilz", das ist meist eine Mischinfektion der Zehenzwischenräume mit verschiedenen Dermatophyten (Fadenpilze). Zur Ansteckung kommt es durch Benutzung kontaminierter feuchter Gegenstände oder Fußböden und Fußmatten im Schwimmbad.

Pseudomonaden: Auch dieser Keim wird weniger direkt durch das Badewasser, sondern über feuchte Gegenstände im Schwimmbad übertragen – z.B. feuchte Roste oder Holzgitter. Auch in Heißluftsprudelbädern (Whirlpools) mit Temperaturen zwischen 36–42 °C wird die Vermehrung von *Pseudomonas aeruginosa gefördert.* Klinisch werden vor allem Hautausschläge und Infektionen des äußeren Gehörganges durch infiziertes Badewasser verursacht.

Legionellen sind im Wasser und an feuchten Stellen in der Natur weit verbreitet. 1976 kam es in Philadelphia unter den Teilnehmern eines Kriegsveteranentreffens zu schwer verlaufenden Pneumonien. Ursache der Erkrankung war die aerogene Übertragung des Bakteriums Legionella pneumophila, welche im Schwimmbadbereich vor allem beim Duschen und bei der Benutzung von Whirlpools von Bedeutung ist. Legionellosen sind vor allem für Kranke oder immungeschwächte Personen eine Bedrohung.

Virusinfektionen können ebenfalls über unzureichend aufbereitetes und desinfiziertes Schwimmbadwasser weiterverbreitet werden.

Da Badeanlagen in Krankenhäusern zur Verbreitung von Erregern von Krankenhausinfektionen beitragen können, müssen

- Wasserproben aus Bewegungsbädern zusätzlich auf das Vorkommen von Erregern von Krankenhausinfektionen untersucht werden,
- Badewannen und Unterwassermassagewannen nach jeder Benutzung geleert, gereinigt und desinfiziert werden,
- Liegen, Sitze und Flächen regelmäßig gereinigt und desinfiziert werden,
- das Wasser in Bäderanlagen (Bewegungsbädern) den folgenden Anforderungen entsprechen:

– DIN 19643 (s. 3.6.3): Aufbereitung und Desinfektion von Schwimm- und Badebeckenwasser,
– DIN 19644: Aufbereitung und Desinfektion von Wasser für Warmsprudelbecken.

3.6.3 Badewasseranalysen und Probennahmen bei Hallen- und Freibädern

Man unterscheidet zwischen Badewasseruntersuchungen, die von der Aufsichtsbehörde vorgenommen oder veranlaßt werden *(Pflichtuntersuchungen)*, und den täglich durchzuführenden Routineuntersuchungen *(betriebseigene Überwachung)*.

Für die von der Aufsichtsbehörde veranlaßten Kontrolluntersuchungen ist die DIN 19643 maßgebend. Im einzelnen wird dabei die Einhaltung folgender Qualitätsparametern gefordert (Tab. 3.9):

Tabelle 3.9 Anforderungen an das Badewasser nach DIN 19643

Anforderung	Einheit	Minimum	Maximum
Mikrobiologische Anforderungen			
Koloniezahl bei 20 °C	1/ml	–	100
Koloniezahl bei 36 °C	1/ml	–	100
Koliforme Keime bei 36 °C	1/100 ml	–	0*
E. coli bei 36 °C	1/100 ml	–	0*
Pseudomonas aeruginosa	1/100 ml	–	0*
Chemisch-physikalische Parameter			
Färbung bei 436 nm	1/m	–	0,5
Trübung (bezogen auf Standardtrübung)		–	0,5
Klarheit		einwandfreie Sicht über den ganzen Beckenboden	
pH-Wert		6,5	7,8
Ammoniumkonzentration	mmol/l	–	5,5
Nitratkonzentration über der Nitratkonzentration des Füllwassers	mmol/l	–	322
Oxidierbarkeit Mn VII → II über dem Wert des Füllwassers als O_2	mg/l	–	0,75
$KMnO_4$-Verbrauch über dem Wert des Füllwassers als $KMnO_4$	mg/l	–	3

* im Sinne von nicht nachweisbar

Bezüglich der Probeentnahmen und der dabei zu verwendenden Behältnisse gelten die Vorschriften der Trinkwasserverordnung (s. 3.5.5) analog.

Betriebseigene Überwachung

Die Maßnahmen der betriebseigenen Überwachung sind nicht gesetzlich geregelt, bewährt hat sich aber folgendes Vorgehen:

– Oberflächenabsaugung, 1/3 über die Rinne des umgewälzten Wassers.
– Beckenbodenreinigung vor Badebeginn täglich.
– Mit steigendem pH-Wert nehmen die Desinfektionskapazität und die Wirksamkeit von Flockungsmitteln ab, deshalb pH 6,5–7,8.
– Das Beckenwasser muß durchgehend (Tag und Nacht) umgewälzt werden.
– Die Chlordosierung ist so zu wählen, daß im Beckenwasser ein Überschuß an freiem Chlor von 0,3–0,6 mg/l vorhanden ist.
– Filterdeckschicht aus Aktivkohle, um die hochmolekularen Stoffe zu entfernen.
– Flockungsmittelzusatz, wobei die Flockungsmitteldosierung kontinuierlich und in Abhängigkeit von der Belastung (stündliche Personenzahl) erfolgen muß. Als Flockungsmittel kommen in Betracht:
  – Aluminiumverbindungen für einen Flockungsbereich zwischen pH 6,8 und 7,3,
  – Eisen-III-Verbindungen für einen Flockungsbereich zwischen pH 6,8 und 8,3.
– Filterrückspülung mindestens 1mal wöchentlich.

3.7 Abwasser

3.7.1 Herkunft und Zusammensetzung

Nach Herkunft der Abwässer unterscheidet man:

– häusliche Abwässer,
– Krankenhausabwässer,
– landwirtschaftliche Abwässer,
– gewerbliche und industrielle Abwässer.

Häusliche Abwässer

Abwasser aus Haushalten enthält neben menschlichen Fäkalien die verschiedensten Haushaltsabfälle, Spül- und Putzwasser sowie Waschlauge. Über die Kanalisation werden Haushaltsabwässer gesammelt und einer Kläranlage zugeführt.

Im Durchschnitt werden in die häuslichen Abwässer von jedem Einwohner täglich 80 g anorganische und 110 g organische Abfallstoffe entlassen. Die Hauptanteile entfallen auf:

60–370 g Kot mit 25 % organischer Trockensubstanz,
80–1500 ml Urin mit 5 % Trockensubstanz.

Für den biologischen Abbau der „typischen" anorganischen und organischen Schmutzfracht von Haushaltsabfällen sind pro Einwohner in 5 Tagen 54 g Sauerstoff erforderlich. Dieser Wert wird als *biochemischer Sauerstoffbedarf in 5 Tagen bezeichnet* (BSB$_5$). Da die Schmutzfracht in Haushaltsabwässern verhältnismäßig konstant ist, wird der BSB$_5$ von 54 g Sauerstoff auch als *Einwohnergleichwert* bezeichnet und zur vergleichenden Bewertung der Schmutzfracht von Gewerbe- und Industrieabwässern herangezogen. Zum Beispiel belastet eine Stärkefabrik, die täglich 100 t Mais verarbeitet, eine Kläranlage, gemessen am Sauerstoffbedarf des Abwassers, ebensosehr wie 80 000 Einwohner, hat also eine Schmutzfracht von 80 000 Einwohnergleichwerten.

Neben den Ausscheidungen des Menschen tragen Wasch- und Reinigungsmittel am meisten zur Belastung des kommunalen Abwassers bei. Reinigungsmittel bestehen vor allem aus Tensiden, Enthärtern, und Bleichmitteln. Der jährliche Gesamtverbrauch betrug 1985 585 280 t, das entspricht einem Tagesverbrauch von 27 g pro Einwohner.

Gewerbliche und industrielle Abwässer

Die Belastungen industrieller und gewerblicher Abwässer ist sehr heterogen. Schlachthöfe z.b. entsorgen an Schlachttagen große Mengen an Blut über das Abwasser, während Mineraldüngerfabriken oft große Mengen an Salzen ableiten. Als Beispiel für die verschiedenen Verschmutzungen seien genannt:

– *Belastung mit organischen Stoffen:* z.B. Zellstofffabriken, chemische Fabrikation, Zuckerfabriken, Brennereien, Molkereien, Schlachthöfe,
– *Belastung mit anorganischen Stoffen:* Stein- und Braunkohlenindustrie, Metallgewinnung und -verarbeitung, Farbenfabriken, chemische Industrie,
– *Belastung mit toxisch wirkenden Spurenstoffen:* Teerverarbeitung, Produktion von Pflanzenschutzmitteln, chemische Industrie,
  thermische Belastung (großer Kühlwasserverbrauch): Kohlekraftwerke, Atomkraftwerke.

3.7.2 Seuchenhygienische Probleme des Abwassers

In Bäche, Seen und Flüsse eingeleitete kommunale und industrielle Abwässer gefährden nicht nur die Tier- und Pflanzenwelt in Flüssen, Seen und Meeren, sondern auch die Wasserversorgung. Eine Mehrfachnutzung des Wassers, wie z.B. beim Flußwasser des Rheins üblich, wird erschwert. Auch Badegewässer werden durch Abwassereinleitungen gefährdet und evtl. sogar unbrauchbar.

Seuchenhygienische Gefahren durch kommunale Abwässer

Kommunales Abwasser enthält humanpathogene Viren, Bakterien, Protozoen und Dauerformen parasitisch lebender Würmer. Von besonderem Interesse sind Krankheitserreger, welche

– über längere Zeiträume infektiös bleiben,
– bereits in sehr geringen Konzentrationen Infektionen verursachen.

Pathogene Bakterien gelangen, wie auch Protozoen und Viren, durch Ausscheidungen kranker, noch häufiger aber symptomloser „gesunder" Menschen in das Abwasser.

Bedeutsame Bakterien sind Salmonella typhi, Salmonella typhimurium und andere Salmonellen, Shigellaarten, pathogene Escherichia-coli-Stämme, Yersinia enterocolitica, Campylobacter jejuni und Vibrio cholerae (Tab. 3.**10**). Auch humanpathogene Viren sind im Abwasser von Bedeutung (Tab. 3.**11**).

Tabelle 3.**10** Krankheitserreger im Abwasser

Krankheitserreger	Konzentration/l		
	Rohabwasser	nach mechanischer Reinigung	nach biologischer Reinigung
Salmonella-Spezies	5000	2500	130
Entamoeba histolytica	4	3	1
Wurmeier	60	6	1

Tabelle 3.**11** Humanpathogene Viren im Abwasser

Virus	Krankheiten oder Symptome	Ausscheidung durch	
		Urin	Stuhl
Hepatitis A	infektiöse Hepatitis epidemica	–	+
Rota- und Reoviren	Gastroenteritis mit Erbrechen und Diarrhoe	–	+
Poliovirus	Gastroenteritis, Meningitis, Fieber, selten Kinderlähmung	–	+
ECHO-Viren	Gastroenteritis, Meningitis, Erkrankungen des Respirationstraktes	–	+
Adenovirus	Augeninfektionen, Erkrankungen des Respirationstraktes	–	+

Abwässer aus Krankenhäusern

Ökologische Aspekte

Das Krankenhausabwasser ist von seiner Herkunft her am ehesten mit Haushaltsabwässern zu vergleichen. Allerdings ist die Abwassermenge pro Kopf im Krankenhaus 7mal so hoch, d.h., sie beträgt ca. 1000 l pro Tag. Ursachen sind die vielen Reinigungsprozeduren, die Wasser verbrauchen.

Seuchenhygienische Aspekte

Bei der Bewertung von Krankenhausabwässern stand jedoch traditionell ein anderes Problem im Vordergrund: nämlich die seuchenhygienische Belastung.

Aus vielen Untersuchungen weiß man jedoch, daß das Abwasser aus allgemeinen Krankenhäusern in seiner mikrobiellen Zusammensetzung weitgehend dem Abwasser einer Gemeinde entspricht. Beide enthalten zahlreiche Mikroorganismen, von denen die meisten wichtige Aufgaben im Stoffumsatz der Natur erfüllen. Nur ein geringer Teil dieser Mikroorganismen, der aus den Ausscheidungen von gesunden und kranken Menschen sowie von Tieren stammt, ist pathogen.

Zudem befindet sich nur ein geringer Teil der Krankheitserreger (z.B. Salmonellen) ausscheidenden Einwohner in Krankenhausbehandlung, der größte Teil lebt in der Gemeinde.

Ob Abwasser aus Krankenhäusern vor dem Einleiten in die Kanalisation behandelt werden muß, entscheidet im Einzelfall das Gesundheitsamt. Bei außergewöhnlichen Ereignissen, z.B. Massenausbrüche einer über das Abwasser verbreitbaren Erkrankung, können Maßnahmen zur Desinfektion der Krankenhausabwasser angeordnet werden.

Sonderisoliereinrichtungen benötigen in jedem Falle eine Abwasserdesinfektionsanlage. Auch für den Fall, daß ein Infektionskrankenhaus überregionaler Bedeutung an die Kanalisation einer kleinen Gemeinde angeschlossen ist, kann eine Desinfektion des Krankenhausabwassers notwendig werden.

Ziel der Abwasserdesinfektion ist es, das Abwasser in einen Zustand zu überführen, in dem es nicht mehr infizieren kann. Diese Forderung gilt als erfüllt, wenn die Kolonienzahl pro ml von 10 gleichzeitig untersuchten Proben des Abwassers in mindestens 8 Fällen gleich 0 ist. Die mikrobiologischen Kontrollen sollen durch den Krankenhausträger mindestens wöchentlich veranlaßt werden.

3.7.3 Abwasserbehandlung

Früher wurden Abwässer in die Flüsse und Bäche in der Hoffnung eingeleitet, die biologische Selbstreinigungskraft würde ausreichen, um die Schmutz- und Schadstofffracht abzubauen. Diese Art der Abwasserbeseitigung führte nicht nur zur bekannten Überdüngung der Flüsse, Seen und Meere, sondern auch zur Gesundheitsgefährdung durch pathogene Organismen und Giftstoffe.

Die bisherigen Anstrengungen zur Abwasserbehandlung sind noch längst nicht ausreichend, um einen Anstieg der Verschmutzung der Meere, die ja letztlich die Schmutzfracht der Flüsse aufnehmen, zu verhindern.

Die Abwasserbehandlung begann mit einfachen Fischteichen als Absetzbecken und mit Wasserpflanzen überwucherten Oxidationsgräben.

Die moderne, wirkungsvolle Abwasserbehandlung umfaßt mindestens drei Stufen:
- *mechanische Reinigung* mit Rechen, Sandfang, Absetzbecken, Öl- und Fettfang,
- *biologische Reinigung* mit Torfkörpern, Oxidationsteichen oder Belebungsbecken, ein- oder mehrstufig,
- *chemische Reinigung* mit dem Ziel der Entfernung der Reststoffe aus dem Wasser durch Fällung, Oxidation, Adsorption oder Ionenaustausch.

Biologische Verfahren

Tropfkörper: Seit über 90 Jahren werden Tropfkörper zur Abwasserreinigung eingesetzt. Das im Absetzbecken entschlammte Abwasser wird mit Hilfe eines Drehsprengers über den aus Lavaschlacken oder Kunststofffüllmasse aufgeschichteten Tropfkörper versprüht. An der Oberfläche der Körper bilden sich Bakterienrasen. Der biologische Abbau findet am Bakterienrasen, also im Füllkörper des Tropfkörpers, statt. Der Sauerstoff wird im *Gegenstrom von unten nach oben* an dem Bakterienrasen vorbeigeführt. Die mit dem Abwasser aus dem Tropfkörper gespülte Bakterienmasse wird im Nachklärbecken zurückgehalten. Tropfkörper bewältigen nur die Abwassermengen kleinerer Gemeinden, und die Abwasserzusammensetzung darf nicht zu stark schwanken, um die Bakterienkolonien nicht zu schädigen.

Belebtschlammverfahren: In belüfteten Becken erfolgt die biologische Reinigung von im Abwasser frei schwebenden Mikroorganismen. Bei dem Verfahren wird mechanisch Sauerstoff zugeführt.

Die Mikroorganismen werden im Nachklärbecken zum Absetzen gebracht und wieder in das Belebungsbecken zurückgepumpt. Auf diese Weise kann die Anzahl der Mikroorganismen in Belebtbecken

durch eine ständige Animpfung wesentlich erhöht werden. Belebungs-
verfahren können als einstufige oder mehrstufige Verfahren eingesetzt
werden.

Chemische Verfahren

Bei der dritten Reinigungsstufe wird dem mechanisch und biologisch
gereinigten Abwasser noch das in großen Mengen aus den Waschmit-
teln stammende Phosphat durch Flockung und Füllung entzogen.

Weitere Reinigungsstufen

Für die Reinigung von hochverschmutzten Abwässern z.b. aus Indu-
striebetrieben sowie im Versuchsstadium auch für „normales" Abwasser werden weitere Klärstufen z.b. mit dem Ziel der Ausflockung von
Schwermetallsalzen nachgeschaltet.

3.7.4 Klärschlamm

In der Bundesrepublik Deutschland entstehen jährlich ca. 50 Millionen t Klärschlamm. Ein Viertel des Klärschlamms wird in der Landwirtschaft als Dünger verwertet, der Rest wird deponiert oder verbrannt. 1984 lagen die Kosten für das Verbrennen doppelt so hoch wie
die Kosten für die Deponielagerung, und diese wiederum doppelt so
hoch wie die Kosten für die landwirtschaftliche Nutzung.

Klärschlamm enthält im Durchschnitt 5 % feste Stoffe, der Rest ist
Wasser. Etwa die Hälfte der Feststoffe ist organisches Material, im wesentlichen eiweiß- und humusartige Substanzen, außerdem wechselnde
Mengen mineralischer Pflanzennährstoffe. Wie jede Düngemaßnahme
muß auch das Ausbringen von Klärschlamm auf die Bodeneigenschaften abgestimmt werden, um ökologische Schäden zu vermeiden und
eine Belastung des Grundwassers zu verhindern.

Vor allem die klassische Entsorgung des Klärschlamms, das landwirtschaftliche „Recycling", birgt jedoch gesundheitliche Risiken.
Zwei hygienische Voraussetzungen müssen erfüllt sein, bevor Klärschlamm auf landwirtschaftlichen Flächen ausgebracht werden darf:

– Klärschlamm muß seuchenhygienisch unbedenklich sein.
– Die Schadstoffgehalte dürfen die Grenzwerte für den Gehalt an
  Blei, Cadmium, Chrom, Kupfer, Nickel, Quecksilber und Zink nicht
  überschreiten.

Seuchenhygienische Belastung

Da die Abwasserreinigungsverfahren die vorhandenen Krankheitserreger nicht völlig eliminieren, reichern sich die Erreger im Klär-

schlamm an. Dies macht eine Klärschlammentseuchung erforderlich, die in der *Klärmschlammverordnung* geregelt wurde. Seit dem 1.1. 1987 dürfen Klärschlämme auf Grünland und Feldfutteranbauflächen nur noch aufgebracht werden, wenn sie seuchenhygienisch unbedenklich sind. Bei ordnungsgemäßer Entseuchung soll Klärschlamm

- nicht mehr als 1000 Enterobacteriaceae/g,
- keine Salmonellen sowie
- keine ansteckungsfähigen Wurmeier

enthalten. Für die Entseuchung existieren verschiedene Verfahren. Sie ist technisch kein schwieriges Problem, ihre Einführung verzögerte sich jedoch wegen der hohen Investitionskosten.

Bedeutsamer ist jedoch die zweite Forderung nach der Einhaltung von Schadstoffgrenzen.

Schadstoffgehalte

Die Schadstoffbelastung des Klärschlamms, vor allem mit Schwermetallen, ist zumindest in einigen Regionen bedeutend und kann bei der derzeitigen Praxis der Abwassereinleitungen, die auf die Vorbehandlung von z.b. schwermetallkontaminierten Abwässern weitgehend verzichtet, auch nicht nennenswert gesenkt werden.

Aus dem Gedanken der Gesundheitsvorsorge ist deshalb gefordert worden, auf die landwirtschaftliche Ausbringung von Klärschlämmen zu verzichten, da damit unvermeidlich Schadstoffe in die Nahrungskette gelangen. Auch lehnen immer mehr Bauern die Annahme von Klärschlamm ab, da sie zumindest längerfristig eine Kontamination ihrer Felder befürchten.

Diesem Gedanken hat das Bundesgesundheitsamt Rechnung getragen und 1988 eine Empfehlung veröffentlicht, auf die landwirtschaftliche Entsorgung von Klärschlämmen unabhängig von der Einhaltung oder Nichteinhaltung der festgesetzten Grenzwerte in Zukunft zu verzichten. Als Begründung wurde u.a. die von Wissenschaftlern beobachtete Anreicherung von Schwermetallen, insbesondere Cadmium, in mit Klärschlamm gedüngten Böden angeführt.

Zukünftige Entsorgungsmöglichkeiten

Da die Landwirtschaft als Abnehmer zukünftig an Bedeutung abnehmen wird und auch konventioneller Deponieraum zunehmend knapper wird, wird in der Zukunft eine möglichst weitgehende Volumenreduktion des Klärschlamms, evtl. in Kombination mit der Verbrennung – auch unter Inkaufnahme eines großen Energieeinsatzes –, unvermeidlich sein.

3.7.5 Eutrophierung

Neben kleinen Mengen Schwermetallen, chlorierten Kohlenwasserstoffen und Mikroorganismen transportieren Abwässer vor allem große Mengen Pflanzennährstoffe. Bedeutsam sind neben Stickstoff und Phosphor auch Salze der Elemente Calcium, Kalium, Kobalt, Kupfer, Eisen, Mangan, Molybdän und Zink.

Wie z.b. auch in einer Autofabrik, wo ständig alle Komponenten des zu montierenden Fahrzeuges auf Lager sein müssen, ist jede Pflanze auf sämtliche benötigte Nährstoffe angewiesen, um optimal wachsen (*„eutrophieren"* = schön wachsen [gr.]) zu können. Dieser Zustand ist jedoch in der Biosphäre unnatürlich, z.b. existiert in Zentraleuropa für das Pflanzensystem der Flüsse und Seen fast immer eine Knappheit an Nitrat- und Phosphationen. Diese Knappheit reguliert das Ökosystem und verhindert ein Überhandnehmen von z.B. Algenteppichen.

Leider sind gerade die Pflanzennährstoffe Phosphor und Stickstoff in den letzten Jahrzehnten in immer größer werdenden Mengen in die Flüsse und Meere gelangt. Man schätzt daß Flüsse, die dicht besiedelte Gebiete entwässern, derzeit 4mal mehr Stickstoffverbindungen und 7mal mehr Phosphor zum Meer transportieren als unter natürlichen Bedingungen. Auch die durch Menschen verursachte Verdopplung der Nährstoffkonzentrationen im Küstenwasser ist wahrscheinlich die Ursache für die inzwischen mehrfach höheren Phytoplanktonmassen an den Küstenregionen Deutschlands. Höhere Konzentrationen von Algen produzieren mehr organisches Material, das bei seinem Abbau Sauerstoff verbraucht.

Die Schäden reichen jedoch bis in die Tierwelt. Zwar fördert ein reiches Nahrungsangebot das Wachstum von Fischen und Vögeln, zum andern können sich auch Krankheiten schneller ausbreiten:

– Die erhöhten Populationsdichten sind „ungesund".
– Eine Schwächung des Immunsystems z.B. durch Schwermetalle wird vermutet.
– Zusätzlich können sich in den veränderten Biotopen vorher unbekannte pathogene Algenarten ausbreiten, die z.B. zu Fischerkrankungen führen können.

Im Effekt ist das von der Eutrophierung betroffene Ökosystem wesentlich leichter vom „Umkippen" bedroht. Ausgedehntes Fischsterben in den großen Flüssen Mitteleuropas hat diese Gefahr vergegenwärtigt und zu einer breiten Diskussion geführt, wie auf diese zunehmende Instabilität zu reagieren ist. Vorgeschlagen wurden:

– die Unterbindung der Einleitung ungeklärter Abwässer in Flüsse und Meere, wie sie in ländlichen Gegenden noch verbreitet ist,
– ein Verbot phosphathaltiger Waschmittel,
– die Abschaffung der Giftmüllverbrennung auf hoher See,
– die Abschaffung der Abfallentsorgung (z.B. von Dieselöl) von Schiffen.

3.8 Abfälle

Abfälle sind bewegliche Sachen, deren sich ihr Besitzer entledigen will oder deren geordnete Entsorgung zum Schutz der Umwelt geboten ist. Nach der Herkunft der Abfälle kann man trennen in:

- Siedlungsabfälle (kommunale Abfälle), dazu zählen Hausmüll, hausmüllähnliche Gewerbeabfälle, Sperrmüll, Straßenkehricht und Marktabfälle,
- Abfälle im produzierenden Gewerbe (gewerbliche Abfälle), dazu zählen Bodenaushub und Bauschutt, Metallabfälle, Säuren, Laugen, Mineralölabfälle, sonstiger chemischer Sondermüll,
- Abfälle aus Krankenhäusern.

3.8.1 Abfallzusammensetzung

Hausmüll

Die insgesamt ca. 16–18 Millionen t Hausmüll bestehen aus:

- Grünabfälle 30–35 %,
- Pappe und Papier 16–20 %,
- Mineralien, Asche und anderer Müll 15 %,
- Glas 10 %,
- Kunststoffe 6–9 %,
- Verbundmaterialien (u.a. Wegwerfwindeln) 6 %,
- Metalle 3–5 %,
- Textilien 2 %,
- Problemabfälle <1 %.

Verpackungsabfälle aus Papier, Pappe oder Kunststoff bilden damit neben Grünabfällen den größten Anteil des Hausmülls.

Besonders problematisch ist der im Haushalt anfallende *Sonderabfall* wie schwermetallhaltige Batterien, Medikamente, Thermometer und Leuchtstoffröhren, Holzschutz- und Schädlingsbekämpfungsmittel, Foto- und Heimwerkerchemikalien wie Farben, Lacke und Kleber. Dieser Sondermüll wird nur zum geringsten Teil vorschriftsmäßig über eine Sondermüllsammelstelle entsorgt.

Sonderabfall

An die Entsorgung von Abfällen aus gewerblichen oder sonstigen wirtschaftlichen Unternehmen, die in besonderem Maße gesundheits-, luft- und wassergefährdend oder brennbar sind oder Erreger übertragbarer Krankheiten enthalten können, sind nach Maßgabe des Abfallgesetzes zusätzliche Anforderungen zu stellen. Beispiele solcher Abfälle sind:

- chemischer Sonderabfall, z.B. phenolhaltiger Schlamm aus der Erd-
  öl- und Kohleverarbeitung,
- cyanidhaltiger Schlamm,
- polychlorierte Biphenyle,
- Abfall von pharmazeutischen Erzeugnissen,
- Abfall von Pflanzenbehandlungsmitteln,
- Arsenkalk.

Radioaktiver Abfall

Radioaktiver Sonderabfall entsteht bei der Energieerzeugung in Kernkraftwerken und durch Anwendungen in Forschung, Medizin und Industrie.

In der Medizin werden überwiegend Isotope mit kurzen Halbwertszeiten eingesetzt, so daß die Radioaktivität in speziellen Tanks in ge-
schützten Räumen rasch abklingt. Sobald die Radioaktivität einen festgelegten Grenzwert unterschreitet, kann eine Entsorgung durch die
Kanalisation erfolgen, falls nicht andere toxische Substanzen beige-
mengt sind.

Problematisch sind die Abfälle von Kernkraftwerken. Man ist
bemüht, die radioaktiven Substanzen sowie hochgiftigen chemischen
Sondermüll in geeigneten Salzbergwerken oder Gebirgen unterzubrin-
gen (sog. Endlagerstätten). Bis einschließlich 1982 waren 19 500 m^3
verfestigte und 12 400 m^3 unverfestigte radioaktive, nicht wärmeent-
wickelnde Abfälle angefallen. Die Suche nach geeigneten Endlagerstätten verlief aber in der Bundesrepublik Deutschland bisher praktisch erfolglos, so daß diese Abfälle entweder exportiert oder
„zwischengelagert" werden.

3.8.2 Abfallbeseitigung

Abfall kann verbrannt, deponiert, kompostiert, wiederverwertet („re-
cycled" = rezirkuliert) oder „vermieden" werden. Von den Siedlungsabfällen wurden

75 % deponiert,
22 % verbrannt,
1,6 % kompostiert,
1,4 % in sonstigen Anlagen entsorgt und behandelt.

Kompostieren

Kompostierung bedeutet die aerobe Zersetzung der organischen Bestandteile durch Mikroorganismen. Es findet eine Erhitzung statt, so
daß bei Temperaturen bis zu 65 °C auch pathogene Keime abgetötet
werden. Gebräuchliche Kompostierungsverfahren sind:

- natürliche Kompostierung in Mieten (Garten),
- beschleunigte Verrottung in Gär- oder Rottezellen (biothermische Kammern).

1987 wurden in der Bundesrepublik Deutschland 17 Hausmüllkompostanlagen betrieben. Etwa 2,5 Millionen Einwohner sind an diese Anlagen angeschlossen. Probleme ergeben sich beim Betrieb von Großanlagen, wo häufig über Geruchsbelästigungen geklagt wird, und beim Absatz der Komposte durch unerwünschte Bestandteile wie Glas, Plastik und Schwermetalle. 1985 mußten deshalb 30 % des erzeugten Kompostes deponiert werden.

Eine erhebliche Verbesserung bei der Gewinnung und Vermarktung von absetzbaren Kompostqualitäten soll durch gezielte Erfassung kompostierbarer Abfallstoffe erreicht werden (Edelkompost). Einige Kommunen haben die *„grüne Tonne"* eingeführt, um den kompostierbaren Anteil am Hausmüll in Haushalten, d.h. am Entstehungsort, getrennt zu erfassen.

Kompostierbare Gewerbeabfälle sind z.b. Baumrinden, Zuckerfabrikationsabfälle und Panseninhalt.

Kompost findet Verwendung als physikalischer Bodenverbesserer (Meliorationsdüngung) und als Dünger, besonders in humusarmen Sonderkulturen wie dem Weinbau.

Müllkomposte und Müllklärschlammkomposte weisen stark schwankende Anteile organischer und anorganischer Schadstoffe auf. Die Ausbringung hat nach den Richtlinien der Klärschlammverordnung zu erfolgen.

Mit der Verordnung werden Grenzwerte für Schwermetallgehalte der auszubringenden Schlämme und gleichzeitig für die zulässige Belastbarkeit der Böden festgelegt. Die ausgebrachten Substrate müssen seuchenhygienisch unbedenklich sein.

Deponieren

Mülldeponien belasten und gefährden die Umwelt. Die Gefährdung kann dabei über mehrere Wege erfolgen:

- über Sickerwasser aus Deponien, den direkten Schadstoffeintrag in das Grundwasser und die Gasbildung in Verbindung mit der Abgasung,
- über direkte Kontakte (Kontamination),
- über Pflanzen und Tiere durch Aufnahme von Schadstoffen, die in die Nahrungskette gelangen.

Sickerwasser aus Deponien muß vorbehandelt und geklärt werden. Dies setzt voraus, daß die Deponie mit einem Sickerwassersammelsystem versehen ist.

Bis 1972 gab es „wilde Deponien", d.h., es war möglich, Tümpel, Kiesgruben und andere Geländevertiefungen mit Abfällen aller Art zu füllen. Diese Altlasten haben sich an vielen Stellen in der Erinnerung zurückgebracht, z.B. durch Schadstoffbelastungen der Personen, die auf diesen Standorten ihre Häuser bauten. Auch die Wasserqualität mancher Brunnen gab Hinweise auf eine vergessene Deponie.

Verbrennen

Um Brennstoffe und Rohstoffe einzusparen, aber auch um kaum mehr vorhandene Deponieflächen zu schonen, sollen Abfälle verbrannt werden. Durch die Verbrennung des Abfalls wird Energie freigesetzt, die z.B. als Fernwärme genutzt werden kann. Ein weiterer Vorteil der Verbrennung ist die Reduzierung des Müllvolumens auf ca. 1/3. Die entstehenden Schlacken können, wenn nicht die Gefahr der Auswaschung von Salzen besteht, als Schotter im Straßenbau verwendet werden. Bei der Müllverbrennung werden Stäube und Gase frei, die zu einer Belastung der Umwelt führen können. Aus den chlorhaltigen Kunststoffen werden z.B. bei Altanlagen große Mengen an Salzsäure frei, die „sauren Regen" in der Umgebung der Verbrennungsanlage verursacht. Polychlorierte Biphenyle (PCB) sind organische Verbindungen, die nicht brennbar sind und erst ab 1450 °C zerstört werden. Seit 1929 werden diese Substanzen hergestellt und wurden bis 1973 auch Farben, Lacken und Kunststoffen beigemischt. Die breite Anwendung der hochgiftigen PCB und die thermische Stabilität lassen diese bei der Müllverbrennung wieder in die Umwelt gelangen.

Dioxine und Furane wurden ebenfalls in den Abgasen und Flugaschen von Müllverbrennungsanlagen festgestellt. Sie entstehen bei einem sog. *Chlorüberschuß* des Verbrennungsgutes, was vor allem durch den PVC-Gehalt des Hausmülls praktisch immer der Fall ist.

Durch einen der größten Chemieunfälle der Industriegeschichte in Seveso, bei der durch 2 kg Dioxin über 2000 Menschen umkamen und der Boden großflächig verseucht wurde, wurde die Giftigkeit *(Toxizität)* von Dioxinen schlagartig in die öffentliche Diskussion gerückt. – Befürchtete Dioxin- und Furanemissionen sind der Hauptgrund öffentlichen Widerstandes gegen neue Müllverbrennungsanlagen.

Die völlige Vermeidung von Dioxinemissionen ist erst bei Verbrennungstemperaturen über 1200 °C gewährleistet. Dies bedeutet einen sehr hohen Energieeinsatz, der z.B. bei der Hausmüllverbrennung nicht finanzierbar wäre. Moderne technische Verfahren versuchen deshalb mit neuartigen Verfahren der Abgasbehandlung, die allerdings ebenfalls kostenintensiv sind, Dioxine, Furane und andere Schadstoffe bis auf eine Restkonzentration von 1 ng/m^3 zurückzuhalten.

Solange eine moderne Müllverbrennungsanlage optimal funktioniert, sollte keine Belastung der Umwelt zu erwarten sein. Die Müllzusammensetzung schwankt jedoch, die Folge sind Betriebsstörungen und Umweltbelastungen, wenn giftige Substanzen nicht abgebaut oder nicht gefiltert werden können.

Sinnvoll wäre es, den Kunststoffanteil des Abfalls zu verringern und auch andere Problemabfälle getrennt zu sammeln. Die Zahl der Sondermüllverbrennungsanlagen ist z.Z. jedoch nicht ausreichend, und ob der Stand der Technik eine schadlose Beseitigung erlaubt, wird von einigen Fachleuten bezweifelt.

Andererseits gibt es für die Beseitigung vieler giftiger Stoffe keine Alternative zur Verbrennung, außer dem Verzicht auf diese Stoffe. Hinzu kommt noch, daß nach der Technischen Anleitung Abfall (TA-Abfall) für bestimmte Sonderabfälle die Verbrennung ein vorgeschriebener Entsorgungsweg wird.

Pyrolyse

Die Verschwelung von (Haus-)Müll bei Temperaturen unter 500 °C unter Luftabschluß wird seit längerer Zeit erprobt. Pyrolyse und Verbrennung unterscheiden sich darin, daß die Pyrolysegase thermisch weiterbenutzt werden können. Die Vorteile der Pyrolyse ähneln denen der konventionellen Verbrennung, aufgrund der niedrigen Prozeßtemperatur entstehen aber keine hochgiftigen chlorierten Kohlenwasserstoffe wie z.B. die Dioxine.

Trotz ihrer Vorteile haben sich bisher nur wenige Kommunen für den Einsatz der Abfallpyrolyse entschieden, u.a. werden Probleme der Beseitigung des entstehenden Restmülls und der Zuverlässigkeit von Pyrolyseanlagen im großtechnischen Maßstab angeführt.

Recycling

Recycling (Wiederverwertung) ist ein wirksames Instrument zur Verringerung der Abfallmenge. Glas und Altpapier werden in vielen Städten bereits getrennt gesammelt und an weiterverarbeitende Betriebe geleitet. Kunststoffe wiederzuverwerten stößt derzeit noch auf Vorbehalte und technische Schwierigkeiten, vor allem was die (z.T. ungenügenden) technischen Eigenschaften der Recyclingkunststoffe anbetrifft, die aber in absehbarer Zeit überwindbar erscheinen. Zur Sammlung sortenreiner Kunststoffe werden Kunststoffverpackungsmaterialien zunehmend gekennzeichnet.

Dennoch haften auch dem Recycling Nachteile an: So muß z.B. recycletes Glas zurückgeschmolzen und neu gepreßt werden, was zusammen mit den durch die hohe Dichte verursachten Transportkosten erhebliche Energiemengen verbraucht.

Wie dargestellt, haben alle Verfahren der Abfallbeseitigung bedeutende Nachteile, die Hand in Hand mit zunehmenden Widerständen gegen konventionelle Abfallbeseitigungsverfahren eine zunehmende Zahl von Kommunen in den „*Müllnotstand*" gebracht haben.

Von Gesetzgeber und Bürgerbewegungen gleichermaßen wird deshalb gefordert, Abfall soweit wie möglich zu *vermeiden* anstatt durch wie auch immer geartete Entsorgungsverfahren die Umwelt (und den politischen Frieden) zu gefährden.

Die Prognosen über die prinzipiell vermeidbare Müllmenge schwanken; mindestens aber ein Drittel, evtl. auch die Hälfte des derzeitigen Müllvolumens dürfte durch Produktionsumstellungen vermeidbar sein.

3.9 Abfälle in Krankenhäusern

Krankenhausabfälle lassen sich in 4 Gruppen unterteilten:
- hausmüllähnliche Abfälle,
- infektiöse Abfälle,
- chemische Abfälle und
- radioaktive Abfälle.

3.9.1 Gesetzliche Grundlagen

Für die Beseitigung von Abfällen aus Krankenhäusern, Arztpraxen und sonstigen Einrichtungen des medizinischen Bereichs gelten die *Vorschriften des Abfallgesetzes* und der in den Ländern dazu ergangenen Ausführungsbestimmungen. Außerdem ist das *Bundesseuchengesetz* (BSeuchG) zu beachten. Da die Vorschrift des Bundesseuchengesetzes, in der grundsätzlich die Desinfektion oder Vernichtung von Krankenhausabfällen verlangt wird, wenn diese mit Erregern meldepflichtiger, übertragbarer Krankheiten behaftet sind (§ 39 BSeuchG), nicht sehr praxisnah formuliert wurde, hat das Bundesgesundheitsamt hierzu ergänzend „Anforderungen der Hygiene an die Abfallentsorgung" veröffentlicht.

Konkurrierend zu diesen Vorschriften regelt auch das *Merkblatt Nr. 8 der Zentralstelle für Abfallbeseitigung* die Beseitigung von Abfall aus Krankenhäusern, Arztpraxen und sonstigen Einrichtungen des medizinischen Bereichs.

Betriebsbeauftragter für Abfall

Jedes Krankenhaus hat einen Betriebsbeauftragten für Abfall zu benennen.

Der Betriebsbeauftragte hat den Weg des Abfalls von seiner Entstehung bis zur Übernahme durch den Beseitigungspflichtigen zu überwachen (für den Transport der Abfälle gilt nach § 12 AbfG eine besondere Genehmigungspflicht). Beseitigungspflichtig sind je nach Krankenhausträger Gemeinden und Kreise. Zur Beseitigung können die Gebietskörperschaften Privatunternehmen heranziehen.

Hygienebeauftragter

Da die schadlose Beseitigung der im Krankenhausbereich entstehenden Abfälle zu den Maßnahmen der Hygiene gehört, wird je nach Krankenhausstruktur auch der hygienebeauftragte Arzt an der Organisation der Abfallbeseitigung beteiligt sein.

In vielen Krankenhäusern sind zusätzlich *Hygienekommissionen* eingerichtet worden, die ebenfalls die Krankenhausleiter und den Krankenhausträger in Fragen der Abfallwirtschaft beraten.

Der Hygienekommission können neben den hygienebeauftragten Ärzten und Ärztinnen der ärztliche Direktor, der Verwaltungsdirektor, der Betriebsarzt, die Pflegedienstleitung, die Hygienefachkräfte, die Fachkraft für Arbeitssicherheit und der Verwalter angehören.

3.9.2 Klassifizierung von Krankenhausabfällen

Die sachgemäße Handhabung des Abfalls umfaßt:

– Sammeln,
– Transportieren,
– Lagern inner- und außerhalb des Krankenhauses, ggf. Vorbehandlung, und
– Beseitigen.

Diese Arbeitsschritte müssen so durchgeführt werden, daß keine Gefahr der Übertragung von Krankheitserregern und keine Belästigung durch Gerüche entsteht.

Art der Abfälle

In der Richtlinie der Nr. 8 der Länderarbeitsgemeinschaft Abfall und in der Richtlinie des Bundesgesundheitsamtes (BGA) zur *„Erkennung, Verhütung und Bekämpfung von Krankenhausinfektionen"* werden die Abfälle aus Gründen der Infektionsverhütung in 3 Kategorien eingeteilt (Tab. 3.**12**).

Nicht berücksichtigt werden in dieser Einteilung Abfälle, für die besondere gesetzliche Vorschriften bestehen wie radioaktive Stoffe, deren Entsorgung das *Atomgesetz* regelt, und Sonderabfälle, die zwar besondere Maßnahmen erfordern, nicht aber unter dem Gesichtspunkt der Infektionsverhütung. Hierzu zählen z.B. abgetrennte Körperteile und Organabfälle, Arzneimittel und Chemikalien, brennbare Flüssigkeiten.

Unter dem Gesichtspunkt, daß der Transport und die Abfuhr der Abfälle im Krankenhaus praktikabel sein muß, wird eine Einteilung entsprechend Tab. 3.13 empfohlen.

Tabelle 3.12 Einteilung der Abfälle entsprechend der Richtlinie Nr. 8 der Länderarbeitsgemeinschaft „Abfall" und der Richtlinie des Bundesgesundheitsamtes

1. Abfälle, die grundsätzlich jeder Beseitigungsmethode zugänglich sind	– hausmüllähnlicher Abfall – Wund- und Gipsverbände, – Einwegwäsche, Einwegspritzen, wenn sie unbenutzbar gemacht wurden
2. Abfälle, die im allgemeinen verbrannt werden müssen	– Körperteile und Organabfälle aus dem Bereich der Pathologie, Chirurgie, Gynäkologie und Geburtshilfe – Abfälle, die nach § 39 Bundesseuchengesetz vernichtet werden müssen – Versuchstiere, soweit die Beseitigung nicht durch das Tierkörperbeseitigungsgesetz geregelt ist – Streu und Exkremente aus Tierversuchsanstalten, wenn eine Übertragung von Krankheitserregern zu befürchten ist
3. Abfälle, die einer besonderen Behandlung bedürfen	– Speise- und Küchenabfälle in großer Menge (daher nicht unter 1. hausmüllähnlich) – Medikamente und Chemikalien, soweit sie wegen zu großer Mengen nicht unter 1. fallen (kleine Mengen sind „hausmüllähnlich") – besondere Abfälle wie brennbare und explosive Stoffe

Tabelle 3.13 Einteilung der Abfallgruppen für den Transport und die Abfuhr im Krankenhaus

A	Abfälle, die keiner besonderen Maßnahmen zur Infektionsverhütung bedürfen: hausmüllähnliche Abfälle
B	Abfälle, die beim Sammeln und Transportieren innerhalb des Krankenhauses Maßnahmen zur Infektionsverhütung erfordern: Abfälle, die mit Blut, Sekreten oder Exkreten behaftet sind (z.B. Wundverbände, Windeln, Einmalspritzen, Kanülen)
C	Abfälle, die beim Sammeln, Transportieren und Lagern innerhalb des Krankenhauses sowie beim Beseitigen besonderer Maßnahmen bedürfen: – Abfälle (z.B. von Infektionsstationen, Dialysestationen, medizinischen Laboratorien und Prosekturen), die aufgrund § 10 a Bundesseuchengesetz behandelt werden müssen – Versuchstiere, deren Beseitigung nicht durch das Tierkörperbeseitigungsgesetz geregelt ist, sowie Streu und Exkremente aus Versuchstieranlagen, soweit eine Verbreitung von Krankheitserregern zu befürchten ist

Chemische Abfälle

Das Abfallgesetz regelt die Beseitigung chemischer Sonderabfälle. Im Abfallkatalog sind die Substanzgruppen aufgeführt, nach denen der Abfall eingeteilt werden muß. Im Krankenhaus relevante Substanzgruppen sind z.b.

- Altmedikamente,
- Zytostatika und alles, was damit kontaminiert ist,
- Quecksilberthermometer,
- Lösungsmittel,
- Säuren und Laugen,
- Batterien,
- Laborchemikalien, Entwickler und Fixierbäder.

Die Wiederverwertung wird durch das Abfallgesetz grundsätzlich vorgeschrieben, daher soll getrennt gesammelt werden. Lösungsmittel, Säuren und Laugen müssen aus Sicherheitsgründen, z.b. wegen Explosionsgefahr, getrennt gesammelt werden.

3.9.3 Einzelvorschriften

Abfälle sind möglichst sofort und hygienisch einwandfrei unter Vermeidung von Staub- und Aerosolentwicklung am Ort, an dem sie anfallen, zu sammeln. Abfälle, die zu Verletzungen führen können (Einmalkanülen, -nadeln, -skalpelle), müssen in stichfesten Einmalbehältern gesammelt werden.

Rücklaufbehälter (für Abfälle der Gruppe A und B) müssen leicht zu reinigen und mit Desinfektionsmitteln oder durch Desinfektionsverfahren zu reinigen sein, die vom Bundesgesundheitsamt anerkannt sind. Sie müssen sorgfältig gewartet werden

- nach dem Transport von Abfall der Gruppe A muß bei Verschmutzung eine Reinigung,
- nach Transport von Abfall der Gruppe B oder C müssen bei Verschmutzung Desinfektion und Reinigung erfolgen.

Abfälle der Gruppen B und C sind ohne Umfüllen und Sortieren in verschlossenen Behältern zu transportieren. Das Zwischenlager muß gekühlt sein. Eine Möglichkeit zur Händereinigung und zum Kittelwechsel muß in unmittelbarer Nähe gegeben sein.

Für Abfälle der Gruppe C sind Einwegbehältnisse zu verwenden. Einwegbehältnisse müssen verschließbar, geruchsdicht und feuchtigkeitsbeständig sowie transportfest sein. Die Behältnisse sollen nicht zu groß sein und sollen so aufgestellt werden, daß die Umgebung nicht gefährdet wird. Der Transport zur Abfallbeseitigungsanlage ist genehmigungspflichtig.

Abfälle der Gruppe C müssen verbrannt werden oder können anderweitig als Sonderabfall deponiert werden. Alternativ können die Abfälle nach thermischer Desinfektion jeder Beseitigungsmethode zugeführt oder zu einer Sonderbehandlungsanlage gebracht werden.

Die Abfälle aus Tierversuchsanstalten, das sind Streu und Exkremente, können jeder Beseitigungsmethode zugeführt werden, so weit das Material nicht mit Krankheitserregern verseucht ist. Besteht jedoch die Gefahr der Übertragung von Krankheitserregern, müssen diese Abfälle verbrannt oder thermisch desinfiziert werden. Versuchstierkadaver müssen, wenn das Tierkörperbeseitigungsgesetz nichts anderes regelt (z.B. bei radioaktiver Kontamination von Tieren), verbrannt werden. Als Zwischenlagerung von Tierkadavern ist das Tiefgefrieren möglich.

3.10 Umwelt und Krebs

„Krebs" – als Summe bösartiger epithelialer und mesenchymaler Tumoren – steht heute nicht nur an zweiter Stelle der Todesursachenstatistik in der Bundesrepublik Deutschland. Zugleich stellt er sowohl für die Gesellschaft als auch für den einzelnen Betroffenen ein bedrückendes, ungelöstes Problem dar. Aus medizinischer Sicht ist daher das Verlangen nach Präventivmaßnahmen groß:

Dies bedeutet, daß man Tumorhäufigkeiten untersucht, Risikogruppen identifiziert und die sich daraus ergebenden Erkenntnisse über wahrscheinliche Karzinogene experimentell absichert, um zu handhabbaren Empfehlungen an Politiker und Bevölkerung zu kommen.

75 % der Krebserkrankungen gelten nach derzeitigem Kenntnisstand als vermeidbar, da sie im Gegensatz zu genetischen auf äußere und somit veränderbare, umweltbedingte Faktoren zurückzuführen sind.

Im folgenden werden die nach heutigem Kenntnisstand wichtigsten Stoffgruppen in ihrer Bedeutung für bösartige Tumorerkrankungen beschrieben. – Gleichzeitig ist diese Aufstellung eine Zusammenfassung vieler in den Teilabschnitten des Kapitels „Umwelthygiene" bereits angeführter Einzelinformationen unter dem Aspekt der Umwelttoxikologie und Krebsepidemiologie.

3.10.1 Karzinogene Substanzgruppen

Pestizide

„Pflanzenschutzmittel" sollen Kulturpflanzen vor schädigenden Organismen schützen. Der Einsatz von Pflanzenbehandlungsmitteln betrug 1987 in der Bundesrepublik Deutschland 30 000 t. Ein Teil davon gelangt ins Grundwasser, ein anderer Teil wird als Rückstand in oder auf der Pflanze mit der Nahrung aufgenommen. Pestizide können das Nervensystem schädigen, und bestimmte Substanzen werden z.b. bei Verabreichung über die Muttermilch auch mit der Häufung bösartiger Tumoren in Zusammenhang gebracht.

Aflatoxine

Auch pflanzliche sekundäre Stoffwechselprodukte können toxisch sein. Bekanntestes Beispiel ist α_1-Aflatoxin, ein Mykotoxin (Pilzgift), das von *Aspergillus flavus* gebildet wird. Dieser Schimmelpilz ist häufig auf Erdnüssen zu finden, so daß für Erdnüsse und Erdnußprodukte ein Aflatoxingrenzwert erlassen wurde. Aflatoxin gilt hinsichtlich seiner Konzentrations-Wirkungs-Beziehung als eines der gefährlichsten Karzinogene und verursacht das primäre Leberzellkarzinom.

Alkohol

In zahlreichen epidemiologischen Studien hat sich Alkohol als wirksames Karzinogen herausgestellt. Alkohol und sein Hauptstoffwechselprodukt Acetaldehyd erzeugen bei Ratten Tumoren. Beim Menschen werden gehäuft primäre Leberzellkarzinome nach alkoholverursachten Leberzirrhosen beobachtet. Urethan (Ethylcarbamat), ein weiteres Karzinogen, entsteht während der Gärung aus Alkohol und Carbamylphosphat.

Desinfiziertes Trinkwasser

Wenn Trinkwasser wegen mikrobieller Verunreinigung desinfiziert werden muß (z.B. bei Gewinnung aus Oberflächenwasser), erfolgt dies meist mit Chlorverbindungen. Diese Chlorierung erhöht jedoch die Mutagenität der im Wasser gelösten Verbindungen. Als identifizierte Karzinogene gelten Vinylchlorid, Chloroform und Dichlorethan.

Genußmittel

Etwa 70 % der männlichen Weltbevölkerung rauchen, in der Bundesrepublik Deutschland immerhin ein Drittel der Gesamtbevölkerung.

Pro Bundesbürger wurden 1988 täglich im Durchschnitt mehr als 6 Zigaretten geraucht. Viele Nichtraucher werden durch den Rauch dieser 137 Milliarden Zigaretten zu Passivrauchern.

Rund 30 % aller Krebserkrankungen sind direkt oder indirekt auf den Tabakkonsum zurückzuführen. Von einer brennenden Zigarette werden mehrere tausend Stoffe freigesetzt. Als Stoffe mit karzinogenem Potential sind in erster Linie das Benzo[a]pyren sowie 60 weitere polyzyklische aromatische Kohlenwasserstoffe (PAK) zu nennen. Im Nebenstromrauch können erheblich höhere PAK-Werte nachgewiesen werden, die auch vom Nichtraucher aufgenommen werden. Deshalb gilt (auch) Passivrauchen inzwischen eindeutig als gesundheitsschädlich und krebserzeugend.

Medikamente

Medikamente gehören zu den bestuntersuchten Substanzen, da sie vor der Zulassung einer eingehenden Beurteilung auf mutagene, teratogene und Spätfolgen unterzogen werden. Es gibt einige nicht nur mutagen, sondern auch karzinogen wirksame Substanzen, die therapeutisch angewendet werden. Die bekanntesten Arzneimittel dieser Art sind:

- karzinogene Zytostatika (z.B. Cyclophosphamid), die in der Krebstherapie Verwendung finden.
- Daneben existieren Medikamente mit karzinogener Wirkung, Urethan, Isoniazid (Tbc-Behandlung), Diethylstilböstrol, Phenacetin und möglicherweise auch Antibiotika wie Metronidazol.
- Ferner können sich durch Nitrosierung (während der Lagerung) aus bestimmten Medikamenten karzinogene Nitrosamine bilden.

Nahrungsmittel und Getränke

Toxische Substanzen in Nahrungsmitteln und Getränken haben unterschiedliche Ursachen: Zum einen gibt es die schon aufgezeigten natürlichen pflanzlichen und auch tierischen Inhaltsstoffe, z.B. Flavonoide, Hydrazine, Carbamate, Pyrrolizidinalkaloide oder Nitrosaminvorstufen, auf der anderen Seite bilden sich Mutagene teilweise bei der Lagerung, teilweise entstehen sie bei der Zubereitung von Nahrungsmitteln, insbesondere beim Erhitzen (Maillard-Bräunungsprodukte, N-Nitrosoverbindungen, Pyrolyseprodukte). Letztlich kommen Mutagene durch Lebensmittelzusätze (Konservierungsstoffe, Farbstoffe, Geschmacksstoffe) oder durch mikrobiellen Zerfall (z.B. Mykotoxine) in die Nahrung.

Kaffee und Tee enthalten als wichtiges Mutagen das Methylglycoal, daneben Glyoxal und Diacetyl.

Die Nitrosamine stellen eine der wichtigsten Karzinogene dar, vor allem weil sie ubiquitär vorkommen. Sie können dosisabhängig in praktisch allen Organen von Versuchstieren bösartige Tumoren erzeugen.

Vor allem enthält gepökeltes Fleisch, z.B. Schinken und Speck in bis zu 30 % von statistischen Proben N-Nitrosodimethylamin (NDMA) in Konzentrationen von 0,4–0,9 ppb. In 2 % der Fälle traten Werte über 5 ppb NDMA auf. Von den Getränken enthalten hauptsächlich Biere NDMA, das beim Darren (Rösten der Gerste) durch den Einsatz von Gasbrennern zur Wärmeerzeugung aus dem Luftstickstoff entsteht. Durch Senkung der Brennertemperatur konnte der Gehalt an Nitrosaminen im Bier um 70 % gesenkt werden.

Darüber hinaus entstehen Nitrosamine unter sauren Bedingungen im Magen aus sekundären Aminen und Nitrit, wobei dieses Nitrit durch bakterielle Zersetzung in der Mundhöhle aus Nitrat entsteht.

Grillen

Zu den mutagenen Stoffen, die durch Erhitzen entstehen, gehören in erster Linie die polyzyklischen Kohlenwasserstoffe. Sie entstehen hauptsächlich, wenn beim Grillen herabtropfendes Fett mit der Glut reagiert, abdampft und seine Reaktionsprodukte wie z.B. das hochgiftige Benzo[a]pyren sich wieder auf dem Fleisch niederschlagen.

Karzinogene am Arbeitsplatz

In einer englischen Studie kamen die Autoren zu dem Ergebnis, daß rund 4 % aller Krebserkrankungsfälle durch Arbeit und Beruf verursacht sind.

Nach der derzeit (1989) gültigen Liste für Berufskrankheiten sind u.a. folgende bösartige Erkrankungen genannt:

– Schleimhautveränderungen, Krebs oder andere Neubildungen der Harnwege durch aromatische Amine,
– Asbestose in Verbindung mit Lungenkrebs,
– durch Asbest verursachtes Mesotheliom des Rippenfells und des Bauchfells,
– Hautkrebs, verursacht durch Ruß, Rohparaffin, Teer und ähnliche Stoffe.

Karzinogene durch Strahlung (UV, Radioaktivität)

Bereits vor 80 Jahren wurden die bösartigen Folgen, die sich nach langandauernder Einwirkung von Röntgenstrahlen entwickeln, erkannt. Risikogruppe für Strahlenkrebs sind z.B. Radiologen, die bis zu 10mal häufiger als andere Ärzte an Leukämie erkranken. Auch unter

Uranarbeitern ist Lungenkrebs wesentlich verbreiteter als in der Normalbevölkerung.

Ultraviolette Strahlung

Bösartige Erkrankungen der Hautoberfläche sind in unseren Breiten die am schnellsten zunehmende Krebsart. Nach allgemein akzeptierter Ansicht sind vor allem die vermehrte UV-Exposition durch Sonnenbaden, Fernreisen in Länder mit intensiver UV-Strahlung und Gebirgstouren Grund für diese Häufung.

Heute sind rund 4 Millionen chemische Verbindungen bekannt, davon werden 100 000 von der chemischen Industrie in Europa produziert und in Verkehr gebracht. Von diesen Substanzen sind weniger als 1000 auf ihre tumorfördernde Wirkung untersucht worden – als karzinogen für den Menschen sind bisher 23 Substanzen nachgewiesen; 61 gelten als wahrscheinlich karzinogen.

3.10.2 Regionaler Vergleich von Krebshäufigkeiten

Die Häufung bestimmter Tumorarten in bestimmten Regionen der Erde ist auffällig. So hat z.B. Australien die höchste Inzidenz für Hautkrebs (hauptsächlich Nicht-Melanome), sie sollen verursacht sein durch die hohe UV-Licht-Exposition hellhäutiger Weißer, während Japan die höchste Magentumorinzidenzrate besitzt.

Mundhöhlenkrebs ist in Indien, Sri Lanka und Singapur mit 35 % aller Krebsfälle sehr häufig, in anderen Ländern sehr selten. Als Ursache gilt das Kauen von Betelnüssen in Tabak.

Leberkrebs ist eine häufige Tumorart in Schwarzafrika, Ursache sind Nahrungsmittel, die mit dem stark krebserregenden Gift eines Schimmelpilzes, Aflatoxin, verunreinigt sind.

Eine extreme Häufung von Speiseröhrenkrebs fand man in der Normandie und in der Bretagne. Die Ursache soll der dort reichlich genossene Calvados sein. Im Iran, an der Küste des Kaspischen Meeres, variiert die Speiseröhrenkrebshäufigkeit auf einer Entfernung von nicht einmal 400 km um das 30fache. Die Ursache ist unbekannt.

3.10.3 Wie kann sich der einzelne schützen?

Nach epidemiologischen Untersuchungen sind die Ursachen für die Entstehung maligner Tumoren zu 70 % in den Lebens- und Ernährungsgewohnheiten jedes einzelnen zu suchen: Karzinogene in der Nahrung (35 %), Tabakkonsum (30 %), berufliche Belastung (4 %), Alkohol (3 %), Umweltverschmutzung (2 %).

Letztlich kann neben einer entsprechenden Gesetzgebung nur eine „vernünftige" Lebensweise einen gewissen Schutz vor Tumorerkrankungen bieten. Zu den von internationalen Gremien gegebenen Empfehlungen gehören u.a.:

– ausgewogene Ernährung (d.h., nicht zu viel essen und nicht ständig das gleiche) mit ausreichend Ballaststoffen,
– Vorsicht bei der Einnahme von Medikamenten über längere Zeiträume,
– Vorsicht bei alkoholischen Getränken im Übermaß,
– Rauchen unterlassen,
– ausreichende tägliche Aufnahme der wahrscheinlich tumorprotektiven Vitamine A, C und E,
– übermäßige Aufnahme von sehr salzhaltigen Lebensmitteln vermeiden,
– die verkohlten Stellen von gegrilltem Fleisch oder Fisch nicht verzehren,
– verschimmelte Nahrungsmittel wegwerfen (Ausnahme: Kulturschimmel in Käse und Wurst),
– übermäßiges Sonnenbaden unterlassen,
– Überarbeitung und Nachtarbeit vermeiden, da diese die Abwehrkräfte gegen Erkrankungen mindern.

3.11 Weiterführende Literatur

1. Abwassertechnische Vereinigung: Lehr- und Handbuch der Abwassertechnik, Bd. I–III. Ernst, Berlin 1978
2. Aurand, K.: Bewertung chemischer Stoffe im Wasserkreislauf. Schmidt, Berlin 1981
3. Borneff, J.: Hygiene. Thieme, Stuttgart 1982
4. Bundesimmissionsschutzgesetz: Allgemeine Verwaltungsvorschrift: Technische Anleitung zur Reinhaltung der Luft (TA-Luft). Bundesministerium des Innern, Gemeinsames Ministerialblatt vom 27.2. 1986
5. Conrad, W., W. Duwe: Handbuch des Lärmschutzes und der Luftreinhaltung. Schmid, Berlin 1969
6. Der Bundesminister für Jugend, Familie und Gesundheit: Trinkwasserverordnung vom 22.5. 1986. Bundesgesetzblatt I, 1986 (S. 760–773)
7. Der Bundesminister für Jugend, Familie und Gesundheit: Trinkwasser – Aufbereitungsverordnung. Bundesgesetzblatt I, 1959 (S. 762 ff.)
8. DIN, Deutsches Institut für Normung e.V.: Leitsätze für die zentrale Trinkwasserversorgung (DIN 2000). Beuth, Berlin 1973
9. DIN, Deutsches Institut für Normung e.V.: Leitsätze für die Einzeltrinkwasser-Versorgung (DIN 2001). Beuth, Berlin 1983
10. DIN, Deutsches Institut für Normung e.V.: Aufbereitung und Desinfektion von Schwimm- und Badebeckenwasser (DIN 19643). Beuth, Berlin 1984
11. DIN, Deutsches Institut für Normung e.V.: Aufbereitung und Desinfektion von Wasser für Warmsprudelbecken (Vornorm DIN 19644). Beuth, Berlin 1986
12. DIN, Deutsches Institut für Normung e.V.: Wasserversorgung, DIN Taschenbuch 12. Beuth, Berlin 1989
13. Europäische Gemeinschaften: Richtlinie des Rates über die Qualität der Badegewässer (76/160/EWG). Amtsblatt der Europäischen

Gemeinschaften Nr. L 31, 1976 (S. 1–7)

14. Europäische Gemeinschaften: Richtlinien des Rates über die Qualität des Wassers für den menschlichen Gebrauch (80/778/EWG). Amtsblatt der Europäischen Gemeinschaften Nr. L 229, 1980 (S. 11–29)

15. Fachgruppe Wasserchemie der GDCH: Deutsche Einheitsverfahren zur Wasser-, Abwasser- und Schlammuntersuchung, Loseblattsammlung. VCH, Weinheim 1990

16. Hinzen, A.: Umweltqualität und Wohnstandorte (Hrsg.: Umweltbundesamt). Bauverlag, Wiesbaden 1983

17. Höll, K.: Wasseruntersuchung, Beurteilung, Aufbereitung, Chemie, Bakteriologie, Virologie, Biologie. De Gruyter, Berlin 1986

18. Hütter, L.: Wasser und Wasseruntersuchung. Diesterweg, Frankfurt, 1979

19. Keller, E.: Abfallwirtschaft und Recycling. Giradet, Essen 1977

20. Koordinierungskreis des Badewesens: Richtlinien für Bäderbau und Bäderbetrieb, Abschnitt: Technik – Wasseraufbereitung für Schwimmbeckenwasser. 1972

21. Krusche, P.: Ökologisches Bauen (Hrsg.: Umweltbundesamt). Bauverlag, Wiesbaden 1982

22. Kumpf, W., K. Maas, H. Straub: Müll- und Abfallbeseitigung, Loseblattsammlung. Schmidt, Berlin 1981

23. Kunz, P., G. Frietsch: Mikrobizide Stoffe in biologischen Kläranlagen. Springer, Berlin 1986

24. Meinck, F.: Hygienisch toxikologische Bewertung von Trinkwasserinhaltsstoffen. Schriftenreihe des Vereins für Wasser-, Boden- und Lufthygiene Nr. 40. Fischer, Stuttgart 1973

25. Milde, G., U. Müller-Wegener: Pflanzenschutzmittel und Grundwasser. Fischer, Stuttgart 1989

26. Moll, W.: Taschenbuch für Umweltschutz. Uni-Taschenbuch 197. Steinkopff, Darmstadt 1973

27. Mutschmann, J., F. Stimmelmayr: Taschenbuch der Wasserversorgung. Franck, Stuttgart 1986

28. Rat der Sachverständigen für Umweltfragen: Umweltgutachten 1978. Kohlhammer, Stuttgart 1978

29. Rat der Sachverständigen für Umweltfragen: Umweltprobleme der Nordsee, Sondergutachten 1980. Kohlhammer, Stuttgart 1980

30. Roeske, W.: Schwimmbeckenwasser – Anforderungen, Aufbereitung – Untersuchungen. Haase, Lübeck 1986

31. Roth, L.: Wassergefährdende Stoffe. Ecomed, Landsberg 1990

32. Scheffer, F., P. Schachtschabel: Lehrbuch der Bodenkunde. Enke, Stuttgart 1989

33. Thofern, E., K. Botzenhart: Hygiene und Infektion im Krankenhaus. Fischer, Stuttgart 1983

34. VDI-Kommission Reinhaltung der Luft: Halogenierte organische Verbindungen in der Umwelt, VDI-Bericht 745, Bd. I u. II. VDI-Verlag, Düsseldorf 1989

35. Vogl, J./A. Heigl, K. Schäfer: Handbuch des Umweltschutzes, Loseblattsammlung, Bd. I–IX. Ecomed, Landsberg 1990

36. Umweltbundesamt: Untersuchungen zur Entfernbarkeit flüchtiger organischer Verbindungen durch Belüftungsverfahren, Materialien 4/83. Schmidt, Berlin 1983

37. Umweltbundesamt: Lebensdauer von Bakterien und Viren in Grundwasserleitern, Materialien 2/85. Schmidt, Berlin 1985

38. Umweltbundesamt: Daten zur Umwelt 1988/1989. Schmidt, Berlin 1989

39. Wetzel, R.G.: Limnology. CBS College Publishing, Philadelphia 1983

4. Infektionslehre und angewandte medizinische Mikrobiologie

J. Preuner

4.1 Allgemeine Epidemiologie der Infektionskrankheiten

Die Lehre von den übertragbaren Infektionskrankheiten bezeichnet man als Epidemiologie (Seuchenlehre) im engeren Sinne. Infektion bedeutet das Eindringen von Mikroorganismen in einen Makroorganismus (Tier, Pflanze, Mensch) und kann durch Auseinandersetzung mit diesem – durch Vermehrung oder Toxinbildung – zu einer Infektionskrankheit führen, deren Ausmaß von der Typeigenart und Virulenz des Mikroorganismus sowie dem Infektionsort am Wirt, dessen allgemeiner Verfassung u.a.m. abhängig ist. Infektionskrankheiten sind nicht unbedingt übertragbare Krankheiten, Tetanus oder Gasbrand z.B. sind Einzelfälle, die Infektion wird nicht weitergegeben. Epidemie bedeutet eine zeitlich und örtlich begrenzte Häufung einer bestimmten Infektionskrankheit; eine Pandemie ergreift einen ganzen Kontinent oder sogar die ganze Welt (Cholera im 19. Jh., Grippe [Influenza] 1918 und 1957). Unter „Seuche" versteht man Infektionskrankheiten, für die eine Massenausbreitung und schwerer Verlauf charakteristisch sind (Pest, Cholera, Typhus abdominalis, Mehrfachinfektionen mit unterschiedlichen Erregern). Eine zwar räumlich, nicht aber zeitlich begrenzte Verbreitung einer Infektionskrankheit heißt Endemie. Tierkrankheiten bezeichnet man als Zoonosen.

Das Bild vieler Infektionskrankheiten ist über lange Zeiträume gleich geblieben, andere verschwanden, wahrscheinlich auch die Pocken (Variola vera), deren letzter Erkrankungsfall 1977 in Somalia bekannt wurde. Auf der 33. Weltgesundheitskonferenz im Mai 1980 wurde die Welt als pockenfrei erklärt; seither gibt die WHO keine Empfehlung mehr für eine Pockenschutzimpfung. – Andere Krankheiten traten neu auf, vor allem AIDS. Die Cholera unterlag einem Panoramawandel (von der endemischen zur epidemischen Form), teilweise mit Erregerwechsel von Vibrio cholerae zu Vibrio eltor.

Wirksame Bekämpfung einer Infektionskrankheit ist nur erreichbar, wenn man – im Rahmen der Gesamtdemographie – in einer Gesundheitsstatistik zentral möglichst vollständige Daten über ihr Vorkommen in der betreffenden Bevölkerung erfaßt wie Häufigkeit der Erkrankung insgesamt und bei bestimmten Berufen, bevorzugte Alters- und Geschlechtsgruppen, geomedizinische Voraussetzungen, saisonale Häufung. Typische Erkrankungen anderer Länder müssen heutzutage ebenfalls vermehrt berücksichtigt werden (Erlebnisreisen, Zustrom von Asylbewerbern). Das „Gesetz zur Verhütung und Bekämpfung übertragbarer Krankheiten beim Menschen" (Bundesseuchengesetz vom 18. Juli 1961 in der Fasssung der Bekanntmachung vom 18. Dezember 1979) regelt in einem Katalog die Meldepflicht, wobei unterschiedlich Verdacht, Erkrankung, Tod oder auch ein Ausscheider bestimmter Erreger zu melden ist; der Katalog muß der aktuellen Seuchenlage jeweils angepaßt werden.

Besonders zu beachten sind Krankenhausinfektionen (nosokomiale Infektionen), d.h., ein Patient erwirbt sie bei Krankenhausaufenthalt zusätzlich (infektiöser Hospitalismus). Häufungen solcher Ereignisse, allgemein oder einzelne Stationen betreffend, sind zu melden (unabhängig vom Katalog). Das gleiche gilt sinngemäß für Alten- und Pflegeheime, Kindergärten und -heime usw. Die Bewertung des Wesens einer Infektionskrankheit richtet sich nach der

– Morbidität = Häufigkeit einer Krankheit, bezogen auf die Gesamtbevölkerung/Jahr (meist auf 1000 Einwohner),
– Mortalität (Sterblichkeit) = Anzahl an Todesfällen bei einer bestimmten Krankheit im Verhältnis zur Gesamtbevölkerung,
– Letalität (Tödlichkeit) einer definierten Krankheit.

Die Begriffe Mortalität und Letalität sind sorgfältig zu trennen (z.B. Mortalität an Cholera asiatica in Deutschland = 0, ihre Letalität je nach Erregertyp zwischen 2 und 50 %).

Die Entstehung einer Infektionskrankheit hängt von dem Verhältnis von Gast (Bakterium, Virus, Pilz, Protozoon) zum Wirt – dem Menschen – ab. Stören sie sich gegenseitig nicht, besteht ein Kommensalismus; nützen sich beide in ausgewogenem Gleichgewicht, ist dies eine Symbiose; wird jedoch der Gast zum Feind des Wirts, ist er ein Parasit (z.B. Läuse = Ektoparasiten, Eingeweidewürmer = Endoparasiten); parasitäre Infektionen sind in der Regel chronisch. Ein Mikroorganismus kann pathogen sein, d.h. Krankheit hervorrufen. Die Summe seiner pathogenen Eigenschaften ist seine Virulenz. Wenige Organismen einer hochvirulenten Bakterienart genügen, um eine tödliche Krankheit hervorzurufen. – Hat ein pathogener Bakterien- oder Virusstamm seine Virulenz ganz oder beinahe verloren, ohne seine Identität einzubüßen, dann lassen sich mit solchen „attenuierten" Stämmen wirksame Impfstoffe herstellen. Nur wenige Mikroorganismen aus der vorhandenen Biomasse in der Erdoberfläche sind als Krankheitserreger anzusehen. Die Berührung eines lebendigen Organismus mit einem solchen führt zur Kontamination (Verunreinigung), evtl. ein flüchtiger Zustand ohne Einfluß auf den Wirt. Sobald sich der Mikroorganismus ansiedelt oder vermehrt, wird daraus eine Infektion, eine Auseinandersetzung zwischen beiden. Beim Auftreten klinischer Symptome spricht man von einer Infektionskrankheit. Die Zeit zwischen der Erregeraufnahme und den ersten Krankheitszeichen ist die Inkubationszeit mit charakteristischer Dauer (bei Windpocken z.B.

2–3 Wochen, bei manchen Adenoviren 5–8 Tage). Nicht jede Infektion führt zur Krankheit; das Verhältnis zwischen diesen beiden Zuständen heißt der Kontagionsindex, sein Wert wird in Prozentzahlen ausgedrückt. Ist einem Mikroorganismus trotz mechanischer Hemmnisse das Eindringen in einen Wirt gelungen, steht ihm zunächst die unspezifische, angeborene Körperabwehr (natürliche Resistenz) gegenüber, z.B. durch Phagozyten oder Serumbakterizide. Daneben gibt es die spezifische oder erworbene Körperabwehr; sie richtet sich meist nur gegen jeweils eine oder einige strukturähnliche Fremdsubstanzen (Antigene), die im Lauf des Lebens durch Auseinandersetzung mit dem Organismus zur Antikörperbildung geführt haben. Der Mensch erhält damit einen spezifischen Schutz (Immunität, Gefeitsein), der jahrelang anhalten, aber auch nur kurzdauernd sein kann (Grundlage der Schutzimpfung). Im Verlauf der Immunisierung werden „Gedächtniszellen" gebildet, die, sich immunologisch erinnernd, später, bei neuerlichem, gleichartigem Antigenkontakt, eine schnellere Reaktion des Makroorganismus ermöglichen (booster effect). – Treffen ein Antigen und der dazu passende Antikörper aufeinander, dann bilden sie einen Immunkomplex. Eine massive erworbene Störung immunologischer Funktionen liegt bei der Immunschwächekrankheit AIDS vor.

4.2 Schutzimpfungen

Durch Schutzimpfungen soll eine Immunität zur Vorbeugung gegen Infektionskrankheiten erzeugt werden.

4.2.1 Passive Immunisierung

Bei ihr werden spezifische Antikörper, die in einem anderen Organismus (artfremd im Tier, arteigen im Menschen) gebildet wurden, einem Infizierten direkt übertragen, um ihn sofort für Wochen oder Monate gegen eine Infektionskrankheit zu schützen.

Immunisierung mit arteigenen Immunglobulinen

Sie erfolgt:

- auf natürlichem Wege während der Schwangerschaft durch diaplazentaren Übergang mütterlicher Antikörper auf den Fetus (Nestschutz),
- durch Trennung der Blutplasmaproteine (Plasmafraktionierung). Dabei gewinnt man (Hyperimmun-)Gammaglobulinkonzentrate. Die damit durchgeführte Prophylaxe schützt Infizierte, die (noch) keine eigenen Antikörper gebildet haben (Masernprophylaxe) oder

die aus anderen Gründen nicht erkranken sollen (Gravide, Diabetespatienten oder solche mit Immundefekt).

Immunisierung mit artfremden Immunglobulinen

Sie geht zurück auf das Diphtherieschutzserum Emil von Behrings (1891), das vom Pferd gewonnen wird und daher seinerseits, weil artfremd, Antikörperbildung im Menschen veranlaßt. Wiederholte Serumgabe kann zu allergischer (Überempfindlichkeits-)Reaktion führen (Serumkrankheit). Heute ist im Erkrankungsfall besser humanes Diphtherieimmunglobulin anzuwenden. Gegen Schlangengift gibt es ein antitoxisches Pferdeimmunserum für die Bereiche Europa, Nord- und Zentralafrika und den vorderen und mittleren Orient.

4.2.2 Aktive Immunisierung

Bei ihr ist das Ziel, beim Geimpften möglichst ohne Nebenwirkungen die Bildung spezifischer Antikörper und damit eine fast ebenso wirksame Immunität zu erreichen, wie sie nach Überwinden der betreffenden Krankheit bestehen würde. Das Prinzip dabei ist, den Mikroorganismus oder das Toxin so zu verändern, daß die Pathogenität, nicht jedoch die Antigenität verloren geht. Lebendimpfstoffe (Einzel- oder Kombinationsvakzine) enthalten abgeschwächte, vermehrungsfähige Erreger und verleihen längeren Schutz als Totimpfstoffe, jedoch vielfach nicht lebenslang, daher ist evtl. eine Auffrischung nötig (booster effect, z.B. bei Tetanus und Gelbfieber nach 10 Jahren, Influenza jährlich). Der Infektionsschutz tritt nach wenigen Tagen bis Wochen gegen Poliomyelitis, Masern, Röteln, Mumps, nach ca. 6 Wochen gegen Tuberkulose (BCG-Impfung) und nach Monaten gegen Keuchhusten (Pertussis) ein. Totimpfstoffe aus inaktivierten Bakterien oder Viren bzw. deren Teilprodukten (Toxoide, Spaltantigene) werden meist als Monovakzine angewendet, Kombinationen sind z.B. Diphtherie-Tetanus, Diphtherie-Tetanus-Polio. Von der Art des Impfstoffes hängt die Anwendungsweise ab (oral, subkutan, intramuskulär). Unerwünschte Nebenwirkungen können bei jeder Impfung auftreten, sie reichen von der leichten Impfkomplikation bis zu schwerem Impfschaden. Laut Bundesseuchengesetz besteht ein Versorgungsanspruch des Geschädigten, wenn die Impfung gesetzlich vorgeschrieben oder veranlaßt wurde. In der Bundesrepublik Deutschland gibt es derzeit keine obligatorische Schutzimpfung mehr, nachdem am 24. November 1982 das seit dem 8. April 1874 bestehende Impfgesetz (Pockenschutzimpfung) aufgehoben wurde. Jede Schutzimpfung ist in einen Impfpaß einzutragen. Das Bundesgesundheitsamt hat Richtlinien für die Durchführung von Schutzimpfungen herausgegeben (Reihenfolge der Impfung, Abstände zwischen den Impfterminen, mögliche Mehrfachschutzimpfungen):

- Impfkalender im Kindesalter, zu unterteilen in einen Standardimpf-
  plan und einen Plan für Indikationsimpfungen,
- Schutzimpfungen vor Eintritt und in der Schwangerschaft,
- Indikationsimpfungen für bestimmte Personengruppen:
  Hepatitis-B-Impfung für medizinisches und zahnmedizinisches Per-
  sonal (wenn HBs-negativ), Dialysepatienten, zerebral geschädigte
  Personen und deren Pflegepersonal, Prostituierte, Homosexuelle,
  Drogenabhängige, länger einsitzende Inhaftierte,
  Influenza-(Grippe-)Schutzimpfung für bestimmte Berufsgruppen,
  Risikopatienten, Personen über 60 Jahre: Antigenzusammenset-
  zung je nach aktueller Seuchenlage,
  Tollwutschutzimpfung in Enzootiegebieten für Laboratoriums-,
  Schlachthof- und Forstpersonal, Tierärzte; orale Immunisierung
  von Wildtieren durch Köder mit attenuiertem Virus,
  Tuberkuloseschutzimpfung (BCG = Bacille Calmette-Guèrin) für
  Risikogruppen,
- Impfungen bei Auslandsreisen je nach den Vorschriften der jeweiligen Einreise- bzw. Durchreiseländer (z.B. Gelbfieber, Cholera) und
  dem Ziel der Reise: Großstadt, offizielles Feriengebiet, Entwick-
  lungshilfe, Buscharzt, Rucksackreise im Landesinneren mit niedrigem Hygienestatus usw.;
- aktive Tetanusschutzimpfung: für jedermann empfohlen (Grundim-
  munisierung und Auffrischungsimpfungen).

4.3 Infektion

Die Voraussetzung für eine Infektion ist eine Infektionsquelle, an der
sich die Krankheitserreger funktionstüchtig aufhalten. Der Infektionsweg ist die Strecke zwischen Quelle und Eintrittsort. Die Infektions-
pforte ist diejenige Stelle, an welcher ein Krankheitserreger in einen
neuen Wirt eindringt.

4.3.1 Infektionsquelle

Beim Menschen ist die Erregerausscheidung meist zeitlich begrenzt.
Eine Ausnahme bilden z.B. aus Gallengängen stammende Typhusbak-
terien. Ein solcher Keimträger (früher Dauerausscheider) ist als Infektionsquelle in Berufswahl und -ausübung Einschränkungen unterworfen (Lebensmittelbetrieb, Kindergarten usw.). Vom latent infizierten
oder kranken Organismus können Keime mit den natürlichen Sekreten und Exkreten in die Außenwelt gelangen:
- durch Niesen, Sprechen oder einen Hustenstoß von den Schleimhäuten der oberen Luftwege in die Umgebungsluft,
- mit Fäkalien von der Darmschleimhaut in Abwasser und Erdboden,

- mit Urin von den abführenden Harnwegen,
- mit Eiter, Abschilferungen, Pustelkrusten von der infizierten oder entzündeten Haut in die Umgebung (Bettwäsche, Verbandszeug),
- von den Schleimhäuten der Geschlechtsorgane in das unmittelbare Umfeld,
- aus dem Blut durch Wunden, Hautverletzungen (Blutentnahme bei ärztlichen Maßnahmen) und Anstechen oberflächennaher Gefäße durch Ektoparasiten (Stechmücken und -fliegen, Flöhe, Wanzen, Läuse, Zecken).

Eine direkte Infektion setzt unmittelbaren Kontakt zwischen Quelle und anzusteckendem Organismus voraus, der unterschiedlich in Dauer, Intensität oder Häufigkeit sein kann. Die indirekte Infektion geschieht auf Umwegen durch verschiedene Transportmittel (Lebensmittel, Instrumente, Hände des Pflegepersonals) in Abhängigkeit von den biologischen Eigenschaften des Erregers und seiner Widerstandskraft gegenüber Umwelteinwirkungen wie

- Temperatur: Empfindliche Mikroorganismen haben ihr Wachstumsoptimum zwischen +10 und +40 °C, über +65 °C sterben die meisten von ihnen ab (Eiweißdenaturierung). Bei niedrigen Temperaturen bis in den Tiefgefrierbereich vermehren sich Mikroorganismen nicht mehr, bleiben aber lebensfähig.
- Feuchte: Austrocknung vernichtet empfindliche Keime schnell, z.B. die Erreger der Lues und der Gonorrhoe, diese bevorzugen die Idealverhältnisse des direkten Schleimhautkontaktes bei +37 °C (daher normalerweise Geschlechtskrankheiten).

Resistenz gegen Trockenheit und Temperaturschwankungen erlaubt längeres Verbleiben in Staub, Wasser, Kälte oder im Erdboden. Wichtig kann die Schutzfunktion des unmittelbaren Umfeldes sein. Die Mikroorganismen befinden sich selten „nackt" in der Umwelt, sondern haften an Resten organischer Stoffe oder sind – als Krankheitserreger – eingehüllt in Blut, Eiweiß, Schleim, Eiter oder Gewebeteilchen; manche haben typenspezifisch eigene Hüllen (S. 131) als Schutz vor Schädlichkeiten (UV- und IR-Strahlung, chemische Substanzen, niedere oder sehr hohe pH-Ionenkonzentration). Bazillen und Klostridien bilden Sporen (S. 131), das sind umweltresistente Dauerformen.

4.3.2 Infektionswege

Relativ widerstandsfähige Krankheitskeime ermöglichen indirekte Infektionen, die Transportwege sind u.a.:

- Verfrachtung in trockenem oder feuchtem Aerosol (Tröpfcheninfektion);

– Transport im Abwasser in die Vorfluter (Oberflächengewässer) oder in das oberflächennahe Grundwasser. Menschen und Tiere infizieren sich direkt beim Trinken oder durch Lebensmittel, die mit diesem Wasser kontaminiert sind;
– Verbreitung durch Insekten (Malaria, Fleckfieber, Enzephalitis, Bakterienruhr).

4.3.3 Infektionseintrittspforten

Der Eintritt des Krankheitserregers kann erfolgen:

– auf dem Atemweg (aerogen), einfach, wirksam und schnell. Durch Inhalation kann es gleichzeitig zur Infektion mehrerer Menschen kommen („Erkältungskrankheiten", Tuberkulose, Grippe [Influenza] sowie Masern, Scharlach, Diphtherie, Keuchhusten, Windpocken, Mumps und Röteln);
– auf dem oralen Weg über Mund – Magen – Darm mit artenspezifischer Ansiedlung der Erreger auf der Darmschleimhaut: Salmonellen (Typhus abdominalis, Paratyphus, „Salmonellosen") im Dünndarm, Ruhrbakterien (Dysenterie), Dysenterieamöben (tropische Ruhr) im unteren Dickdarm, oral werden auch die Verursacher der epidemischen Leberentzündung (Hepatitis) aufgenommen;
– durch Übertragung auf die Schleimhaut der Geschlechtsorgane (permukös) durch Direktkontakt (Lues, Gonorrhoe);
– durch Eindringen in die erkrankte oder verletzte Haut (perkutan): Schnitt- und Stichwunden, Abschürfungen u.ä. (Tuberkulose, Lepra- und Eiterbakterien, Gasbrand- und Tetanusbazillen, Pocken- und Kuhpockenviren können so übertragen werden);
– durch den Stich blutsaugender, mit Viruskrankheiten oder Protozoonosen infizierter Gliederfüßer (Arthropoden).

4.4 Bakterien

4.4.1 Allgemeine Mikrobiologie

Aufbau und Vermehrung einer Bakterienzelle

Bakterien teilt man nach ihrer Gestalt ein:

– Kokken = kugelförmige Zellen, paarweise, in Ketten oder Haufen gelagert,
– Stäbchen = Bakterien im eigentlichen Sinne, mit abgerundeten, zugespitzten oder keulenförmigen Enden,
– Schraubenbakterien = Spirochäten oder Spirillen, lange Schraubenfäden oder Teilstücke einer Schraube.

Eine etwa 1000fache Vergrößerung ist notwendig, um diese einzelligen Mikroorganismen sichtbar zu machen. Sie besitzen (von innen nach außen):

Das *Kernäquivalent* (Nucleoid) – anstelle eines abgegrenzten Zellkerns – wird aus einem doppelsträngigen, zu einem Ring verknäuelten DNS-Faden (Desoxyribonucleinsäure) gebildet (Erbsubstanz, Bakterienchromosom).

Es liegt im *Zytoplasma,* dem Inhalt der Bakterienzelle, bestehend aus Wasser, Salzen, Proteinen, Stoffwechselprodukten und Ribonucleinsäure (RNS), welche in Form der sog. Ribosome die Eiweißsynthese vermittelt.

Die *dreischichtige zytoplasmatische Membran* (hauptsächlich aus Proteinen und Lipoiden aufgebaut) hat mehrere Funktionen:

- Sie ist semipermeabel (halbdurchlässig) und damit eine osmotische Schranke, die, z.B. zusammen mit der Zellwand, in einem Milieu mit niedrigerer Salzkonzentration als im Zellinneren, das Einströmen von Wasser in die Zelle – und damit ihr Platzen – verhindert.

- In der zytoplasmatischen Membran befinden sich wichtige Enzymsysteme, die den Aufbau der Zellwand und einer evtl. vorhandenen Kapsel steuern.

- Sie ist entscheidend für den Stoffaustausch der Zelle in beiden Richtungen und für die Zellteilung.

- In dieser Membran können Geißeln (ganz dünne Proteinfäden), über die gesamte Zelloberfläche verteilt oder endständig sitzend, verankert sein: eine Geißel, ein Geißelbüschel oder Geißeln an beiden Polen. Sie dienen der aktiven Bewegung des Mikroorganismus und sind antigen wirksam.

Von der Membran durch einen Spalt getrennt (periplasmatischer Raum) folgt die relativ starre *Zellwand* als Schutz gegen äußere Einflüsse, sie hält zudem den Innendruck des Bakteriums konstant, ihre chemische Zusammensetzung und Schichtdicke beeinflußt das Färbeverhalten bei der Gram-Färbung. Andere Bestandteile sind antigen wirksam, manche können von verschiedenen Enzymen und Antibiotika angegriffen werden. Einige Bakterienarten haben zudem eine Kapsel, eine schleimige Hülle aus Polysacchariden (z.B. Pneumokokken) oder Polypeptiden (z.B. Milzbrandbazillen). Die Kapsel schützt die Keime u.a. vor Phagozytose.

Einige (grampositive) Bakterienarten bilden unter ungünstigen Umweltbedingungen *Sporen* (wasserarme Dauerformen); unter zusagenden Verhältnissen werden daraus wieder vegetative, sich vermehrende Keime, die in dieser Phase Krankheiten hervorrufen können. Sporen sind langlebig und ganz besonders widerstandsfähig gegenüber chemischen und physikalischen Einflüssen.

Aerob wachsende Sporenbildner heißen Bazillen (z.B. Milzbrandbazillen), anaerobe nennt man Klostridien (z.B. Clostridium tetani).

Toxine – meist Proteine – sind Bakterienprodukte, welche den Wirt
schädigen: Exotoxine werden von der lebenden Zelle abgegeben
(Diphtherie-, Tetanustoxin) und sind antigen wirksam, Endotoxine
werden beim Zellzerfall einiger gramnegativer Bakterien frei (z.B. bei
Enterobakterien). Toxine können, unter Erhalt ihrer antigenen Eigenschaften, zu Toxoiden „entgiftet" werden.

Ferner bilden Bakterien unterschiedliche Mengen verschiedener
Enzyme.

Zu Wachstum und Vermehrung brauchen alle Bakterien eine bestimmte Feuchtigkeit und eine artspezifische Optimaltemperatur: für
humanpathogene Arten liegt sie – entsprechend der Körpertemperatur
ihres bevorzugten Wirts – um +37 °C. Aerob wachsende Bakterien
benötigen Luftsauerstoff, Anaerobier können sich nur bei O_2-Abwe-
senheit vermehren; optimaler pH-Bereich ist etwa 7. Nach einer
Wachstumsphase mit Vergrößerung des einzelnen Bakteriums folgt die
Querteilung zur Vermehrung: aus einer Mutterzelle werden zwei iden-
tische Tochterzellen. Der Teilungsvorgang läuft meist rasch ab (bei E.
coli ca. 20 Minuten), kann aber auch Stunden oder Tage dauern, so
daß z.B. das Auftreten sichtbarer Kolonien auf festen Nährböden in
sehr unterschiedlichen Zeiträumen zu erwarten ist (Proteus/Tuberkel-
bakterien/Pilze). Kolonieform und -farbe sowie das Verhalten auf unterschiedlichen Nährmedien lassen oft Rückschlüsse auf die Keimart
zu (z.B. Hämolyse, Gelbfärbung, „Schwärmen").

4.4.2 Spezielle Mikrobiologie

Zunächst teilt man Bakterien nach ihrem Verhalten bei der Gram-Färbung (S. 151) in grampositiv (blau) und gramnegativ (rot) ein.

Gramnegative Kokken

Neisserien (Diplo = Doppelkokken)

Neisseria meningitidis (Meningokokken, verschiedene Serotypen).
Krankheitsbild: Meningitis epidemica (übertragbare Genickstarre),
saisonal gehäuft im Frühjahr (z.B. auch in Internaten, Kinderheimen,
Kasernen), epidemieartige Ausbrüche etwa alle 7–10 Jahre.

Neisseria gonorrhoeae (Gonokokken, obligate Schleimhautkeime):
Ursache der häufigsten Geschlechtskrankheit des Menschen (Gonorrhoe). Neugeborene können sich unter der Geburt infizieren (schwere,
eitrige Bindehautentzündung).

Grampositive Kokken

Staphylokokken (unbewegliche Haufenkokken, fakultativ anaerob)

Typische Stämme unterschiedlicher Virulenz sind in der normalen Körperflora des Menschen zu finden. *Staphylococcus aureus* (gelblich gefärbte Kolonien) besitzt das Enzym Coagulase. Enterotoxinbildende Stämme findet man oft bei Nahrungsmittelintoxikationen (gute Vermehrung z.B. in Ei- und Milchprodukten, Kartoffelsalat). Infolge häufiger Antibiotikaresistenz sind Staphylokokken auch Ursache von Krankenhausinfektionen, typische Prozesse: Furunkel, Karbunkel, Mastitis, Osteomyelitis, beim Säugling Dermatitis exfoliativa.

Coagulasenegative Staphylokokken (wichtig: *Staphylococcus epidermidis* und *saprophyticus*) haben meist weißliche Kolonien, ihre Virulenz ist gewöhnlich geringer (fakultativ pathogen) als bei Aureusstämmen, man findet sie aber bei schweren Harnwegsinfektionen, nach Kunststoffimplantation (Hüftgelenk, Herzklappe, Venenkatheter) und bei Endokarditis.

Streptokokken

Sie wachsen in mehr oder weniger langen Ketten und besitzen eine Reihe von Enzymen und Toxinen (wenn bestimmte Bakteriophagen-DNS im Genom der Bakterienzelle eingebaut wurde), erythrogene Toxine sind fiebererzeugend und verursachen das Scharlachexanthem. Die Einteilung der Streptokokken erfolgt u.a. nach ihrer Hämolysefähigkeit auf Blutagarplatten und dem Vorhandensein spezifischer Antigene. Für menschliche Erkrankungen sind von Bedeutung:

Streptococcus pyogenes, erzeugt Erysipel, Impetigo, Puerperalsepsis und Scharlach mit Folgeerscheinungen,

Streptococcus agalactiae neigt zu epidemischem Auftreten, z.B. auf Neugeborenen- und Säuglingsstationen (Sepsis und Meningitis), wichtigster Mastitiserreger beim Rind (gelber Galt).

Enterokokken finden sich in der normalen Darmflora, *Streptococcus faecalis* spielt infolge seiner häufigen Antibiotikaresistenz eine Rolle bei Gallen-, Harnwegs- und Wundinfektionen.

Streptococcus mutans und andere dieser Gruppe sind durch saure Stoffwechselprodukte an der Kariesentstehung beteiligt.

Streptococcus pneumoniae (Pneumokokken, lanzettförmige Diplokokken, etwa 80 Serotypen) besitzt als virulenter Keim eine Schleimkapsel. Erkrankungsformen: lobäre und Bronchopneumonie, Mittelohr- und Nasennebenhöhleneiterung, eitrige Meningitis und Ulcus serpens corneae.

Gramnegative Stäbchen

Eine große Gruppe unterschiedlicher Krankheitserreger, alle besitzen Endo-, manche auch Exotoxine, Differenzierung durch Stoffwechselleistungen und spezifische Antigene von Zellwand und Geißeln.

Enterobacteriaceae

Escherichia coli finden sich im Dickdarm und dienen daher als Indikatorkeim für fäkale Verunreinigung. Bei Abwehrschwäche des Organismus (z.b. Zytostatikatherapie, AIDS) können sie Harnwegsinfektionen, Peritonitis und Gallenblasenentzündungen verursachen.

Enteropathogene E. coli („Dyspepsiecoli") sind klassische Diarrhoe-Epidemieerreger in Säuglingsheimen und Kinderkrankenhäusern (infektiöser Hospitalismus).

Enterotoxische E. coli sind oft Ursache der sog. „Reisediarrhoe" mit massiven Durchfällen bis zur Exsikkation.

Salmonellen

Die derzeit serologisch definierbaren über 2000 Salmonellentypen werden aus klinischen und pathogenetischen Gründen in 2 Gruppen eingeteilt:

Typhus-Paratyphus-Gruppe:
- Salmonella typhi, Erreger des Bauchtyphus (Typhus abdominalis),
- Salmonella paratyphi A, B und C mit charakteristischen Krankheitsbildern. Inkubationszeit 1–3 Wochen, Erregerreservoir: der Mensch.

Gastroenteritisgruppe: akuter Brechdurchfall, Inkubationszeit: wenige Stunden oder 1–2 Tage. Infektionsquelle Eier, Milchprodukte, Fleisch. Anstieg menschlicher Erkrankungszahlen seit Zunahme der Futtermittelimporte und der Massentierhaltung, Gruppenerkrankungen durch Versorgung aus Großküchen.

Shigellen

Es sind die Erreger der bakteriellen Ruhr, durch Schmutz- und Schmierinfektion, meist über Lebensmittel übertragen, mangelhafte Hygiene in Kriegs- und Notzeiten (Lager, Notunterkunft), vor allem fördert die warme Jahreszeit diese Dickdarmerkrankung. Wichtig: Abgrenzung zur Amöbenruhr.

Shigella dysenteriae sind Exotoxinbildner, sie finden sich in tropischen und subtropischen Bereichen.

Shigella flexneri und *sonnei* sind weltweit verbreitet.

Klebsiellen

4 biochemisch unterscheidbare Arten – normalerweise im Darm vorhanden – sind gefürchtet als Ursache von Krankenhausinfektionen, weil sie oft antibiotikaresistent sind und diese (plasmidgesteuerten) Resistenzfaktoren innerhalb der üblichen gramnegativen Bakterienflora einer Klinik verbreiten können.

Klebsiella pneumoniae (Friedländer-Bakterien) und *Klebsiella oxytoca* finden sich bei lobärer Pneumonie, bei Wundinfektionen und Erkrankungen der ableitenden Harnwege.

Enterobacter

Es sind 5 Arten bekannt. Sie verhalten sich ähnlich wie Klebsiella und können, da in der normalen Körperflora vorhanden, zu endogenen Infektionen führen.

Proteusbakterien

Sie sind ubiquitär und gehören zur Darmflora; 3 Genera mit jeweils mehreren Arten: Proteus, Providencia, Morganella. Als Eiweißzersetzer sind sie oft (Mit-)Ursache von Lebensmittelverderbnis; Proteus mirabilis findet man bei Harnwegsinfektionen.

Pseudomonaden

Diese anspruchslosen Freilandsaprophyten haben eine hohe Resistenz gegen Umwelteinflüsse.

Pseudomonas aeruginosa (Exotoxinbildner) ist im Krankenhaus an allen Feuchtstellen zu finden (Waschbecken, Luftbefeuchter, Putzutensilien), ein gefürchteter Hospitalismuserreger, besonders bei abwehrgeschwächten Patienten (Meningitis, Harnwegs-, Ohr- und Wundeiterung), vielfach resistent gegen Chemotherapeutika und Desinfektionsmittel. Typisch: süßlicher Geruch des blaugrünen Eiters.

Yersinia

Sie gehört normalerweise zur Darmflora verschiedener Tierarten.

Yersinia pestis verursacht die gemeingefährliche Weltseuche Pest, deren 2 Formen in der Übertragungsweise begründet sind: Beulen-(Bubonen-)Pest durch den Rattenfloh von erkrankten Tieren her, primäre Lungenpest durch Tröpfcheninfektion von Mensch zu Mensch.

Vibrionen

Aus dieser Familie interessiert vor allem der *Vibrio cholerae,* ein sehr bewegliches, polar begeißeltes Stäbchen; Infektion peroral bei unhygienischen Lebensumständen (Trinkwasser, Milchprodukte). Biotypen: *Vibrio cholerae* und *Vibrio eltor* (mit mehreren Serotypen). Alle bilden ein starkes Exotoxin, das die Krankheitssymptome auslöst.

Brucellen

Es sind unbewegliche Stäbchen; die menschlichen Infektionen (Anthropozoonosen) ähneln klinisch einander.

Brucella abortus erzeugt beim Rind seuchenhaftes Verwerfen, beim Menschen die Bangsche Krankheit.

Brucella melitensis kommt bei Ziegen und Schafen vor, verursacht beim Menschen das Maltafieber.

Brucella suis findet sich beim Schwein.

Berufsinfektionen treten bei Tierärzten, Schlachtern, Molkereiarbeitern und Laboratoriumspersonal auf.

Bordetella

Bordetella pertussis ist der Erreger des Keuchhustens (Tröpfcheninfektion), krankheitssteuernd ist das Pertussistoxin.

Francisella

Francisella tularensis löst bei Nagetieren eine pestähnliche Krankheit aus: Tularämie (Anthropozoonose), menschliche Infektion durch erregerhaltigen Staub oder durch Zecken, Läuse und Milben übertragen (osteuropäischer Raum, in Deutschland endemische Herde).

Hämophilus

Haemophilus influenzae findet sich bei rund 50 % gesunder Menschen in der Mund- und Rachenflora; bei Kindern ist er häufig Ursache einer eitrigen Meningitis.

Campylobacter

Die beiden Arten *Campylobacter jejuni* und *Campylobacter coli* können ein choleraähnliches Enterotoxin bilden und damit über verseuchte Nahrungsmittel Enteritis oder Enterokolitis auslösen.

Legionellen

Diese weit verbreiteten Freilandkeime besiedeln warme, offene Gewässer, Klimaanlagen, Luftbefeuchter usw.

Legionella pneumophila, Ursache epidemischer und sporadischer Infektionskrankheiten, vorab Pneumonie, auch Endokarditis bei älteren und immungeschwächten Menschen. Hospitalismuskeim! Erkrankungsgipfel Spätsommer/Herbst.

Grampositive Stäbchen

Unter diesem Begriff werden ebenfalls die unterschiedlichsten Bakterienarten vereint.

Korynebakterien

Humanpathogen ist lediglich das *Corynebacterium diphtheriae,* der Erreger der Diphtherie (Tröpfcheninfektion, oft hohe Letalität) mit den für epidemiologische Fragen bedeutsamen Wachstumstypen gravis, mitis und intermedius. Virulenzfaktor der Bakterien ist das in Gegenwart eines Prophagen gebildete Exotoxin. Saisonale Krankheitshäufung in Winter und Frühjahr. Lückenlose Durchimpfung der Bevölkerung ist anzustreben.

Listerien

Es werden mehrere genetisch differierende Arten unterschieden.

Listeria monocytogenes, ein Freilandkeim, ist auch in Lebensmitteln (Käse, Wurst) zu finden. Erkrankungsfälle sind beim Erwachsenen meist leicht, Ausnahme: Patienten mit Tumorkrankheiten oder Immunsuppression. Listerieninfektion in der Frühschwangerschaft kann zu Mißbildungen, Fehl- und Frühgeburten führen.

Mykobakterien

Es sind „säurefeste Stäbchen", weil sich die aufgenommene Farbe, eingelagert in wachsartige Zellwandbestandteile, nur schwer entfernen läßt.

Myobacterium tuberculosis, der klassische Keim bei menschlicher Tuberkulose (Tbc), einer Infektion meist der Lunge durch Inhalation erregerhaltiger Tröpfchen; Knochentuberkulose und Tbc-Meningitis scheinen seltener zu werden; bei HIV-positiven Personen tritt oft eine Reaktivierung abgelaufener Prozesse ein. BCG-Schutzimpfung S. 128.

Mycobacterium bovis, auf den Menschen übertragbarer Erreger der Rindertuberkulose (perorale Milchinfektion).

Mycobacterium leprae, Ursache der seit alters bekannten Lepra (Aussatz), vermutlich durch Tröpfchen- und Schmierinfektion übertragen mit lange (Jahre bis Jahrzehnte) dauernder Inkubationszeit. Gemeingefährliche Weltseuche, Bakterienzüchtung mißglückte bislang.

Bazillen

Aerob wachsende Sporenbildner (Bazillen im engeren Sinne)

Bacillus anthracis (Milzbrandbazillus) ist menschen- und tierpathogen, seine Sporen überdauern jahrzehntelang in Erde und tierischen Produkten. Je nach Eintrittspforte der Infektion unterscheidet man:
– Hautmilzbrand (Pustula maligna) mit nekrotischem Zentrum,
– Lungenmilzbrand, Bronchopneumonie nach Sporeninhalation,
– Darmmilzbrand, Gastroenteritis nach Verschlucken der Sporen.

Die beiden letzten Krankheitsformen sind von hoher Letalität.

Anaerob wachsende Sporenbildner (Klostridien)

Klostridien der Gasbrandgruppe:
Clostridium perfringens, Clostridium novyi, Clostridium histolyticum: Sporen dieser Gruppe finden sich in Erdreich und Darm. Gasbrandinfektionen waren nach Geschoß- und Splitterverletzungen gefürchtet, heute nach Verkehrsunfällen, Darmoperationen und evtl. nach Aborten auftretend. Einige Clostridium-perfringens-Stämme bilden ein Enterotoxin, das über Nahrungsmittel zu Brechdurchfall führt.

Clostridium tetani, Verursacher des Wundstarrkrampfes (Tetanus), im Freiland weit verbreitet, sein Exotoxin hat eine spezifische Affinität zu den motorischen Nervenzellen von Stammhirn und Rückenmark. Zu empfehlen: aktive Schutzimpfung.

Clostridium botulinum (7 Typen) ist bekannt als Auslöser von Lebensmittelvergiftungen, hohe Letalität durch die von den Keimen gebildeten Neurotoxine.

Aktinomyzeten (Strahlenpilze)

Es sind pilzähnliche, mit Verzweigungen wachsende, sporenlose Stäbchen, in der Mundflora des Menschen zu finden. Freilandaktinomyzeten und Streptomyzeten sind Lieferanten verschiedener Antibiotika.

Actinomyces israelii kann im Hals- und Gesichtsbereich zu Aktinomykose führen (nach Zahnextraktion), auch zu thorakalen und abdominalen Krankheitsbildern: Pessare und Intrauterinspiralen sind relativ häufig mit ihnen besiedelt.

Nocardia asteroides und *Nocardia farcinia,* aerob wachsende Freilandsaprophyten, spielen bei immungeschwächten Patienten zunehmend eine Rolle.

Spirochäten

In dieser Gruppe sind gramnegative, bewegliche, schraubenförmige Bakterien zusammengefaßt.

Borrelien

Die Gattung Borrelia umfaßt mehrere humanpathogene Arten:

Borrelia recurrentis ist der Erreger des europäischen (Läuse-)Rückfallfiebers, Übertragung vor allem durch die Kleiderlaus, epidemisches Auftreten in kälteren Regionen mit seltenem Kleiderwechsel.

Borrelia duttonii verursacht das endemisch in Teilen Afrikas durch Zecken übertragene Zeckenrückfallfieber.

Borrelia burgdorferi, durch Zeckenbiß verbreitet, in der Bundesrepublik Deutschland in waldreichen Gebieten vorkommend, erzeugt die Lyme-Borreliose. Erkrankungsgipfel Sommer/Herbst.

Leptospiren

Es sind spiralförmig gewundene Stäbchen („Kleiderbügelform"). Mit dem Urin ausgeschieden, können sie im Abwasser längere Zeit überleben und durchdringen auch intakte Haut. Krankheitsbild: Leptospirose (Anthropozoonose).

Leptospira icterohaemorrhagiae: Weilsche Krankheit, Wirt: Ratten.

Leptospira pomona: Schweinehüterkrankheit, Wirt: Schweine.

Leptospira grippotyphosa (Feld- oder Schlammfieber), Wirt: Feldmäuse.

Treponemen

Sie sind korkzieherartig gestaltet und üblicherweise nicht anfärbbar, die pathogenen Arten lassen sich auf künstlichen Nährmedien nicht anzüchten.

Treponema pallidum ist der Erreger des Lues (Syphilis), meist Geschlechtskrankheit (temperatur- und feuchteempfindlich). Übertragung durch Frischbluttransfusion und diaplazentar (Lues connata) möglich, als Berufskrankheit bei Krankenpflege- und Laboratoriumspersonal, Ärzten und Zahnärzten.

Bakterien, die obligat (zwangsläufig) Zellparasiten sind

Rickettsien

Diese sehr kleinen Stäbchen lassen sich auf unbelebten Nährböden nicht anzüchten, aber im Dottersack des Hühnereis und auf Zellkulturen. Aufgrund ihrer Antigenstruktur unterscheidet man 3 Gruppen.

Fleckfiebergruppe:

– Rickettsia prowazekii: Erreger des epidemischen Fleckfiebers, heimisch im asiatischen Raum, Übertragung durch Läuse;
– Rickettsia typhi, Ursache des endemischen Fleckfiebers (Afrika), durch Rattenflöhe auf den Menschen übertragbar.

Zeckenbißfiebergruppe (u.a.):

– Rickettsia rickettsii erzeugt das Fleckfieber der Rocky Mountains, durch Nagetierzecken übertragen, heute in den Oststaaten der USA endemisch.

Milbenfleckfieber:

– Rickettsia tsutsugamushi, in Asien von Nagetieren übertragen.

Coxiella burneti

Der Erreger des Q-Fiebers (query fever) zählt zu den Rickettsien, ist weltweit bei Warmblütern verbreitet und wird durch Inhalation von coxiellahaltigem Staub übertragen.

Chlamydien

Es werden 3 Arten und verschiedene Serotypen unterschieden:
Chlamydia trachomatis, Erregerreservoir im Genitaltrakt des Menschen. Erkrankungsformen:

– Trachom, zur Erblindung führende Keratokonjunktivitis, Übertragung durch Schmierinfektion in warmen Ländern mit niedrigem Hygienestatus,
– Schwimmbadkonjunktivitis (schleimig-eitrige Form), Infektion über Badewasser oder unter der Geburt,
– nichtgonorrhoische Urethritis: durch Geschlechtsverkehr übertragene unspezifische Genitalinfektion;

Chlamydia lymphogranulomatosis ist der Erreger des Lymphogranuloma inguinale („4. Geschlechtskrankheit"), vorwiegend in den Tropen und Subtropen zu finden.
Chlamydia psittaci, bei verschiedenen Vogelarten verbreitet und mit

deren Kot und Sekreten ausgeschieden, verträgt Austrocknung; mit Staub inhaliert, kann eine Pneumonie ausgelöst werden (Psittakose, besser: Ornithose).

Mykoplasmen

Es sind Bakterien ohne Zellwand, von denen nur 3 Arten humanpathogen zu sein scheinen:

Mycoplasma pneumoniae löst – durch Tröpfcheninfektion übertragen – eine atypische Pneumonie aus, vor allem im Schulkind- und frühen Erwachsenenalter.

Mycoplasma hominis und *Ureaplasma urealyticum* werden durch Geschlechtsverkehr übertragen und verursachen beim Mann eine unspezifische Urethritis, bei der Frau unterschiedlich lokalisierte Entzündungen. Infektion unter der Geburt möglich.

4.5 Viren

4.5.1 Allgemeine Virologie

Viren sind Krankheitserreger bei Mensch, Tier und Pflanze. Sie unterscheiden sich von Bakterien durch folgende Kriterien:

– Ein Virus besitzt keine Zellstruktur, es ist nur aus Proteinen und einer der beiden Nucleinsäuren, Desoxyribonucleinsäure (DNS) oder Ribonucleinsäure (RNS), als infektiösem Anteil und Träger der genetischen Information aufgebaut. Das die Nucleinsäure umschließende Capsid hat antigene Eigenschaften. Einige Virusarten haben eine weitere (antigene) Hülle aus Lipiden oder Proteinen.
– Viren haben keinen eigenen Stoffwechsel; sie bringen ihre Nucleinsäure in den Zellstoffwechsel einer lebenden Wirtszelle ein, die dann ihre normale Syntheseleistung ändert und neue Viren produziert. Viren sind auf künstlichen Nährmedien nicht züchtbar (obligater interzellulärer Parasitismus).
– Von Viren befallene Zellen können einen Eiweißkörper bilden (Interferon), der wirtsspezifisch die Neubildung (Replikation) weiterer eindringender Viren verhindert. Gegenüber den üblichen antibakteriellen Chemotherapeutika sind Viren resistent.
– Viren sind kleiner als Bakterien (ca. 25–300 nm) und daher mit dem üblichen Lichtmikroskop nicht darstellbar.
– Die Wechselwirkung zwischen Virus und Wirt kann ablaufen als:
latente Infektion, ohne Virusvermehrung,
als Vermehrung mit oder ohne Zellzerstörung,
als Tumorinduktion (mit und ohne Virusvermehrung).

4.5.2 Spezielle Virologie

Menschenpathogene Virusarten unterscheidet man nach den in ihnen enthaltenen Nucleinsäuretypen in RNS- und DNS-Viren. Aufgrund genetischer und physikochemischer Eigenheiten kann man in diese beiden Gruppen einzelne Virusfamilien einordnen.

RNS-Virusgruppe

Picornaviren (pico = klein)

Dazu zählen die *Enteroviren:*

– Poliomyelitisviren (3 Serotypen), Verursacher der spinalen Kinderlähmung durch orale Infektion. Schutzimpfung S. 127,
– Coxsackie-Viren der Gruppen A und B mit verschiedenartigen Krankheitsbildern (Bornholmer Krankheit oder grippeähnliche Formen),
– ECHO-Viren (enteric cytopathic human orphan virus). Weltweite Durchseuchung der Bevölkerungen. Krankheitsbilder ähnlich wie bei Coxsackie-Infektionen.
– Hepatitis-A-Viren (epidemische Hepatitis). Übertragung durch fäkal verunreinigte Nahrungsmittel und Wasser. Aufenthalt in tropischen und subtropischen Gebieten birgt ein hohes Risiko, an Hepatitis A zu erkranken. Das Krankheitsbild unterscheidet sich wenig von dem der Hepatitis B, der Verlauf ist jedoch gutartig und nicht chronisch.
– Rhinoviren, Erreger fast aller Erkältungskrankheiten (etwa 110 Serotypen), sowie das Virus der Maul- und Klauenseuche.

Reoviren

Rotaviren (16 Serotypen), Ursache von Durchfallerkrankungen (Gastroenteritis) bei Säuglingen und Kleinkindern infolge Schmutz-, Schmier- und Nahrungsmittelinfektion (winterliche Epidemien in Krankenhäusern und Kinderheimen).

Myxoviren

Orthomyxoviren:
– Influenzavirus (echte Virusgrippe mit Epidemien und Pandemien, 3 Typen: A, B und C): Infolge des häufigen Antigenwandels bei Typ A muß die Impfstoffzusammensetzung (S. 128) der jeweiligen Seuchenlage stets von neuem angepaßt werden, weil sich in der Bevölkerung keine stabile Immunität bilden kann.

Paramyxoviren:

- Parainfluenzavirus, das vo. allem beim Kleinkind oft schwer verlaufende, grippeähnliche Erkrankungen hervorruft.
- Mumpsvirus, Erreger der Parotitis epidemica (Allgemeinerkrankung! Meningitis, Orchitis). Schutzimpfung und passive Immunprophylaxe sind möglich (z.B. bei graviden Frauen).
- Masernvirus, Ursache einer verbreiteten Kinderkrankheit von hoher Kontagiosität, hinterläßt lebenslange Immunität.

Die Viren der Hundestaupe und der Rinderpest sind dem Masernvirus nahe verwandt.

Rhabdoviren

Sie sind im Tier- und Pflanzenreich verbreitet, für den Menschen ist von Bedeutung das
Tollwutvirus, Auslöser der in Europa und Nordamerika auftretenden Wildtollwut (Rabies oder Lyssa), primär eine Zoonose, sie kann durch Biß oder Speichel eines kranken Tieres auf den Menschen – mit Todesfolge! – übertragen werden. Von dem sog. „Straßenvirus" oder Wildvirus ist das Impfvirus (Virus fixe Pasteur) zu unterscheiden (spezifisch adaptiert durch Hirnpassagen in Laboratoriumstieren). Immunisierung. S. 128.

Togaviren

Einige Arten dieser großen Gruppe werden durch Arthropoden (Stechmücken usw.) übertragen, daher früher „Arboviren" (*arthropod borne animal*):
Flaviviren:

- Der Erreger des Denguefiebers (Mittelmeergebiet, Afrika, Ostasien), Überträger verschiedene Aedesarten.
- Hepatitis-C-Viren, die wahrscheinlich zu etwa 90 % die Ursache der bisher als Non-A-non-B-Hepatitis bezeichneten Erkrankung sind, durch Blut und Blutprodukte übertragen.

Virus der europäischen Frühjahr-Sommer-Meningoenzephalitis (FSME): in Süd- und Osteuropa vorkommend, durch Zecken verbreitet.

Gelbfiebervirus (Reservoir in Dschungelaffen): Gelbfieber ist eine von Mücken übertragene gemeingefährliche Weltseuche; je nach Virusstandort unterscheidet man Dschungel- und Städtegelbfieber.

Rötelnvirus: Übertragung durch Tröpfcheninfektion, „typische Kinderkrankheit", jedoch sind noch 10–15 % der jungen Erwachsenen rötelnempfänglich. Infektion im Beginn einer Schwangerschaft kann zur

Rötelnembryopathie führen, falls die Mutter keine Immunität besitzt, daher Schutz der Mädchen vor der Pubertät; nicht in der Schwangerschaft impfen! Virusübergang auf den Fetus möglich!

Retroviren

Sie sind weit verbreitet und bei Warmblütern als Krebsverursacher bekannt. Beim Menschen wurden 3 Typen gefunden:

- Typ I und II führen zu Malignomen (Leukämie),
- Typ III (Lentiviren) HIV 1 und HIV 2 (*human immune deficiency virus*) sind die Erreger der als AIDS (*acquired immune deficiency syndrome*) bezeichneten Immunschwächekrankheit (S. 12). Sie befallen bestimmte Lymphozytengruppen mit nachfolgendem Zusammenbruch der körpereigenen Abwehr.

DNS-Viren

Adenoviren

Es gibt ca. 41 Serotypen. Krankheitsbilder: Infektionen der oberen Luftwege, der Augenbindehaut und des Magen-Darm-Traktes, Übertragung durch Tröpfcheninfektion, Immunität typenspezifisch und kurzdauernd.

Herpesviren

Bekannt sind mehrere hundert Arten, darunter:

Herpes-simplex-Virus (Serotypen 1 und 2), Infektion bei Serotyp 1 meist in der Kindheit, lange symptomlose Zeit möglich, Krankheitsauslösung durch Sonnenbestrahlung, Fieber usw. Typ 1 meist Herpes labialis, Typ 2 Herpes genitalis. Herpes neonatorum durch Infektion unter der Geburt, oft letal verlaufend.

Herpes-simplex-Ulzera an Haut und Schleimhäuten können ein erster Hinweis auf eine HIV-Infektion bzw. AIDS-Erkrankung sein.

Varizellen-Zoster-Viren: Windpocken (Varizellen), eine der häufigsten Kinderkrankheiten mit hoher Kontagiosität, Infektionsübertragung von Mensch zu Mensch, gewöhnlich lebenslange Immunität. Das Virus persistiert latent in den dorsalen Spinalganglien und kann mit nachlassender Immunität (höheres Lebensalter) reaktiviert zur Gürtelrose (Zoster) führen: typisch segmentär angeordnete Nervenentzündung.

Zytomegalievirus, weit verbreitet, klinisch meist unauffällig. Intrauterine Infektion (Fetopathie) und Aktivierung einer latenten Infektion bei Patienten unter Immunsuppression (Transplantation, Malignome) sind gefürchtet. Zytomegalieretinitis ist die häufigste Augenerkrankung bei AIDS-Patienten.

Epstein-Barr-Virus (EBV) steht den Herpesviren nahe, es ist wahrscheinlich der Erreger der infektiösen Mononukleose (Pfeiffersches Drüsenfieber) und evtl. an der Entstehung bösartiger Tumoren beteiligt, ca. 90 % der Erwachsenen haben eine stumme Infektion mit dem EBV durchgemacht.

Pockenviren

Bekannt sind 8 Untergruppen. Infolge der weltweiten Impfkampagne scheint die mit hoher Letalität belastete Seuche „Variola major" erloschen zu sein (S. 124).

Hepatitisviren

Virushepatitis, als klinisches Bild, kann von 3 (4?) Virusarten verursacht werden:

- Hepatitis A s. Picornaviren,
- Hepatitis B (Serumhepatitis, HBV-Infektion, Endphase Leberzirrhose oder Leberkarzinom). Hochinfektiös sind Blut, Serum, evtl. andere Exkrete Erkrankter und chronischer Virusträger (Sexualverkehr!). Gefährdet: medizinisches und zahnmedizinisches Personal, Dialysepatienten und solche mit häufigen Bluttransfusionen, drogenabhängige Fixer, Homosexuelle. Strikte Beachtung der Arbeitsschutzbestimmungen notwendig (S. 149).
- Hepatitis C, s. Flaviviren.
- Hepatitis Non-A-non-B ließ sich bisher nur durch Ausschluß der anderen Formen feststellen.

Bakteriophagen

Dies sind Viren, die ausschließlich Bakterien als Wirtszellen befallen (Phagenlysotypie S. 152); sie sind bedeutsam als Modell für molekularbiologische und genetische Untersuchungen und spezifisch jeweils nur auf einen Bakterienstamm angepaßt.

4.6 Pilze

Pilze (Fungi oder Myzeten) bilden ein eigenes Reich mit ca. 120 000 Arten und komplizierter Systematik.

Makromyzeten

Diese Gruppe umfaßt:

– eßbare Wald- und Wiesenpilze (Braunkappen, Champignons),
– andere äußerst giftige Pilze (Knollenblätterpilz).

Mikromyzeten

Mikroskopisch kleine Arten, die mit der Nahrung bzw. der Atemluft in größeren Mengen aufgenommen werden. Sie sind teils pathogen, teils in der Lebensmittelindustrie gebräuchlich:

– Schimmelpilze zur Käsebereitung (Roquefort, Camembert),
– Schimmelpilze auf verschiedenen Nußarten (Aspergillus flavus), ihre Aflatoxine wirken kanzerogen,
– manche Arten bilden andere Gifte (Mykotoxine), die evtl. Lebensmittelvergiftungen hervorrufen können,
– Schimmelpilzsporen vermögen Allergie auszulösen,
– verschiedene Mikromyzeten produzieren Antibiotika, z.B. Penicillium notatum (Penicillin G),
– Hefen (Bäcker-, Wein- und Bierhefen) zur Herstellung von Nahrungsmitteln.

Pilze wachsen als Einzelzellen (Hefen) oder in vielzelligen, fadenförmigen Kolonien (Schimmelpilze und Hutpilze). Ihre Vermehrung geschieht auf geschlechtliche (sexuelle Fruktifikation) und ungeschlechtliche Weise (imperfekte Pilze mit Sporenbildung); „perfekte Pilze" können sich auf beide Arten fortpflanzen. Fast alle krankheitsauslösenden Pilze gehören zur Gruppe der „Imperfekten".

Hefen (Sproßpilze)

Sie finden sich als Kommensalen (S. 125) auf Haut und Schleimhaut des Menschen; bei Störung des Gleichgewichts zwischen beiden ist Erkrankung möglich (Candidiasis).

Candida albicans: Ursache von Mundsoor bei chronisch kranken Säuglingen und Erwachsenen, führt evtl. über Soorbronchitis zur Soorpneumonie und Kandidaseptikämie (Beteiligung des Zentralnervensystems, schlechte Prognose). Als Lungenmykose ist Candidiasis eine Komplikation bei schwerer Grunderkrankung, langer Antibiotikatherapie und Beseitigung der normalen Darmflora durch heftige Durchfälle sowie langdauernde Immunsuppression (Transplantation, AIDS-Kranke).

Schimmelpilze (Aspergillusarten)

Es sind weit verbreitete Saprophyten:
Aspergillus fumigatus und *Aspergillus niger* verursachen bei immunsuppressiven Personen eine Aspergillose als Systemerkrankung oder Aspergillome in Zysten, Kavernen, Bronchiektasen (Getreidesiloarbeiter) sowie Hirnabszesse und Meningitis.

Dermatophyten

Diese Fadenpilze lösen durch eigene Enzyme die Hornsubstanz der Haut, um sich dort anzusiedeln.
Microsporon audouinii, Erreger einer sehr ansteckenden Haarerkrankung, meist bei Kindern (in Schulen evtl. epidemisch). Meldepflicht!
Trichophyton mentagrophytes und *rubrum* befallen die Zwischenzehenräume (Interdigitalmykose) und führen zu langwierigen Infektionen von Finger- und Zehennägeln. Verbreitet in feucht-warmem Milieu (Dusche, öffentliche Sauna, Schwimmbad). Zivilisationskrankheit!
Weitere Pilzkrankheiten sind z.B. Mykosen nach Verletzungen, meist am Fuß, in Tropen und Subtropen (Sporotrichose, Maduramykose, Chromomykose), und Systemmykosen (Nord- und Südamerika: Blastomykose, Kokzidiomykose, Histoplasmose).

4.7 Protozoen

Ein Krankheitserreger wird immer dann als besonders „infektiös" angesehen, wenn er sich auf oder in seinem neuen Wirt vermehrt. Das gilt auch für übertragbare oder invadierende Parasiten.
Endoparasiten und stationäre Ektoparasiten „leben" von ihrem Wirt und sind zumeist auf ihn, z.T. sogar auf bestimmte Körperregionen, spezialisiert; Einzelmenschen wie ganze Bevölkerungsgruppen können befallen sein, oft von Kindheit an. Zu den wichtigsten Parasiten zählen: Würmer (Helminthen), Einzeller (Protozoen) und, als Überträger von Krankheitserregern, Gliederfüßer (Arthropoden). Die meisten Parasitenerkrankungen werden aus den Tropen, Subtropen und dem Mittelmeerraum eingeschleppt (Tourismus, Asylanten):
Toxoplasma gondii, Erreger der Toxoplasmose, weltweite Verbreitung bei Mensch und Tier (Entwicklungszyklus). Infektion oral mit zystenhaltigem, rohem Fleisch (Schwein, Schaf), auch durch intensiven

Kontakt zu Katzen (Endwirt). Beim Erwachsenen meist symptomlos; Erstinfektion in der Schwangerschaft kann zu schwersten Schäden beim Fetus führen (Zentralnervensystem, auch Totgeburt): pränatal erworbene (konnatale) Toxoplasmose; AIDS-Enzephalitis.

Entamoeba histolytica verursacht die Amöbenruhr; akute Erkrankung des Dickdarms meist nur in warmen Ländern. Reservoir gewöhnlich der Mensch, Infektion durch zystenhaltige Nahrungsmittel (Zwischenträger Fliegen und Schaben), Trinkwasser oder verschmutzte Hände. Bei Verschleppung des Erregers auf dem Blutweg Leberabszeß möglich.

Pneumocystis carinii: wahrscheinlich Protozoon (evtl. Pilz?). Weltweites Vorkommen in der Lunge von Säugetieren und bei Menschen. Erregerübertragung auf dem Atemwege (?): interstitielle Plasmazellpneumonie bei Frühgeborenen und jungen Säuglingen (evtl. epidemisch in Säuglingsstationen) und bei immungeschwächten Personen; bei AIDS-Kranken eine der wichtigsten Todesursachen.

Trichomonas vaginalis: mehrgeißliger Flagellat im Urogenitaltrakt des Menschen, übertragen durch venerischen Kontakt. Infektion oft symptomlos (beim Mann), bei der Frau behandlungsbedürftige (beide Partner!) „Trichomonadenkolpitis".

Von Arthropoden übertragene Flagellatenarten

Trypanosomen

Trypanosoma brucei: Erreger der Schlafkrankheit im tropischen Afrika; Überträger Tsetsefliegen (Glossina-Arten),

Trypanosoma cruzi verursacht die chronisch verlaufende Chagaskrankheit (u.a. ausgedehnte Myokarditis) in Südamerika; infektiös ist der Kot nachtaktiv blutsaugender Raubwanzen (in sozial ungünstigen Wohnbereichen, Slum).

Leishmanien

Leishmania donovani: Erreger der Kala-Azar (viszerale Leishmaniose); Hauptsitz: die großen lymphatischen Organe (Milz, Knochenmark), hohe Letalität; Überträger sind Sandmücken (Phlebotomusarten) in den Mittelmeerländern, Afrika, Asien und Südamerika, Reservoir vor allem Hunde.

Leishmania tropica ist Ursache einer Hautleishmaniose (Mittelmeer, Südspanien, Afrika und Asien), von Phlebotomen übertragen. Erkrankung beschränkt auf Haut und Unterhautgewebe im Bereich des Stichs („Orientbeule").

Im Gebiet von Mexiko bis Nordargentinien gibt es mehrere andere Arten von Haut- und Schleimhautleishmaniosen.

Plasmodien

Krankheit: Malaria, 4 wirtsspezifisch humanpathogene Plasmodienarten:

– Plasmodium vivax (Malaria tertiana, Dreitagefieber),
– Plasmodium ovale (48-Stunden-Rhythmus),
– Plasmodium malariae (Malaria quartana, Viertagefieber),
– Plasmodium falciparum (Malaria tropica als gefährlichste Erkrankungsform, meist 48-Stunden-Rhythmus, auch Kontinua).

Malaria (Sumpffieber, Wechselfieber) ist auch heute noch die wichtigste Weltseuche mit hoher Letalität. Die WHO meldete 1984 etwa 90 Millionen Kranke in allen tropischen und subtropischen Regionen und weiten Teilen mit gemäßigtem Klima. Eingeschleppte Krankheitsfälle auch in Deutschland. Überträger und Endwirte der Plasmodien sind Stechmückenweibchen (Anopheles), in ihnen läuft der Geschlechtszyklus der komplizierten, dreiphasigen Erregerentwicklung ab; im Menschen 2 weitere Zyklen (Schizogonie). Eine Impfung gegen Malaria gibt es nicht, notwendig ist medikamentöse Prophylaxe unter Berücksichtigung evtl. Resistenz der örtlichen Plasmodienstämme.

4.8 Mikrobiologische Diagnostik

Untersuchungsmaterial – Versand – Untersuchungsmethoden

Mikrobiologische Untersuchungen erfolgen z.B. an:

– Patientenmaterial,
– Lebensmitteln,
– Trinkwasser/Badewasser.

Eine örtlich begrenzte oder eine Allgemeininfektion eines Patienten durch Bakterien, Viren, Pilze oder Protozoen kann durch den Erregernachweis aufgeklärt werden. Voraussetzungen bei der Überbringung des Untersuchungsmaterials sind u.a. die korrekte Ausfüllung der Begleitpapiere (voller Name, Vorname, Geburtsdatum, klinische und anamnestische Angaben, Hinweis auf Chemotherapie, Entnahmedatum).

Sicherheitsmaßnahmen bei der Arbeit sind u.a.:

– Schutzkleidung,
– Desinfektion und sachgerechte Entsorgung des evtl. infektiösen Materials,
– Verbot von Essen, Trinken und Rauchen im Arbeitsraum.

4.8.1 Untersuchungsmaterial

Allgemeines:

- Probenentnahme möglichst vor Therapiebeginn,
- dabei Vermeidung von Sekundärinfektion durch Verwendung von sterilisiertem Entnahmegerät und Auffanggefäß,
- evtl. Spezialtransportmedium verwenden (z.B. bei Verdacht auf Anaerobier, Chlamydien, Mykoplasmen),
- eiliger Transport zum Laboratorium, um Absterben der Keime oder Überwucherung mit Sekundärkeimen zu vermeiden, daher auch unterschiedliche Lagerungstemperatur des zu untersuchenden Materials bis zur Verarbeitung (z.B. Blut für Blutkultur im Brutschrank, für serologische Nachweismethoden bei +4 °C).

Spezielle Hinweise zum Untersuchungsgut:

- Blut zum bakteriellen Erregernachweis (aerob und anaerob) in Blutkulturflasche, für serologische Untersuchung ohne Zusatz,
- Eiter und Wundsekret mit einer Spritze entnehmen ([Anaerobier-]Transportmedium),
- Operations-, Biopsie-, Gewebe- und Obduktionsmaterial eilig zur Untersuchung geben (Autolyse),
- Punktate: Liquor, Exsudate, Fruchtwasser (Eilversand),
- Respirationstrakt: Morgensputum, Bronchoskopie- oder Lungenpunktionsmaterial; Tupferabstrich bei Rachenerkrankung, Punktat bei Nebenhöhlenprozessen,
- Verdauungstrakt: Duodenal- und Magensaft, Galle, Stuhl als Rektalabstrich (Transportmedium) oder bohnengroße Probe,
- Genitalsekret: Tupferabstrich (Gonorrhoe: Transportmedium),
- Urin: Mittelstrahl-, Katheter- und Blasenpunktionsurin (Keimzahlbestimmung, Objektträgerkultur [dip-slide]),
- Haut- und Nagelabschabsel (Pilze).

Für den Postversand von flüssigem und nichtflüssigem Untersuchungsgut gelten besondere Bestimmungen hinsichtlich Versendungsart und Verpackung. Bruchgefahr und Infektionsrisiko müssen ausgeschlossen sein. Verwendet werden muß ein flüssigkeitsdichtes Probengefäß in flüssigkeitsdichtem Schutzgefäß, der Zwischenraum muß mit Saugmaterial ausgefüllt werden. Versand von „infektiösen Stoffen" ist nur als Wertsendung möglich.

4.8.2 Untersuchungsmethoden (je nach vermutetem Erreger)

Mikroskopische Untersuchung:

- Nativpräparat (ungefärbt; Protozoen, Pilze, Beweglichkeit),

– Dunkelfeld- und Phasenkontrastmikroskopie (Spirochäten, Pilze, Bakteriengeißeln),
– Färbung: Übersicht mit Methylenblau oder Carbolfuchsin, Differentialfärbung nach Gram, „Dicker Tropfen" bei Malaria, nach Giemsa Parasitennachweis, nach Neisser Korynebakterien, nach Ziehl-Neelsen säurefeste Stäbchen, Tuschepräparat zur Kapseldarstellung.
– Fluoreszenzmikroskopie mit fluoreszierenden Farbstoffen (Tbc),
– Elektronenmikroskopie (z.B. zur Virus-Schnelldiagnose).

Kultur: Fast alle humanpathogenen Bakterien, Pilze und einige Protozoen sind auf leblosen flüssigen oder festen Nährmedien unter für sie optimalen Umweltbedingungen kultivierbar. Besondere Verfahren sind z.b. Anreicherungsmedien (flüssig), Differenzierungsmedien (Stoffwechselleistung!), Selektivmedien (Hemmung der Begleitflora), Anaerobierzüchtung, Spezialnährböden zur Pilzkultivierung, Elektivmedien fördern gezielt die Vermehrung bestimmter Keimarten. Vermehrungsverhalten und Kolonieform erlauben Rückschlüsse auf den Erregertyp, Reinkulturen aus Ein-Zell-Kolonien können biochemisch weiter differenziert und Empfindlichkeitsprüfungen (Resistenzbestimmung) gegenüber Chemotherapeutika durchgeführt werden. Es gibt eine Reihe industriell vorgefertigter Nährböden, Seren und Reagenzien mit genau definierter Zusammensetzung. Zellkulturen – „belebte" Medien (z.b. Hühnerfibroblasten) – werden zur Anzucht von Viren oder anspruchsvollen Bakterienarten (Chlamydien) benötigt.

Tierversuch (Mäuse, Meerschweinchen, Kaninchen): in Ausnahmefällen (Nachweis von Botulinus- oder Tetanustoxin, evtl. Tuberkelbakterien) unter Beachtung der in der Novelle des Tierschutzgesetzes von 1986 aufgeführten Kriterien.

Serologische Methoden zum Antikörpernachweis:
Beim Zusammentreffen von Antigen (AG) und passendem Antikörper (AK) kommt es zu einer spezifischen Bindung; diese Reaktion kann im Reagenzglas oder auf dem Objektträger ablaufen – auch mit Hilfe der Elektrophorese –, ist meist besonders genau, sehr empfindlich und erfordert Auswertungserfahrung. Sie erlaubt z.B. den Nachweis unbekannter Antikörper im Patientenserum durch bekanntes Antigen oder umgekehrt; ein Titeranstieg sichert die Diagnose.
Gebräuchliche Verfahren sind z.B.:

– Agglutinationstests (Widal, Gruber, Latexagglutination, Staphy-Slidetest),
– Neutralisationsreaktionen (Nachweis von Antikörpern gegen Streptolysin, Streptokinase, Hyaluronidase usw.),
– Komplementbindungsreaktion (KBR) in der Virusserologie,
– Hämagglutinationshemmtest (HAHT) zum Nachweis von Rötelnantikörpern,

- indirekte Hämagglutination (IHAT) als Suchtest bei der Luesdiagnostik,
- Präzipitationsreaktionen zum Nachweis mikrobieller Antigene aus Körperflüssigkeiten (Neisseria meningitidis, Pneumokokken, Streptokokken) mittels Elektrophorese,
- direkter Immunfluoreszenztest (IFT) zum Nachweis z.b. von Legionellen, Pneumocystis carinii oder Chlamydien,
- indirekter Immunfluoreszenztest (IIFT) zum Antikörpernachweis bei Toxoplasmose, Epstein-Barr-Virus (EBV) oder Lueserkrankung,
- Enzym-Antikörper-Technik, z.b. *Enzymimmunoassay* (EIA) zum Nachweis von Antigenen sowie Antikörpern gegen Viren und Protozoen.

Für spezielle Fälle stehen die Gaschromatographie (zur Identifizierung chemischer Substanzen) und die Phagenlysotypie zur Verfügung, letztere auch zur Klärung von Infektionsquellen und Infektketten.

In Zukunft werden wahrscheinlich gentechnische Methoden für bestimmte Fragestellungen der Routinediagnostik eingesetzt werden können.

4.9 Weiterführende Literatur

Dönges, J.: Parasitologie. Thieme, Stuttgart 1988

Kayser, F.H., K.A. Bienz, J. Eckert, J. Lindenmann: Medizinische Mikrobiologie, 7. Aufl. Thieme, Stuttgart 1989

Nauck, E. G.: Lehrbuch der Tropenkrankheiten, 4. Aufl. Thieme, Stuttgart 1975

Opferkuch, W.: Mikrobiologische Diagnostik und antimikrobielle Chemotherapie. Hippokrates, Stuttgart 1989

Pulverer, G.: Medizinische Mikrobiologie und Parasitologie für Krankenpflegeberufe, 2. Aufl. Thieme, Stuttgart 1988

Roitt, I.M., J. Brostoff, D.K. Male: Kurzes Lehrbuch der Immunologie. Thieme, Stuttgart 1987

Spiess, H.: Impfkompendium, 3. Aufl. Thieme, Stuttgart 1987

5. Krankenhaushygiene

H. Ohgke

5.1 Theoretische Grundlagen

Die Krankenhaushygiene beschäftigt sich mit der Verhütung von Infektionen, die im Krankenhaus verursacht werden. Für die Entstehungsweise dieser Infektionen, auch nosokomiale Infektionen genannt, gelten im Prinzip die gleichen Grundregeln der Ausbreitungsweise wie für die bekannten Infektionskrankheiten. Da bei den nosokomialen Infektionen jedoch Infektionsquellen und Übertragungswege eng mit den Besonderheiten des Krankenhausbetriebes zusammenhängen, müssen die speziellen Infektionsrisiken immer im Zusammenhang mit der Krankenhausumgebung gesehen werden.

5.1.1 Bedeutung der Krankenhausinfektionen

Im Durchschnitt bekommen 6–8 % aller Patienten, die in ein Krankenhaus aufgenommen werden, dort eine Infektion. Fast jede zweite Infektion, die im Krankenhaus behandelt wird, ist auch dort entstanden. Diese zusätzliche Erkrankung bedeutet:

– *Für den Patienten* zumindest eine Verschlimmerung seines Zustandes, wobei in den meisten Fällen die Besserung oder Heilung der Krankheit, wegen der er ins Krankenhaus gekommen ist, beeinträchtigt wird. Patienten, die besonders schwer krank sind, erleiden häufiger als andere eine nosokomiale Infektion. So sind krankenhauserworbene Infekte auf Intensivstationen 10mal häufiger als auf anderen Stationen.

– *Für das Personal* ist die nosokomiale Infektion immer ein enttäuschendes Erlebnis. Es können sogar durch die Infektion alle, mit großem Einsatz erbrachten Leistungen zunichte gemacht werden, wenn z.B. ein operiertes Auge durch die postoperative Infektion verloren geht.

– *Für die Allgemeinheit* bedeuten die nosokomialen Infektionen zusätzliche Aufwendungen für Pflege und Behandlung dieser Infektionen, deren Kosten von der Solidargemeinschaft der Versicherten beglichen werden müssen: 6–8 Nosokomialinfektionen auf 100 aufgenommene Patienten ergeben eine Gesamthäufigkeit von mehr als 500 000 Fällen pro Jahr und damit Kosten von vielen Millionen DM.

5.1.2 Infektionsarten

Nach betroffenen Organen oder Organsystemen gegliedert, haben die Krankenhausinfektionen annähernd folgende Verteilung:

– Harnwegsinfektionen   50 %,
– postoperative Wundinfektionen 25 %,
– Atemwegsinfektionen   20 %,
– Bakteriämien   3 %,
– sonstige   2 %.

Die Prozentwerte sind Anhaltszahlen, die aus großangelegten Statistiken ermittelt wurden. Für ein einzelnes Krankenhaus können die Schwerpunkte je nach Fachrichtung anders liegen. So können z.B. infektiöse Durchfälle in einer Kinderklinik das Hauptproblem sein, im großen Durchschnitt erscheinen diese Infektionen jedoch nur unter „Sonstige". In diese zahlenmäßig geringfügige Gruppe gehören auch Infektionen des Personals (Hepatitis B, Tuberkulose) und andere Infektionen, die in früheren Zeiten ausgesprochene Seuchen waren.

5.1.3 Erreger der Krankenhausinfektionen

Die häufigsten, einzeln benennbaren Bakterienarten als Erreger von Krankenhausinfektionen sind Staphylococcus aureus (S. aureus) und Escherichia coli (E. coli). E. coli gehört zu einer größeren Gruppe von Bakterien, den sog. *gramnegativen Stäbchenbakterien,* zu denen fast alle übrigen Hospitalismuserreger gezählt werden.

Hier sind zu nennen: Klebsiella, Serratia, Enterobacter, Proteus und die Pseudomonasarten.

Um Entstehung und Ausbreitungsweise von Nosokomialinfektionen besser zu verstehen, ist das Verhalten der genannten Keimarten in der Krankenhausumwelt näher zu betrachten.

Staphylokokken

Staphylococcus aureus hat seinen typischen Standort beim Menschen. Etwa jeder 4. „Normalbürger" trägt diesen Keim als normale Flora in der Nasenschleimhaut. Die Ausbreitung der Staphylokokken geschieht hier durch feine, keimhaltige Schleimtröpfchen aus dem Nasen- und Rachenraum beim Räuspern, Husten, Niesen und lauten Sprechen (Tröpfcheninfektion). Die wirksamste Methode, diese Keimverbreitung zu unterbinden, ist das Tragen von Mundmasken bei infektionsträchtigen Arbeiten.

Diese Vorsichtsmaßnahme ist wirkungslos, wenn es sich um einen sog. Staphylokokken-*Keimstreuer* handelt. Bei diesen Personen ist nicht nur die Nasenschleimhaut mit Staphylococcus aureus besiedelt, sondern auch die Haut. Durch die normale Abschilferung der keimhaltigen Hautschüppchen verunreinigen diese Keimstreuer ihre unmittelbare Umgebung. Die staphylokokkenbeladenen Hautschüppchen werden verstärkt freigesetzt bei körperlicher Arbeit, beim Umkleiden und durch Reibung der Kleidung auf der Haut. Für Staphylokokkenstreuer gibt es Sanierungsmöglichkeiten, wenn sie sonst eine gesunde Haut haben. Wenig Erfolg ist jedoch zu erwarten, wenn der Keimstreuer ein chronisches Ekzem hat. Beim Psoriasis- und Neurodermitisleiden ist jeder zweite Betroffene mit Staphylococcus aureus auf der Haut besiedelt. Wer ein solches Leiden hat, sollte für seine Berufstätigkeit nicht gerade infektionsgefährdete Krankenhausbereiche (z.B. OP-Trakt) auswählen.

In der unbelebten Krankenhausumwelt zeigt Staphylococcus aureus folgendes Verhalten:

– Auf verunreinigten Oberflächen und Gerätschaften bleiben die Keime bei Einhüllung in Schmutz und Hautschüppchen auch im Trockenen wochenlang vermehrungsfähig (Haarbürsten, Elektrorasierer), obwohl eine Keimvermehrung (durch Zellteilung) nicht stattfindet. Eine Keimverschleppung durch aufgewirbelten Staub ist also möglich.
– In Wasser (Trinkwasser, entsalztes Wasser, reine Kochsalzlösung) sterben die Keime innerhalb weniger Tage ab. Jedoch kommt es zu einer gefährlichen *Keimvermehrung,* wenn dem Wasser Nährstoffe zugesetzt sind. Diese Nährstoffe sind z.B. das Albumin oder die Aminosäuren einer Infusionslösung oder das in Kochsalzlösung verdünnte Heparin. Heparin ist ein Eiweiß, das als Konzentrat durch Konservierungsstoffe vor Verkeimung geschützt ist. In der üblichen Verdünnung in Kochsalz sind die Konservierungsstoffe jedoch unwirksam.

Diese ökologischen Charakteristika der Staphylokokken gelten auch für die selteneren Streptokokken, jedoch spielt die Hautbesiedelung bei diesen Erregern keine Rolle.

Die Eigenschaften der Staphylokokken und Streptokokken bedeuten kurz zusammmgenfaßt:

– die Keimquellen sind immer beim Menschen,
– die Keime überleben in Trockenheit,
– die Ausbreitung erfolgt auch über die Luft durch keimhaltigen Staub. Vermehrung in der unbelebten Umgebung ist nicht möglich, es sei denn bei schweren Hygienemängeln (verunreinigtes Medikament).

Gramnegative Stäbchenbakterien

Die Gruppe der gramnegativen Stäbchenbakterien hat folgende ökologische Merkmale:

– Die meisten Keimarten gehören zur normalen Darmflora gesunder Menschen. Werden sie auf der normalen Haut nachgewiesen, so ist das meist ein Zeichen mangelnder Toilettenhygiene (Hände!).
– Viele Arten der gramnegativen Stäbchenbakterien, insbesondere die Pseudomonasarten, sind in der Natur, auf Pflanzen und im Boden, weit verbreitet. In der Krankenhausumwelt können sie sich überall dort ansiedeln und vermehren, wo sie Feuchtigkeit vorfinden. Vielen Arten genügen zum Wachstum schon geringste Verunreinigungen in destilliertem Wasser. Zu denken ist hier an Atemluftbefeuchter, Dialysewasser, Kondensat in Beatmungsschläuchen und feucht aufbewahrten Reinigungsutensilien.
– Für ihr Überleben sind die gramnegativen Stäbchenbakterien, die Nosokomialinfektionen auslösen, auf Feuchtigkeit angewiesen („Naßkeime"). In Trockenheit gibt es keine Keimvermehrung. Diese Bakterien sterben in Trockenheit rasch ab.
  Läßt man z.B. eine Aufschwemmung von Kolibakterien auf einer Tischfläche antrocknen, so sind bereits nach 3 Stunden keine Keime mehr nachweisbar.

Die Empfindlichkeit der gramnegativen Stäbchenbakterien gegenüber Austrocknung ist für Hygienemaßnahmen nutzbar: Werden z.B. Sauerstoffsprudelflaschen, Inhalatorenzubehör u.ä. sauber und *trocken* aufbewahrt, so ist eine Verkeimung nicht zu befürchten. Bürsten, Wischlappen und Feudel, die in nassem Zustand über Nacht heftig verkeimen, bleiben hygienisch einwandfrei, wenn sie innerhalb weniger Stunden trocknen.
  Die Eigenschaften der gramnegativen Stäbchenbakterien lassen sich wie folgt zusammenfassen:

– Sie sind „Naßkeime", die sich in Feuchtigkeit vermehren, in Trockenheit jedoch absterben.
– Die Keimquellen sind Menschen und natürliche Biotope wie Wasser, Boden, Pflanzen.

Keimarten mit besonderen Eigenschaften

Legionellen

Legionellaarten verursachen bei Abwehrgeschwächten Lungenentzündung, wenn sie mit zerstäubten Wassertröpfchen inhaliert werden. Diese Bakterien gehören *nicht* zur normalen Körperflora, sie werden fast ausschließlich im Trinkwasser, bevorzugt im Warmwasser, gefunden.

Bis zu 70 % aller Wasserauslässe können im Krankenhaus mit Legionellen besiedelt sein. Ihre Beseitigung ist eine rein hygienetechnische Maßnahme (Chlorung, Heißdesinfektion, Filtration), deren Aufwand nach bisherigen Kenntnissen nur dort sinnvoll ist, wo infektionsgefährdete Patienten liegen. Dies sind Intensivstationen, Einheiten für Schwerverbrannte und Leukämiepatienten, evtl. Aufwachräume.

Pilze

Infektionen mit Pilzen gefährden abwehrgeschwächte Patienten, und dies besonders dann, wenn die normale Keimflora der Patienten durch Antibiotika unterdrückt wurde. Keimquellen im Patientenzimmer sind verdorbene Lebensmittel und abgestorbene Zimmerpflanzen, in Ausnahmefällen bautechnische Schäden wie z.B. feuchte Wände. Eine erhebliche Keimquelle kann auch die Außenluft darstellen, insbesondere im Sommer, wenn die Schimmelpilze absterbendes Pflanzenmaterial befallen und sich dort vermehren. Deshalb dürfen Zierpflanzen auf Intensivstationen und anderen Stationen, wo beatmet wird oder besonders Abwehrgeschwächte untergebracht sind (z.B. hämatologische Einheit), nicht aufgestellt werden. Die zugeführte Luft dieser Räume muß so gefiltert sein, daß die Patienten vor der Keimbelastung der Außenluft geschützt sind.

Sporenbildende Bakterien

Sporen sind Überlebensformen mancher Bakterienarten. Ein Bakterium, das sich, z.B. bei Nährstoffmangel, in die Sporenform umwandeln kann, wird dadurch besonders widerstandsfähig gegen Hitze, Strahlen und Desinfektionsmittel. Die für die Sterilisation geforderten Temperaturhöhen von z.B. 120 oder 134 °C müssen erreicht werden, weil auch die Sporen abgetötet werden müssen; Bakterien, die nicht als Sporen vorliegen, sind bereits bei niedrigeren Temperaturen empfindlich.

Eine wichtige Gruppe der sporenbildenden Bakterien sind die sog. Klostridien, zu denen die Erreger von Tetanus, Botulismus und Gasbrand gehören. Die Erreger der meist tragisch verlaufenden Gasbrandinfektion stammen aus dem Boden (Schmutz und Staub) und dem menschlichen Darm. Sie sind gegen die üblichen Haut- und Flächendesinfektionsmittel resistent, also nicht „wegdesinfizierbar". Deshalb hat die gründliche Reinigung der Haut vor bestimmten Eingriffen (sterile, d.h. sporenfreie Tupfer und sporenfrei filtriertes Hautdesinfektionsmittel!) und die Reinigung im Rahmen der Flächendesinfektion, insbesondere im Operationstrakt, einen so hohen hygienischen Stellenwert. Bakteriensporen können nur durch eine gründliche Reinigung beseitigt werden.

Bei vielstündiger Einwirkzeit und in hohen Konzentrationen können manche Instrumentendesinfektionsmittel Sporen abtöten. Dies als „Kaltsterilisation" zu bezeichnen, ist jedoch irreführend, weil „Kälte" kein Sterilisationsmittel ist und die Keimabtötung auf den Instrumenten nicht im „Endbehältnis", sondern in der Eintauchlösung erfolgt.

Viren

Nosokomialinfektionen durch Viren sind derzeit sehr viel seltener als bakterielle Infektionen. Eine der Ursachen dafür ist die Möglichkeit, sich gegen einige der wichtigsten Virusinfektionen (Hepatitis B) impfen lassen zu können. Andererseits können Viren sich außerhalb des lebenden Organismus nicht vermehren, bilden also in der unbelebten Umgebung keine Keimreservoire.

Die Übertragung erfolgt durch direkten Kontakt mit virushaltigen Körperflüssigkeiten als Tröpfcheninfektion oder durch direkte Ansteckung, z.b., wenn virushaltiges Blut in Hautwunden eindringen kann oder bei einer Nadelstichverletzung.

Wertigkeiten der Erregereigenschaften

Ein „Ausrottungsprogramm", wie es gegen die Pocken erfolgreich war, kann es gegen Nosokomialinfektionen nicht geben. Dies ist mit den Erregereigenschaften zu begründen. Die meisten Keimarten gehören nämlich zur normalen mikrobiellen Besiedlung des menschlichen Körpers (und vieler Tiere), und eine Vielzahl der Erreger kann sich in der Natur und in der unbelebten Krankenhausumgebung vermehren. Wegen der Vielzahl von Erregern können somit Impfstoffe nicht entwickelt werden. Chemische „Waffen" (z.B. Antibiotika oder Desinfektionsmittel) müßten global eingesetzt werden, was wegen der Nebenwirkungen nicht möglich ist.

Somit bleiben für die Verhütung der Nosokomialinfektionen nur die Maßnahmen der Hygiene, durch die bei richtigem Einsatz diese Infektionen eingedämmt, d.h. in ihrer Zahl niedrig gehalten werden können.

5.1.4 Infektionsquellen

Aus den Eigenschaften der Erreger von Nosokomialinfektionen und aus der allgemeinen Infektionslehre lassen sich unschwer die *Bedingungen* für Infektionsquellen ableiten: Danach sind Infektionsquellen für Nosokomialinfektionen überall dort zu erwarten,

– wo sich die Erreger vermehren können *und*
– von wo aus sie in die Umgebung ausgestreut werden.

Unter diesen Voraussetzungen sind als wesentliche Infektionsquellen im Krankenhaus zu benennen:

– der infizierte Patient,
– das Personal, das selbst an einer Infektion leidet oder symptomfreier Keimträger ist,
– die Keimquellen in der unbelebten Umgebung (Keimreservoire), wenn von dort eine Weiterverschleppung der Erreger möglich ist.

Nicht Infektionsquellen im genannten Sinne sind z.b. mikrobiell verunreinigte Türklinken, Hände, Schmutzwäsche, blutige Instrumente u.ä., weil hier keine Keimvermehrung stattfindet. Es handelt sich also nicht um Infektionsquellen, sondern um Stationen eines Übertragungs- oder Infektionsweges.

Der infizierte Patient als Infektionsquelle

Ein Patient, der an einer Infektion leidet, ist immer eine Infektionsquelle. Denn im Infektionsherd vermehren sich die Erreger zu riesigen Keimzahlen und sind stets in der unmittelbaren Umgebung des Patienten zu finden. Diese Ausstreuung von Erregern ist für die Hygienemaßnahmen von Bedeutung, weil gerade vermieden werden soll, daß die Infektionserreger des einen Patienten zum nächsten weitergetragen werden.

Das Beispiel in Abb. 5.1 ist das Ergebnis einer hygienischen Umgebungsuntersuchung im Umfeld eines infizierten Patienten. Es zeigt auch, daß die Erreger eben nicht nur dort sind, wo z.B. diagnostisches Material entnommen wird, also im direkten Infektionsherd, sondern in die Umgebung verstreut werden.

Bei folgenden Krankheitszuständen ist stets mit massiver Erregerstreuung zu rechnen:

Infizierte Wunden: Aus zahlreichen mikrobiologischen Untersuchungen in der Umgebung von Patienten mit Wundeiterungen ist bekannt, daß die Erreger (z.B. Staphylokokken) nicht nur im Wundsekret zu finden sind. Sie sind auch nachweisbar auf der Außenseite eines frischen Verbandes, auf der Bettwäsche, den Händen und der gesunden Haut des Patienten.

Verbrennungswunden: Jede Verbrennungswunde stellt für Bakterien ein bevorzugtes Milieu dar, so daß die Wunde schon nach kurzer Zeit regelrecht „bewachsen" wird. Auch wenn es nicht zu den klinischen Zeichen einer Infektion kommt, ist die Verbrennungswunde eine starke Infektionsquelle. Das gilt auch dann, wenn die Wunde heilt und die Infektion klinisch keine Rolle mehr spielt. Der sich ablösende Wundschorf ist dann immer noch stark erregerhaltig. Dies ist zu beachten bei der Pflege der Wunde, z.B. durch Baden.

Patienten mit Harnwegsinfektionen: Der Urin von Patienten mit

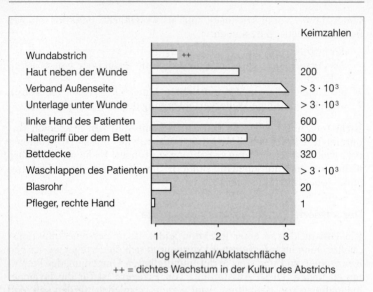

	Keimzahlen
Wundabstrich	++
Haut neben der Wunde	200
Verband Außenseite	$> 3 \cdot 10^3$
Unterlage unter Wunde	$> 3 \cdot 10^3$
linke Hand des Patienten	600
Haltegriff über dem Bett	300
Bettdecke	320
Waschlappen des Patienten	$> 3 \cdot 10^3$
Blasrohr	20
Pfleger, rechte Hand	1

log Keimzahl/Abklatschfläche
++ = dichtes Wachstum in der Kultur des Abstrichs

Abb. 5.**1** Ergebnis einer Umgebungsuntersuchung bei einem Patienten, der eine Wundeiterung am Oberschenkel hatte. Der Erreger war Klebsiella pneumoniae. Die Länge der Balken stellt die Anzahl der auf 7 × 10 cm großen Abklatschkulturen nachweisbaren Erregerkolonien dar. Die höchsten Zahlen fanden sich in unmittelbarer Nähe des Infektionsherds, aber auch in einem Feuchtkeimreservoir (Waschlappen), wo die Keime sich vermehren konnten. Das Beispiel soll zeigen, daß die Infektionserreger bei einem infizierten Patienten sich nicht nur dort befinden, wo zu diagnostischen Zwecken der Wundabstrich entnommen wird, sondern daß sie in die unmittelbare Umgebung ausgestreut und damit unschwer weitergetragen werden können.

Harnwegsinfektionen ist immer hochgradig keimhaltig. Selbst eine so hohe Keimzahl wie 10^5 Keime pro ml Urin verursacht noch keine sichtbare Trübung oder typische Gerüche. Bei Umgebungsuntersuchungen kann man die Erreger unschwer auf der Haut der Beine, auf den Händen und der Bettwäsche des Patienten nachweisen.

Diese Keimstreuung geschieht auch bei Harnwegsinfektionen, wenn der Patient einen Dauerkatheter liegen hat und der Urin mit einem geschlossenen Drainagesystem abgeleitet wird. Der infektiöse Urin tritt durch den Spalt zwischen Blasenkatheter und Harnröhrenschleimhaut aus.

Langzeitbeatmete Patienten: Bei der künstlichen Beatmung kommt es in vielen Fällen nach einigen Tagen zu einer abnormen Besiedlung der Atemwege mit Keimarten, die zu den typischen Erregern von Krankenhausinfektionen gehören. Diese Besiedlung kann, wenn sich die Abwehrlage des Patienten verschlechtert, in eine Infektion übergehen. Die Keime werden in jedem Fall, d.h. bei Besiedlung und bei Beatmungspneumonie, mit Bronchial- oder Trachealsekret in der Umgebung des Patienten verbreitet.

Dekubitalgeschwüre: Infektionen mit Bakterien sind bekanntermaßen nicht die Ursache von Dekubitalgeschwüren, und eine antibiotische Behandlung wäre auch keine angebrachte Therapie dieser Geschwüre. Aus diesen Gründen ist leicht zu übersehen, daß sich alle Bakterien, die in die Geschwüre gelangen, dort stark vermehren. Ein Dekubitalgeschwür ist somit eine starke Keimquelle.

Durchfallserkrankungen: Durchfälle, die länger als 3 Tage dauern, gelten als infektiös, solange nicht eine Darminfektion durch Stuhluntersuchungen ausgeschlossen ist. Dies ist nur eine einfache Faustregel, sie sollte jedoch bei Patienten und Personal beachtet werden. Sofern von dem Patienten kooperatives Verhalten erwartet werden kann, sollte man ihn über den Verdacht und die entsprechenden Regeln aufklären, um nicht weitere Personen anzustecken (desinfizierende Beseitigung stuhlhaltiger Verunreinigungen, Händedesinfektion nach jedem Toilettenbesuch).

Jeder Patient, der in der Klinik als „septisch" eingestuft wird, ist eine Infektionsquelle. Allerdings wird diese Einstufung nur vorgenommen, wenn die Infektion im Vordergrund seines Krankheitsgeschehens steht. Dies ist leider nicht immer der Fall, d.h., ein Patient kann infektionshygienisch gesehen eine massive Infektionsquelle sein, ohne daß dies zunächst von klinischer Bedeutung ist. Alle vorgenannten Beispiele können so gelagert sein. Trotzdem muß rechtzeitig vermieden werden, daß es zur Keimverbreitung kommt.

Krankenhauspersonal als Infektionsquelle

Aus praktischen Gründen wird das Personal, wenn es als Infektionsquelle in Frage kommt, zwei Gruppen zugeordnet:

– Personen mit offensichtlichen Infektionen und
– Personen, die unerkannterweise Keimträger bzw. Keimstreuer sind.

Wichtig, weil in ihrer Bedeutung als Ansteckungsquelle meist unterschätzt, sind die Infektionen bei Mitarbeitern, die nicht so schwerwiegend sind, daß sie zur Arbeitsunfähigkeit führen, z.B. kleine Eiterungen nach Hautverletzungen, chronische Eiterungen der Nasennebenhöhlen, Zahntascheneiterungen u.ä. Die einzig sinnvolle „Sanierungsmaßnahme" ist in solchen Fällen eine erfolgreiche Behandlung.

Sehr viel schwieriger zu erkennen sind gesunde Keimträger und Keimstreuer unter dem Personal. Eine Besiedlung der Haut mit Staphylokokken oder des Nasen-Rachen-Raums mit (hämolysierenden) Streptokokken kann grundsätzlich jeden für eine unbekannte Zeitspanne betreffen. Regelmäßige mikrobiologische Untersuchungen des Personals haben sich zur Erkennung dieser Infektionsquellen jedoch nicht bewährt. Dagegen werden Infektionen, die von unerkannten Keimstreuern des Personals ausgehen, bald erkannt in Kliniken, in denen eine laufende und aktuelle Infektionsstatistik, z.b. durch die Hygienefachschwester, geführt wird.

Keimquellen in der unbelebten Umgebung des Krankenhauses

Viele Bakterien, die Nosokomialinfektionen auslösen, haben die Fähigkeit, sich in Wasser, Wasserresten oder Feuchtfilmen zu vermehren, gleichgültig, ob es sich dabei um Trinkwasser oder um im Krankenhaus nachbereitetes (entsalztes) Wasser handelt. Die Keimarten gehören zu den gramnegativen Stäbchenbakterien, insbesondere zu den Pseudomonasarten. Der Keimgehalt unseres Trinkwassers wird überwacht, damit es den Anforderungen der Trinkwasserverordnung genügt. Die Überwachung bezieht sich jedoch nur auf das übliche Leitungssystem und erfaßt nicht den Zustand des Trinkwassers in Leitungen, Tanks, Perlatoren u.ä., wenn es dort stagniert oder wenn es aus technischen Gründen enthärtet, d.h. entsalzt, und über das Keimwachstum fördernde Kunststoffleitungen verteilt wird. Dann können auf unkontrollierbare Art und Weise aus dem nur wenige Keime enthaltenden Trinkwasser hochgradig verkeimte Bakterienaufschwemmungen entstehen. Das gilt für Wasser zur Herstellung der Dialyseflüssigkeit ebenso wie für Kondenswasser in Beatmungsschläuchen oder Wasserreste auf der Innenfläche eines Handwaschbeckens.

Gefährdet sind stets die Patienten, nicht das gesunde Personal.

Allgemeine Grundsätze der Infektionsgefährdung durch verkeimte Flüssigkeiten

Stehendes Wasser verkeimt: Prinzipiell nimmt die Keimzahl von Wasser bei Stillstand in einer Leitung oder in einem Vorratsbehälter zu. Das geschieht in Wasserleitungen, insbesondere in stillgelegten Abzweigungen, aber auch z.B. in Kanistern, in denen destilliertes Wasser aufbewahrt wird.

Verhindern kann man diese Verkeimung nur durch:

– laufenden Betrieb der Wasserleitung bzw. des Wasseraufbereitungssystems, weil bei ständigem Durchfluß keine Keimvermehrung stattfindet,
– Sterilisation des Wassers im Endbehältnis, wie z.B. von Wasser zur Atemluftbefeuchtung.

Ausmaß und Geschwindigkeit der Verkeimung sind unterschiedlich und hängen ab von

– der Höhe der Ausgangsbelastung mit Bakterien,
– der Temperatur und dem Nährstoffangebot in der Flüssigkeit.

Dies läßt sich durch folgende Beispiele zeigen: Ultraschallvernebler oder Sauerstoffsprudelflaschen sollen mit sterilem Wasser beschickt werden, obwohl unsere Atemluft nicht steril ist und die Behälter nicht sterilisiert sein müssen. Durch Verwendung von sterilem Wasser in den Atemluftbefeuchtern ist die Ausgangskeimzahl so niedrig, daß nach einem Arbeitstag (ca. 12 Stunden), also bis zum Tausch des „Feuchtzubehörs", die Keimzahl *noch* niedrig genug ist, um die Patienten nicht zu gefährden.

Werden Mischinfusionen hergestellt, so ist auch bei sorgfältigster, steriler Arbeitsweise damit zu rechnen, daß 1–3 von 100 Infusionsflaschen bakteriell verunreinigt, d.h. nicht mehr steril sind. Es handelt sich jedoch um außerordentlich wenige Keime, deren unbeabsichtigte Verabreichung sich klinisch nicht bemerkbar macht. Dies gilt jedoch nur bei *sofortiger* Verabreichung. Bleiben die vorbereiteten Infusionsflaschen bei Raumtemperatur stundenlang stehen, so kommt es – unterstützt durch das Nährstoffangebot der Lösung – zur Aufkeimung in der Infusionslösung. Eine solche Infusionslösung bedeutet Lebensgefahr für den Patienten! Deshalb ist zu beachten, daß von der Vorbereitung der Mischinfusionen bis zum Ende der Verabreichung nicht mehr als 8 Stunden vergehen. Verzögert sich die Verabreichung, so bietet die Lagerung im Kühlschrank (mit Wiedererwärmen) eine zusätzliche Sicherheit, weil das Keimwachstum bei 6 °C zwar nicht aufhört, jedoch verlangsamt ist.

Wie werden aus Feuchtkeimquellen Infektionsquellen?

Art und Zahl verkeimter Wasserstellen im Krankenhaus lassen sich nur selten zutreffend und vollständig aufzählen, weil sie sich durch den schnellen Wandel der Medizin- und auch der Hygienetechnik ändern.

Vor etwa 15 Jahren galten volldesinfizierbare Ultraschnellvernebler noch als eine illusorische Forderung der Hygiene. Inzwischen gibt es kein Gerät mehr, dessen „Feuchtzubehör" nicht voll zerlegbar und thermisch desinfizierbar ist. Neue technische Entwicklungen können jedoch auch erhebliche hygienische Mängel aufweisen. So wurde z.B. ein Endoskop-Desinfektionsapparat mit einem Nachspültank für entsalztes Wasser versehen. Die zunächst korrekt desinfizierten Endoskope wurden mit verkeimtem Wasser nachgespült, was zu vielfachen infektiösen Komplikationen führte.

Deshalb ist an jede technische Einrichtung im Krankenhaus die Forderung zu stellen, daß die hygienischen Voraussetzungen lückenlos erfüllt werden. Oft sind hygienische Schwachstellen jedoch nicht ohne weiteres erkennbar.

Gefährdung durch direkte Keimübertragung

Im vorangehenden Beispiel wurde ein medizinisches Instrument verunreinigt, und die Übertragung der Erreger erfolgte direkt in den Körper. Weitere Infektionsgefahren entstehen, wenn Wasserbäder zum Erwärmen von Flaschen mit Säuglingsnahrung oder von Transfusionsbeuteln mit Blutderivaten benutzt werden. Die verkeimte Flüssigkeit tropft ab und wird durch die Hände weiterverbreitet, z.B. beim Umstecken des Infusionssystems. Deshalb sind für diese Zwecke Warmluftgeräte, Heizblöcke oder wasserdurchströmte Heizkissen zu verwenden. Eine direkte Infektionsgefahr für die Atemwege entsteht dann, wenn verkeimtes Wasser in Ultraschallverneblern, Sprüh- oder Sprudelzerstäubern zur Atemluftbefeuchtung verwendet wird. Bei diesen Verfahren entstehen feine, lungengängige (und keimhaltige) Flüssigkeitströpfchen, die vom Patienten inhaliert werden. Die Folgen reichen bis zur beatmungspflichtigen und lebensbedrohenden Lungenentzündung.

Indirekte Gefährdung durch verkeimtes Wasser (Endotoxin oder Pyrogene)

Die Mehrheit der gramnegativen Stäbchenbakterien, die sich in Wasser vermehren können, enthalten chemische Bestandteile, die Fieberschübe auslösen. Diese Stoffe heißen Pyrogene oder Endotoxine und werden bei der Sterilisation nicht zerstört, d.h., daß auch „Bakterienleichen" auf keimfreien Instrumenten zu Fieber führen können.

Ein einschlägiges Problemfeld ist hier das Wasser für die Dialyse: Die Membranen der Dialysatoren sind zwar dicht für alle Bakterien, die fieberauslösenden Stoffe können jedoch passieren und in die Blutbahn des Patienten gelangen, der dann mit Fieber reagiert. Die einzig wirksame Vorbeugung besteht darin, kein Dialysewasser zu verwenden, dessen Keimgehalt über 200/ml liegt. Dies wird erreicht durch regelmäßige Keimzahlkontrollen und erforderlichenfalls durch Desinfektion der Wasserentsalzungsanlage und des Leitungssystems.

Fieberschübe bei Patienten sind auch bekannt geworden, als in einem Fall Operationshandschuhe und im anderen Fall wiederverwendete Herzkatheter vor der Sterilisation mit verkeimtem Wasser gespült worden waren.

Nicht alle Keimreservoire werden zu Infektionsquellen

Nicht jede Wasserstelle, in der sich Verkeimungen nachweisen lassen, muß zur Infektionsquelle erklärt und mit Hygienemaßnahmen bekämpft werden. Dies sollen die folgenden Beispiele erläutern:

– Waschbecken-, Badewannen- und Fußbodenabläufe sind immer mit einem wasserhaltigen „Knie" versehen, das Gerüche aus der Kanalisation zurückhält. Dieses (Ab-)Wasser ist immer stark verkeimt, die Bakterien sind jedoch nicht fähig, ihren Standort zu verlassen und z.b. auf die Oberseite des Ablaufsiebs zu gelangen. Desinfektionsmaßnahmen, wie Pasteurisieren mit Heizschlangen oder Einfüllen eines Desinfektionsmittelkonzentrats, sind völlig unnötig. Bei der Beschaffung eines Waschbeckens sollte jedoch darauf geachtet werden, daß der Wasserstrahl nicht direkt in den Ablauf zielt, um Aufspritzen zu vermeiden.

– Zur Befeuchtung der Luft in Baby-Inkubatoren benutzt man eine wassergefüllte Wanne, über die ein Gebläse die Luft in den Innenraum führt. Diese Luft wird durch das *verdampfte* Wasser befeuchtet, ein Versprühen des Befeuchterwassers findet nicht statt.

– Selbst bei enorm hoher Verkeimung dieses Wassers werden Bakterien nicht in den Innenraum des Inkubators verschleppt, weil *keine* keimhaltigen Flüssigkeitströpfchen entstehen. Deshalb sind weder Zusätze von Konservierungsstoffen zum Befeuchterwasser noch kurze Wechselintervalle, von z.b. 8 Stunden, notwendig. Wenn unvermeidlich bei bestimmten Arbeiten verkeimtes Wasser über die Hände läuft, ist die Händedesinfektion die einzig richtige Maßnahme.

– Für das Wasser von Schnittblumen, aber auch von Hydrokulturen gilt das gleiche: Ein Infektionsweg hat sich bisher nie zeigen lassen. Beachten sollte man jedoch, daß der Wechsel des Blumenwassers nicht am Krankenbett erfolgt, sondern im Pflegearbeitsraum, weil keimhaltiges Wasser verspritzt werden kann. In abgeschleusten Bereichen mit hohen Anforderungen an die Keimarmut sollte auf Pflanzenschmuck verzichtet werden.

5.1.5 Infektionswege

Eine Krankenhausinfektion kann man als „endogen" entstanden bezeichnen, wenn die Erreger von der körpereigenen Flora des Patienten stammen (dies darf nicht mit „unvermeidbar" gleichgesetzt werden!). Kommt die Ansteckung von außen, so kann man von „exogener" Entstehung sprechen. Die Erreger wurden dann von Patient zu Patient (sog. Kreuzinfektion) oder von Personal zu Patient übertragen. Als Überträger spielen die wichtigste Rolle:

– die *Hände* des Personals, weshalb die Händehygiene im Krankenhaus einen so hohen Stellenwert hat,
– verunreinigte *Gerätschaften,* die nicht oder mangelhaft desinfiziert oder sterilisiert wurden. Deshalb sind Reinigung, Desinfektion und Sterilisation für die Krankenhaushygiene von großer Bedeutung.
  In einigen Bereichen ist auch die Keimverschleppung über verunreinigte *Arbeitskleidung* zu beachten. Deshalb sind Schutzkittel zu

tragen bei direktem körperlichen Kontakt mit Infizierten, oder es ist ein Wechsel der Kleidung vorzunehmen bei Betreten abgeschleuster Bereiche. Diese Übertragungswege (zusammen mit der „Tröpfcheninfektion", bei der keine schwebfähigen Keime freigesetzt werden) können mit dem Begriff *Kontaktübertragung* beschrieben werden. Dem steht die Übertragung von Keimen durch die *Luft* gegenüber, die sog. aerogene Übertragung. Hierbei handelt es sich in der Regel um Bakterien, die an Schmutzpartikel gebunden sind und in der natürlichen Außenluft vorkommen, durch menschliche Aktivitäten aufgewirbelte Keime (Stöbern, Staubsaugen oder Hantieren mit Schmutzwäsche) oder keimbeladene Hautschüppchen von den Personen in einem Raum.

Obwohl nur etwa 1/10 aller Krankenhausinfektionen durch Luftkeime verursacht werden, spielt dennoch die aerogene Infektion eine große Rolle bei der Infektionsverhütung im Operationstrakt, speziell bei aseptischen Operationen, z.B. in der Knochen- und Gelenkchirurgie. Bei diesen Operationen in sterilem Wundgebiet kann es nur über die Luft zur Infektion kommen, da der Keimeintrag auf anderen Wegen durch Hautdesinfektion und Sterilisation unterbunden ist. Deshalb ist der hohe Aufwand zur keimfreien Belüftung von aseptischen Operationssälen gerechtfertigt.

5.2 Infektartbezogene Hygienemaßnahmen

Den 4 häufigsten Krankenhausinfektionen liegen genau benennbare medikotechnische Risiken zugrunde. Diese kann man durch Maßnahmen bekämpfen, die auf Verhütung der einzelnen Infektarten zielen. So gehört zu jeder Infektart ein „Paket" von Hygienemaßnahmen (Tab. 5.1).

Tabelle 5.1 Der Verhütung der 4 häufigsten Krankenhausinfektionen lassen sich jeweils spezielle Maßnahmebündel zuordnen. Allgemein wirksame Hygienemaßnahmen wie Händedesinfektion, Sterilisation und desinfizierende Aufbereitung von Materialien sind zwar bei praktisch allen Verhütungsmaßnahmen beteiligt und wirksam, würden allein jedoch noch nicht ausreichen.

Infektart	Infektartbezogene Verhütungsmaßnahmen
Harnwegsinfektionen	Hygiene bei Blasenkatheterisierung und Urindrainage
Wundinfektionen	Operationssaalhygiene
Atemwegsinfektionen	Hygiene bei Atemluftbefeuchtung und Beatmung
Bakteriämien	Hygiene bei der Infusionstherapie

Außerdem gibt es allgemeingültige Hygienemaßnahmen, die zur Verhütung aller oder mehrerer Infektarten nützlich sind, wie z.B. die Händedesinfektion, die Sterilisation oder die Hauswirtschaft.

5.2.1 Operationssaalhygiene

Es ist Ziel aller Hygienemaßnahmen, im Operationstrakt die Häufigkeit von Wundinfektionen so klein wie möglich zu halten. Leider kann nicht für jede einzelne Hygienemaßnahme festgelegt werden, welches Gewicht ihr bei der Erfüllung dieses Ziels zukommt. Deswegen sind folgende Arbeitsziele anzustreben:

– Wahrung der Sterilität im Wundbereich,
– Keimarmut der Oberflächen und der Luft in der Umgebung des Operationstrakts.

Diese Vorgaben werden erfüllt durch eine Vielzahl von Maßnahmen der baulichen Gestaltung, der Ausstattung und der hygienerelevanten Funktionsabläufe.

Bauliche Gestaltung und Ausstattung

Im Laufe von Jahrzehnten wurden die verschiedensten baulichen Konzepte für Operationsabteilungen verwirklicht. Die bewährtesten Konzepte waren und sind stets ein harmonischer Kompromiß zwischen den notwendigen Betriebsabläufen und der Hygieneforderung nach einer getrennten Wegeführung von Patient, Personal, Sterilgütern und zu entsorgendem Material (Abb. 5.2).
Weitere aus hygienischen Gründen vorzunehmende bauliche Maßnahmen sind z.B.:

– Die Verlagerung möglichst aller Reinigungs-, Desinfektions- und Sterilisationsarbeiten in eine Zentrale außerhalb des Operationstrakts. Damit soll vermieden werden, daß das Operationspersonal, z.B. zwischen zwei Operationen, sich Hände und Kleidung bei Arbeiten mit verschmutztem Material verunreinigt.
– Diese Forderung hat natürlich ihre Grenzen bei Großgeräten (Röntgen, Narkosegerät), die, um aufwendige Transporte zu vermeiden, sinnvollerweise in einem Geräteraum des Operationstrakts aufbereitet werden.
– Die Angliederung des Aufwachraumes an den Operationstrakt, ohne daß er von diesem aus frei zugänglich ist. Für kleinere Krankenhäuser ist diese Forderung aus Gründen des „Stellenplans für Narkosepersonal" schwer zu verwirklichen.
– Die Einrichtung von Personalschleusen nach dem 3-Kammer-Prinzip (Abb. 5.3).

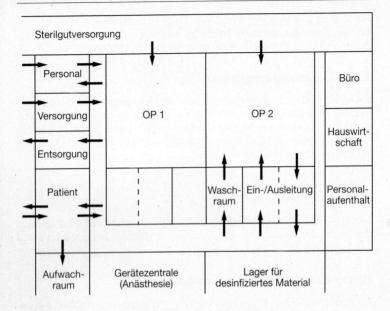

Abb. 5.2 Häufig realisierter Grundriß einer Operationsabteilung, von dem verschiedenste Varianten möglich sind: So kann ein Waschraum auch für zwei Operationssäle ausreichend sein; Narkoseein- und -ausleitung können bei Platzmangel arbeitstechnisch leichter in einem großen Raum stattfinden als in zwei allzu kleinen, jedoch getrennten Räumen; die Sterilgutversorgung verbindet den OP-Trakt mit der Zentralsterilisation. Auf diesem Weg oder über den Versorgungsraum können sterile Fertiggüter eingebracht werden.

Beim Umkleiden werden die höchsten Keimmengen von der Oberfläche des menschlichen Körpers freigesetzt. Die unreine Seite der Personalschleuse ist einer der Räume des Krankenhauses, deren Luft und Oberflächen am stärksten mit Keimen belastet sind. Deshalb ist es sinnvoll – wenn nur Platz für eine 2-Kammer-Schleuse vorhanden ist –, reine und unreine Seite durch eine Wand mit einer einzig und allein zum Durchgehen zu öffnenden Tür zu trennen.

Die bauliche Ausstattung eines Operationstrakts muß Materialien bevorzugen, die regelmäßig und einfach desinfizierend zu reinigen sind und die dies über viele Jahre ohne Farb- oder Strukturveränderung aushalten. Mobiliar, Geräteoberflächen und Heizkörper sollen ebenfalls glatt und leicht zu reinigen sein.

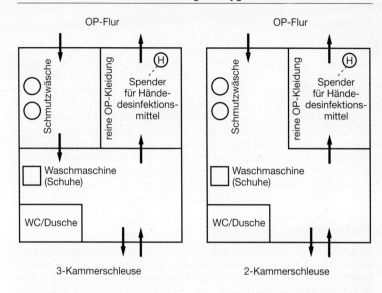

Abb. 5.**3** Grundrisse für eine 2- und eine 3-Kammer-Schleuse. Hygienisch wesentlich ist, daß der reine Innenraum, wo die reine Bereichskleidung gelagert und angezogen wird, von den anderen Zonen sicher abgetrennt ist. Die hygienische Händedesinfektion muß unmittelbar vor Betreten des OP-Trakts erfolgen.

Sinn aller Baumaßnahmen kann nur sein, die folgenden Hygienefunktionen zu begünstigen, zu bahnen oder sicherzustellen. So ist z.B. die Installation eines Händedesinfektionsmittelspenders in der Personalschleuse eine richtige Maßnahme; sie wird jedoch erst dann wirksam, wenn der Spender auch benutzt wird. Selbst bei der klimatechnischen Ausstattung müssen sich Bau und Funktion sinnvoll ergänzen: So wird z.B. die Überdruckhaltung in einem Operationssaal zunichte gemacht, wenn gegenüberliegende Türen weit offen stehen und verkeimte Luft aus den Fluren unkontrolliert einströmen kann.

Laufend durchzuführende Hygienemaßnahmen

Auch bei sehr guten baulichen Voraussetzungen müssen in einem Operationstrakt die Arbeitsziele Sterilität der Wunde und Keimarmut der Umgebung durch laufende, immer wiederkehrende Bemühungen angestrebt werden. Die „Störfaktoren" sind stets das Personal und der Patient als Keimquellen und die durch sie mikrobiell verunreinigte Umgebung.

Betreten des Operationstrakts

Auf der reinen Seite der Schleuse bekleidet sich das Personal mit keimarmer, desinfizierend gewaschener Bereichskleidung. Versehentlich auf den Boden gefallene Kleidungsstücke sollte man nicht anziehen. Die Schuhe sind arbeitstäglich zu waschen (Reinigungsautomat). Nach dem Anziehen von Kopfhaube und Mundmaske, d.h. unmittelbar vor Betreten des Traktes, muß eine hygienische Händedesinfektion erfolgen. Damit wird die aus den anderen Klinikbereichen mitgebrachte Keimflora beseitigt. Schmuck an den Händen behindert die hygienische Händedesinfektion und kann durch das Desinfektionsmittel angegriffen werden.

Auf diese Weise korrekt eingeschleust, spielt es keine Rolle, woher man kommt, z.B. aus der „septischen" Abteilung.

Maskendisziplin

Während des normalen Gebrauchs von Mundmasken sammeln sich auf der Maskeninnenseite die keimhaltigen Tröpfchen aus dem Nasen-Rachen-Raum an, die sonst an die Umgebung abgegeben werden. Bereits nach 15 Minuten Tragezeit ist die Maskeninnenseite dicht „besetzt" mit Bakterien. Deshalb darf man eine benutzte Mundmaske nicht lose baumelnd um den Hals tragen, weil sonst die ursprünglich zurückgehaltenen Keime auf der keimarmen Bereichskleidung verteilt werden.

Wird eine Mundmaske nicht mehr benötigt, z.B. im Personalaufenthaltsraum oder bei Verlassen des Operationstrakts oder beim Wechsel nach 3 Stunden Tragezeit, so soll sie, mit den Innenseiten aneinandergefaltet, verworfen werden.

Weil es offensichtlich schwierig ist, sich an eine so einfache Regel zu halten, spricht man in diesem Zusammenhang von „Maskendisziplin".

Chirurgische Händedesinfektion

Über die Anforderungen der hygienischen Händedesinfektion, d.h. Beseitigung der Kontakt- und Schmutzkeime auf der Hautoberfläche, hinausgehend, soll bei der chirurgischen Händedesinfektion eine weitestgehende Entkeimung der Haut erreicht werden. Weil dies aus Gründen der Hautanatomie nicht mit großer Sicherheit gelingt, also gelegentlich lebensfähige Hautkeime während der Operation aus tiefliegenden Hautspalten an die Oberfläche der Hände gelangen, fordert man von dem einzusetzenden Händedesinfektionsmittel, daß seine desinfizierende Wirkung anhaltend bleibt (Remanenzwirkung). Ein für die chirurgische Händedesinfektion geeignetes Mittel enthält deshalb nicht nur rasch wirkende, schnell abdunstende Alkohole, sondern eine zweite, nicht flüchtige Komponente. Diese sorgt für den Remanenzeffekt, so daß auch nach vielstündigem Operieren keinerlei Bakterien auf der Hand des Chirurgen nachweisbar sind.

Fehlt die „bleibende" Desinfektionswirkung oder wurden Fehler bei der Desinfektion begangen, so können sich die verbliebenen Bakterien im „Handschuhschaft" stark vermehren. Da bis zu 30 % aller OP-Handschuhe am Ende der Operation Löcher aufweisen, können die sonst als ungefährlich anzusehenden Hautkeime in großer Zahl in die Operationswunde gelangen, so daß eine Wundinfektion entstehen kann.

Bewährte Methoden zur chirurgischen Händedesinfektion sind folgende:

Konventionelles Desinfizieren: Gründliches, mindestens 2minütiges Waschen von Händen und Unterarmen mit Seife und Wasser. Sterilisierte, d.h. nicht verkeimte Bürsten dienen lediglich zur Reinigung der Nägel. Nach dem Abtrocknen mit einem keimarmen Handtuch wird ein alkoholisches Händedesinfektionsmittel (Liste der Deutschen Gesellschaft für Hygiene und Mikrobiologie, DGHM-Liste) während 5 Minuten 2mal auf die gewaschene Haut aufgetragen.

Einreibemethode: Hände und Unterarme werden mit einem alkoholischen Händedesinfektionsmittel (DGHM-Liste) eingerieben. Mit einer sterilisierten Bürste wird das Desinfektionsmittel in die Nagelfalze gerieben. Der Auftrag des Desinfektionsmittels erfolgt während 5 Minuten so oft, daß die Haut nicht trocken wird.

Bei dieser Methode, die seit langem wissenschaftlich abgesichert ist, setzt man voraus, daß die Hände bei Antritt der Arbeit „zivilisatorisch" sauber sind. Bei stark verschmutzten Händen ist eine Vorreinigung mit Seife und Wasser nötig.

Neben dem Zeitgewinn hat die Einreibemethode noch die Vorteile, daß in den Waschräumen weniger Waschbecken installiert werden müssen und die Haut der Hände weniger als beim gründlichen Waschen entfettet wird.

Desinfizierende Seifen: Das Waschen mit desinfizierenden Seifen, z.B. Polyvidon-Jod, sollte nur bei erwiesener Unverträglichkeit der anderen Methoden angewendet werden. Wegen der Fehleranfälligkeit gilt es als Verfahren der zweiten Wahl.

Hygienemaßnahmen am Patienten

Mit Blick auf die Arbeitsziele der Operationssaalhygiene ist jeder Patient eine Keimquelle; die Hygienemaßnahmen sollen helfen, die Keimverbreitung durch folgende Maßnahmen einzudämmen.

Einschleusen des Patienten:

In der Patientenschleuse wird der Patient vom Operationspersonal übernommen. Sein Bett und die möglicherweise keimhaltige Bettwäsche sollen nicht in den OP-Trakt gelangen. Die bei allen Menschen stark mit Bakterien besiedelte Kopfhaut wird mit einer Haube abgedeckt.

Die häufig zur Übernahme der Patienten benutzten Umbetthilfen sind keine Hygienemaßnahmen, jedoch ein wichtiges Hilfsmittel, um das Personal vor frühzeitigen Abnutzungsschäden am Bewegungsapparat zu bewahren.

Präoperative Hautdesinfektion:
Wie bei der chirurgischen Händedesinfektion strebt man eine weitestgehende Entkeimung der Haut im Wundbereich an. Deshalb muß ein mindestens 2maliger Auftrag des Hautdesinfektionsmittels bei einer Gesamteinwirkzeit von 5 Minuten erfolgen. Wegen der raschen und sicheren Wirksamkeit sind alkoholische Hautdesinfektionsmittel zu bevorzugen.

Die Bedingungen der Hautdesinfektion einzuhalten, ist erfahrungsgemäß selten ein Problem. Dennoch kann der Erfolg der präoperativen Hautdesinfektion gefährdet sein:

Bei verletzter und erkrankter Haut: Durch die Haarentfernung mit dem Rasiermesser entstehen feinste Hautverletzungen, aus denen seröse Flüssigkeit austritt. Darin vermehren sich die normalen Hautbakterien, z.B. über Nacht, dem Zeitraum, der häufig zwischen Rasur und Operation besteht. Diese „Mikrokolonien" (aus einigen wenigen Keimen sind bis zu 10 000 entstanden) sind in serösem Exsudat eingehüllt, d.h., sie sind nicht nur wegen ihrer großen Zahl, sondern auch wegen ihrer Schutzhülle außerordentlich schwer zu desinfizieren. Deshalb darf eine evtl. nötige Rasur erst am Operationstag und nicht am Vortag ausgeführt werden.

In erkrankter Haut, z.B. in chronischen Ekzemen wie Psoriasisherden, liegen ähnliche Verhältnisse vor, so daß ein Desinfektionserfolg fragwürdig ist.

Bei verschmutzter Haut: Die präoperative Hautdesinfektion setzt gereinigte Haut voraus. Bei starker Verschmutzung muß vor der Desinfektion gereinigt werden. Darauf ist besonders zu achten, wenn der Patient inkontinent ist. Die Gasbranderreger aus dem Darm können – wenn sie in Sporenform vorliegen – nicht desinfiziert, sondern nur durch gründliche Reinigung beseitigt werden.

Abdeckung: Die Abdeckung soll die Sterilität der Wundumgebung sichern und eine Keimeinschleppung aus anderen Körperregionen verhindern.

Folien, die über die Haut im Wundbereich geklebt werden, sind „hygiene-neutral" und nur dann sinnvoll, wenn sie die Arbeit des Operateurs erleichtern.

Fallweise vorzunehmende Hygienemaßnahmen

Neben den ständig anfallenden Hygieneaufgaben sind in bestimmten Situationen zusätzliche Arbeiten erforderlich.

„Septisch-Werden" einer Operation

Bei einer ursprünglich als aseptisch geplanten Operation kann sich während des Eingriffs herausstellen, daß der Patient einen Infektionsherd im Operationsgebiet hat.

Eine Keimverschleppung verhütet man nach derartigen Operationen wie folgt:

Operationskittel, Handschuhe und gebrauchtes Einmalmaterial werden noch im Operationssaal in die Abwurfsäcke gesteckt. Das gesamte, an der Operation beteiligte Personal benutzt die Personalschleuse, um sich neu einzukleiden (Bereichskleidung, Schuhe, Hauben und Masken, Händedesinfektion). Das gebrauchte Instrumentarium wird genauso wie sonst auch über Desinfektionswaschmaschinen entsorgt. Der Operationssaal wird desinfizierend in einem Ausmaß gereinigt, wie es am Ende eines Operationstages üblich ist (s. Hauswirtschaft). Danach stehen Personal und Operationssaal für die nächste Operation wieder zur Verfügung.

Nicht notwendig sind folgende, manchmal aus Unsicherheit vorgenommenen Maßnahmen:
– erhöhte Desinfektionsmittelkonzentration,
– desinfektionsmittelgetränkte Tücher an den Durchgängen,
– „Vordesinfektion" des Instrumentariums,
– Sperren des Operationssaals für den Rest des Tages,
– Versprühen oder Vernebeln von Formalin.

Knochen- und Gelenkchirurgie

Die hohen Anforderungen der Knochen- und Gelenkchirurgie an die Keimarmut der Luft machen es nötig, auch zwischen den Operationen waagerechte Oberflächen von Geräten und Mobiliar (OP-Lampe, Narkosegerät, Ampel, Monitor u.ä.) zu desinfizieren, um das Abwirbeln von keimhaltigem Staub zu verhindern. Dies ist leicht möglich durch Abwischen mit einem alkoholgetränkten (70 % Isopropanol) Tuch, da die Flächen sauber und glatt sind.

Händedesinfektion und Umkleiden

Nach Schmutzarbeiten, z.B. Entleeren eines Absauggefäßes im Ausgußraum, oder nach sehr engen körperlichen Kontakten mit dem Patienten (Anästhesiepersonal, Springer) sind Hände und Oberbekleidung häufig stark verunreinigt. Durch Händedesinfektion und Wechsel der Kleidung stellt man seinen persönlichen „Hygienestatus" wieder her.

Entsorgung

Wäsche

Gebrauchte OP-Wäsche und Bereichskleidung werden in dafür gekennzeichneten Schmutzwäschesäcken gesammelt. Anhand der Kennzeichnung (Farbe/Streifen) wählt das Wäschereipersonal das für OP-Wäsche richtige Waschprogramm. Fremdkörper in der Wäsche, wie Zellstoff- oder Kunststoffartikel, aber auch spitze Gegenstände und Farbstifte, können die Wäsche ruinieren oder zumindest das Waschergebnis stark verschlechtern.

Wenn die OP-Wäsche sehr blutig ist, sollten die Schmutzwäschestücke in einen zusätzlichen, flüssigkeitsdichten Kunststoffsack gesteckt werden, um das Transportpersonal vor durchtretendem Blut u.ä. zu schützen.

Instrumente

Benutzte Instrumente werden vorzugsweise trocken im geschlossenen Behälter zur Aufbereitung in Waschmaschinen gebracht.

Wer mit gebrauchten Instrumenten hantiert, muß Handschuhe tragen, um sich zu schützen. Dies ist besonders zu beachten beim Beladen von Instrumentenwaschmaschinen. Erst das darin gereinigte und thermisch oder chemothermisch desinfizierte Instrumentarium kann gefahrlos sortiert, geprüft und gepflegt werden.

Absauggefäße

Das Entleeren, Desinfizieren und Säubern von Absauggefäßen ist für das Personal eine besonders kontaminationsträchtige Arbeit. Auch das mehr oder weniger flüchtige Ausspülen mit Desinfektionsmittel ist kein Schutz. Deshalb sollen Absauggefäße am besten in Geräten, die ähnlich wie Bettpfannenspülen arbeiten, entleert und thermisch desinfiziert werden.

Hauswirtschaftliche Arbeiten

Die desinfizierende Reinigung von Böden, Mobiliar und Installationen im Operationstrakt hat das Ziel, dem unvermeidlichen Eintrag von Keimen (Schmutz, keimhaltige Hautschüppchen) entgegenzuwirken.

Die Vorgehensweise legt man am besten in einem Hauswirtschaftsplan fest. Darin sollten die Reinigungsarbeiten *zwischen* den Operationen aufgeführt sein: Zu ihnen gehören die desinfizierende Reinigung des Bodens um den Operationstisch, des Tischsockels und der Waschbecken im Waschraum sowie Verschließen und Abtransport der Abfallsäcke.

In Operationsräumen für die aseptische Knochen- und Gelenkchirurgie empfiehlt sich zusätzlich zwischen einzelnen Operationen, waagerechte Oberflächen von Geräten und Mobiliar (Op-Lampe, Narkoseampel usw.) mit Desinfektionsmittel abzuwischen (z.B. Isopropanol). Dadurch werden die stets vorhandenen, auf den Flächen abgesetzten Luftkeime beseitigt. Im Hauswirtschaftsplan müssen diese Arbeiten genannt und die Ausführenden (medizinisches- oder Reinigungspersonal) benannt sein.

Täglich, am Ende eines Operationstages, werden alle Böden, auch in den Nebenräumen, desinfizierend gereinigt. In einem sehr großen Operationstrakt, mit z.B. mehr als 5 Operationstischen, kann eine 2mal tägliche Reinigung der Personalschleuse wegen des hohen Personendurchgangs erforderlich sein. Wände, Fenster oder gar Decken erfordern nur selten eine desinfizierende Reinigung, so daß 1/4jährliche Intervalle ausreichen. Eine Ausnahme sind sichtbare Anschmutzungen, die sofort beseitigt werden müssen.

Raumlufttechnische Anlagen

Wie alle Lüftungsanlagen in Gebäuden, so soll die Klimaanlage im Operationstrakt zunächst einmal für genügend frische Luft sorgen. Die Anforderungen gehen darüber jedoch weit hinaus:
– Die Zuluft muß praktisch keimfrei sein, was durch Luftfilter erreicht wird:
  Für Operationssäle wird die Außenluft durch 3 Filterstufen gereinigt. Die Endstufe ist ein sog. Schwebstoffilter mit sehr hoher (über 99 %) Abscheideleistung. Bakterien, Pilze, Viren und Partikel aller Art werden durch die Filtration zurückgehalten, so daß die in den Operationssaal strömende Zuluft praktisch keimfrei ist.
– Bei konventionellen Luftauslässen mischt sich die keimfreie Zuluft beim Einblasen in den Raum sofort mit der vorhandenen Raumluft, die immer keimhaltig ist. Die Keimarmut der Luft wird so nur durch Verdünnen erreicht. Um die keimfreie Zuluft möglichst ohne Vermischen mit der Raumluft direkt in den Wundbereich und an den Instrumententisch zu bringen, sind besondere Luftführungssysteme (z.B. Lüftungsdecken) erforderlich. Im Gegensatz zum vorigen Prinzip des Verdünnens der Raumluft spricht man hier von Verdrängungslüftung. Diese Reinlufttechniken vermindern bei aseptischen Operationen die Häufigkeit von Wundinfektionen, was statistisch bewiesen ist. In der Praxis muß man daran denken, daß die Operationslampe, wenn sie sich direkt über dem Wundgebiet befindet, den Effekt der Verdrängungslüftung erheblich stört. Die Lampe sollte also nicht direkt zwischen Lüftungsdecke und Operationsfeld eingestellt werden. Ergänzt wird die Wirkung von Luftführungssystemen durch die sog. Überdruckhaltung, d.h., dem Ope-

rationssaal wird eine höhere Luftmenge zugeführt, als über die Abluftkanäle abgesaugt wird. Die überschüssige Luftmenge strömt dann durch Raumundichtigkeiten nach draußen. Damit wird das unkontrollierte Einströmen (keimhaltiger) Luft vermieden. Wenn jedoch Türdurchgänge während der Operation nicht auf das Notwendigste beschränkt bleiben oder Türen offenstehen, bricht die Überdruckhaltung zusammen.

– Schadstoffe, wie flüchtige Narkotika, Desinfektionswirkstoffe und Gerüche müssen von der Lüftungsanlage beseitigt werden:
Dazu ist die Zu- und Abfuhr von Luftmengen nötig, die weitaus größer sind, als sie dem natürlichen Luftbedarf der Menschen entsprächen. Eine Wiederzufuhr der Luft als „Umluft" nach erneuter Filtration ist nur teilweise möglich, da es sonst zur unerwünschten Anreicherung der Schadstoffe kommt. Narkosegase, die evtl. unkontrolliert im Narkosegerät frei werden, können durch die Narkosegasabsaugung erfaßt werden. Im direkten Arbeitsbereich des Anästhesisten können dennoch kurzzeitig sehr hohe Narkosegaskonzentrationen auftreten. Die Ursache sind undicht sitzende oder kurzzeitig beiseitegelegte Narkosemasken, aus denen Gas ausströmt.
Die Spitzenbelastungen könnten von der raumlufttechnischen Anlage nur durch nicht realisierbaren Aufwand abgefangen werden. Deshalb müssen hierzu, insbesondere bei kurzdauernden, rasch aufeinanderfolgenden Operationen in Maskennarkose, lokale Absaugtechniken, wie z.B. die Doppelmasken, eingesetzt werden.

– Durch Heizen, Kühlen, Be- und Entfeuchten der Luft werden Temperatur und Luftfeuchte von der Klimaanlage reguliert:
Diese Faktoren und die Luftgeschwindigkeiten sind die Komponenten des *Raumklimas,* über das vom Operationspersonal häufig geklagt wird: „Zu heiß", „zu kalt", „zu zugig" werden in Verbindung mit Erkältungssymptomen, Augenbrennen, Mundtrockenheit oder Muskelverspannungen genannt. Wenn den Beschwerden Fehler in der Konstruktion der Klimaanlage oder Fehler bei Steuerung und Regulierung zugrunde liegen, so sind diese Mängel stets behebbar. Dennoch bleiben auch bei technisch bester Handhabung der Klimaanlage zwei „Restprobleme", die z.Z. nicht befriedigend gelöst werden können.
Um die hygienischen Anforderungen zu erfüllen, müssen pro Zeiteinheit Luftmengen durchgesetzt werden, die mehr als das 10fache der Menge bei „natürlicher" Belüftung über Fenster und Türen betragen. Damit sind zumindest in bestimmten Raumzonen erhöhte Luftströmungen notwendig, die sich als unangenehme Zugluft bemerkbar machen.
Des weiteren gibt es verschiedene Gruppen des Personals, die ganz unterschiedliche „Wunschtemperaturen" haben, um sich optimal ar-

beitsfähig zu fühlen. Das Bereichskleidung tragende Personal ist leicht bekleidet und verrichtet leichte bis mittelschwere körperliche Arbeit und ist mit Temperaturen von 20 bis 23 °C recht zufrieden. Operateure tragen dagegen mindestens eine Kleiderschicht mehr, manchmal noch die Röntgenschürze und verrichten eine körperlich anstrengende Arbeit, so daß der Wunsch nach niedrigeren Temperaturen verständlich ist. Die Anästhesisten arbeiten bei geringer körperlicher Belastung und würden höhere Temperaturen bevorzugen. Hinzu kommt, daß die Luftströmung aus einer Lüftungsdecke in der Randzone (Anästhesiebereich) besonders turbulent ist. Turbulente Luftströmungen werden stärker als Zugluft wahrgenommen als gleichförmige Luftströme bei der gleichen Geschwindigkeit.

Im Gegensatz zu diesen Problemen gibt es Mittel und Wege, eine Auskühlung des Patienten, insbesondere bei großen Wundflächen und langdauernden Operationen, zu verhindern. Dazu dienen Isolierdecken, erwärmte Infusionen und Atemfilter (zwischen Tubus und Y-Stück), die als Wärmeaustauscher wirken.

Fehlersuche

Auch in modern gebauten, unter einwandfreien hygienischen Verhältnissen betriebenen Operationsabteilungen sind postoperative Wundinfektionen nicht restlos vermeidbar. Das darf auf keinen Fall jedoch als schicksalhaft hingenommen werden. Treten postoperative Infektionen in auffälliger Weise auf, insbesondere zahlenmäßig gehäuft, muß eine Fehlersuche einsetzen, durch die man Hygienemängel zumindest ausschließen kann.

Die häufigsten Ursachen für unerwartet gehäufte Wundinfektionen sind:

- Keimstreuer und Infektionen beim Personal,
- Hygienefehler, die sich unbemerkt im alltäglichen Betrieb einschleichen, und
- medizinische und technische Neuerungen, deren Hygienerelevanz noch nicht abschätzbar ist.

Das wichtigste Hilfsmittel, ein Infektionsproblem rasch zu erkennen, ist die aktuell und laufend geführte Infektionsstatistik in der Hand einer Hygienefachschwester.

Das wichtigste Hilfsmittel für die Fehlersuche ist die Kenntnis der Erregerart, denn diese gibt wichtige Hinweise auf das Verhalten der Keime in der Operationssaalumgebung und erlaubt so eine gezielte Überprüfung.

Beispiele für die Fehlersuche bei postoperativen Wundinfektionen:

Postoperative Wundeiterungen durch Staphylokokken (Staphylococcus aureus)

Ziel der zu ergreifenden Maßnahmen ist es, eine Keimquelle (Keimstreuer) unter dem Operationspersonal ausfindig zu machen oder ausschließen zu können.

Untersuchungen:
Nasenabstriche von allen Personen, die im Operationstrakt arbeiten.

Bei Staphylococcus-aureus-Nachweis in der Nase (normaler Befund bei 20–25 % der Bevölkerung):
Untersuchung auf Besiedlung der Körperoberfläche mit Abklatschkulturen von Stirn, Nacken, Hand und Arbeitskleidung. Abklatschbefunde von der Körperoberfläche mit deutlichem Nachweis von Staphylococcus aureus (5 Kolonien/70 cm^2 oder 2 Kolonien/Rodac-Platte) sind häufig bei „Keimstreuern".

Beurteilung:
Staphylokokkenstreuer dürfen nicht im OP-Dienst eingesetzt werden, solange der Befund besteht.

Maßnahmen:
Infizierte Personen: Besteht eine Staphylococcus-aureus-Infektion (Hauteiterung, Sinusitis u.ä.) ist die Ausheilung des Infektes dringend anzustreben.

Symptomfreie, nicht infizierte Staphylokokkenstreuer: Die Besiedlung kann durch tägliches Duschen (oder Baden) mit chlorhexidin- oder hexachlorophenhaltiger Seife einschließlich Haarwaschen 1 Woche lang bekämpft werden. Als Wirkstoff eignen sich auch quaternäre Ammoniumbasen. Ferner 3mal tägliche Applikation von *staphylokokkenwirksamer* Nasensalbe (Antibiotikum). Die Kontrolluntersuchung soll 2 Tage nach Abschluß der Behandlung erfolgen.

Postoperative Wundeiterungen mit hämolysierenden Streptokokken

Postoperative Eiterungen mit hämolysierenden Streptokokken sind heutzutage nicht häufig, so daß neu auftretende Infekte stets auch hygienisch abgeklärt werden sollten. Das OP-Personal ist als mögliche Infektionsquelle auszuschließen bzw. ausfindig zu machen.

Untersuchungen:
Rachenabstrich von allen im Operationstrakt arbeitenden Personen.

Maßnahmen:
Bei Nachweis von hämolysierenden Streptokokken ist eine Sanierung mit Antibiotika (Penicillin, Erythromycin) anzustreben. Mit Beginn der Antibiotikumeinnahme kann, sofern keine infektiöse Erkrankung vorliegt, die Arbeit im Operationstrakt fortgesetzt werden. Der Kontrollabstrich soll 5 Tage nach der letzten Einnahme eines Antibiotikums erfolgen.

Postoperative Gasbrandinfektionen

Obwohl Gasbrandinfektionen in der Regel von der körpereigenen Flora (Darm und Haut der unteren Körperhälfte) verursacht werden, sind folgende Prüfungen zu empfehlen, um exogene Quellen auszuschließen:

- Überprüfung der *Sterilisatoren* mit Bioindikatoren als Sofortmaßnahme außerhalb der Routineprüfungen,
- Überprüfung der *Flächenreinigung und Desinfektion* im Operationstrakt als Verfahrenskontrolle anhand der Vorgaben im Hygieneplan der Hauswirtschaft. Es wird somit geprüft, ob das festgelegte Verfahren auch fehlerfrei durchgeführt wird,
- Überprüfung der *präoperativen Hautdesinfektion* (Hautreinigung ausreichend?).

Neben der Abklärung dieser möglichen exogenen Ursachen ist eine *Einzelfallanalyse* der Umstände des Entstehens der Gasbrandinfektion sinnvoll, um Risikofaktoren des Patienten aufzufinden. Typische Risikofaktoren sind: arterielle Durchblutungsstörungen, verschmutzte Wunden, Dekubitus und Inkontinenz.

Postoperative Wundinfektionen mit Erregern, die als medizinisch unbedeutend gelten

(Staphylococcus epidermidis, „Hefen", Corynebacterium, Micrococcus-Spezies, vergrünende oder anaerobe Streptokokken)

Diese Erreger gehören zur normalen Hautflora und sind für die meisten Menschen wenig pathogen.

Sie führen jedoch unter „günstigen Bedingungen", wie hohe Keimmengen und direktes Einbringen in das Operationsfeld, zu Eiterungen. Werden solche Infektionen auffällig, sollten folgende Überprüfungen stattfinden:

Präoperative Hautvorbereitung (Rasur): Die Hautrasur sollte nur unmittelbar vor der Operation auf Anweisung und unter Kontrolle des Operateurs vorgenommen werden.

Desinfektion: Für die Hautdesinfektion sind alkoholische Präparate stets vorzuziehen. Werden andere Wirkstoffe eingesetzt, so sollte zumindest der letzte Auftrag des Hautdesinfektionsmittels mit einem alkoholischen Präparat erfolgen. Besondere Erschwernisse für die Hautdesinfektion sind eine verschmutzte Haut, eine erkrankte Haut (Ekzeme u.ä.), Narben und Wundgebiete, die bereits früher einmal infiziert waren. Die Haut gelähmter Gliedmaßen ist in der Regel abnorm stark mit Bakterien besiedelt.

Chirurgische Händedesinfektion und „Maskendisziplin": Mängel bei diesen stark verhaltensabhängigen Hygienemaßnahmen können sich bei allzu großer Routine oder bei Personalwechsel einbürgern. Zur Erinnerung an die korrekte Vorgehensweise kann die Demonstration von Abklatschkulturen sehr hilfreich sein.

5.2.2 Ärztliche und pflegerische Techniken

Verhütung von Harnwegsinfektionen bei der Blasenkatheterisierung

Unter schlecht kontrollierten Hygienebedingungen bekommen etwa 70–80 % aller Patienten, die katheterisiert wurden, eine Harnwegsinfektion.

Diese Häufigkeit kann durch Schulung und Auswahl der richtigen Techniken und Hilfsmittel um mehr als die Hälfte gesenkt werden!

Die Infektionsgefährdung ergibt sich sowohl beim Anlegen des Katheters als auch bei der anschließenden Urindrainage.

Anlegen des Blasenkatheters

Alle Maßnahmen dienen dazu, daß der sterile Blasenkatheter nicht kontaminiert wird (Hände und Kleidung des Behandlers, Haut und Bettwäsche des Patienten). Dazu dienen sterile Handschuhe, steriles Abdecken der Arbeitsumgebung und eine Desinfektion der Harnröhrenöffnung. Ein Katheterisierungsset, das alle nötigen Hilfsmittel enthält, garantiert, daß der Arbeitsgang durch eventuelles Herbeischaffen fehlender Artikel nicht gestört wird. Einige wenige „Einschubkeime" aus der Harnröhre, die von der Desinfektion nicht erfaßt wurden, sind keine Infektionsgefahr.

Urindrainage

Soll der Blasenkatheter liegen bleiben, so muß noch unter den aseptischen Bedingungen des Einführens ein steriles und geschlossenes Urinableitesystem angelegt werden. „Geschlossen" bedeutet, daß der Drainageweg von der Blase bis zum Sammelbeutel nicht unterbrochen wird. Die infektionsgefährlichste Fehlmanipulation am Urindrainagesystem ist das Unterbrechen der Verbindung zwischen Katheter und Sammelschlauch. Es sollte nur bei sehr wichtigem Anlaß geschehen, z.B. Wechsel vom Urimeter- zum Urinbeutelsystem, und dann nur mit desinfizierten Händen, steriler Unterlage (wenn erforderlich) und nach Desinfektion der Verbindungsstelle. Befolgt man diese Vorgabe, so entfallen alle „prophylaktischen" und bisher als unwirksam erwiesenen Blasenspülungen. Irgendwelche Stöpsel (auch sterile) für Blasenkatheter sind überflüssig, und ein Blasentraining ist aus medizinischen Gründen überholt.

Neben diesen Gesichtspunkten sind bei einem geschlossenen Ableitesystem noch folgende Charakteristiken zu beachten:

– Urinproben müssen aus der dafür vorgesehenen, desinfizierbaren Punktionsstelle gewonnen werden.

– Der im Sammelbeutel aufgefangene Urin ist stets stark verkeimt, deshalb ist die Flüssigkeitssäule zwischen Sammelbeutel und Schlauch durch eine Tropfkammer unterbrochen. Ein Rückschlagventil verhindert, daß der verkeimte Urin beim (unabsichtlichen) Hochheben des Beutels in die Blase rückgespült wird. Da jedes Rückschlagventil eine – wenn auch kleine – Leckrate besitzt, schützt es den Patienten nur beim seltenen und kurzzeitigen Hochheben des Beutels über Blasenniveau.

Ableitesysteme, bei denen der Urinbeutel gewechselt werden muß, sind – wenn der Wechsel unterhalb der Tropfkammer erfolgt – infektionshygienisch den Systemen mit festem Beutel gleichwertig. Die Entscheidung zwischen beiden Systemen sollte man aus betrieblichen Gründen (Handhabung, Abfall) treffen.

Aus der Praxis stellt sich häufig die Frage, ob Katheter und Drainage aus hygienischen Gründen in bestimmten Intervallen erneuert werden müssen. Solche Gründe gibt es nicht. Man möchte alle Manipulationen am System vermeiden. Zum anderen sollte die Verweildauer von Blasenkathetern so kurz wie irgend möglich sein, da das Infektionsrisiko mit jedem Tag zunimmt. Nach etwa 16 Tagen Urindrainage sind Harnwegsinfekte auch bei geschlossener Ableitung genauso häufig wie ohne besondere Hygienemaßnahmen. Diese Tatsache darf jedoch niemanden entmutigen, alle Vorsichtsmaßnahmen zur Verhütung einer Harnwegsinfektion zu unternehmen, weil damit auf jeden Fall der Eintritt der Infektion hinausgeschoben werden kann. In den meisten Fällen kann man den Patienten in der akuten und kritischen Phase zu Beginn seines Krankenhausaufenthalts vor einer weiteren Belastung bewahren.

Verhütung von Atemwegsinfektionen bei Atemluftbefeuchtung und Inhalation

Zur effektiven Befeuchtung der Atemwege oder zur Inhalation von Medikamenten muß das notwendige Wasser durch Ultraschall oder andere Zerstäuber in besonders feine und damit lungengängige Teilchen versprüht werden.

Ist die Befeuchterflüssigkeit verkeimt, so besteht höchste Pneumoniegefahr, weil der keimhaltige Nebel bis in die unteren Atemwege vordringt!

Deshalb darf man für die Atemluftbefeuchtung nur steriles Wasser benutzen; die Behältnisse (Medikamentenvernebler, Ultraschallvernebler, Sprudelflaschen oder Inhalatoren) müssen spätestens nach einem Arbeitstag gegen aufbereitete Materialien getauscht werden, weil dann die Verkeimung noch geringgradig ist. Diese Verkeimung bleibt auch dann nicht aus, wenn die Behältnisse (z.B. Verneblerschläuche und -kammern) sterilisiert werden.

Zur Aufbereitung aller Materialien für die Atemtherapie ist im Krankenhaus die Reinigung, thermische Desinfektion und Trocknung in Waschautomaten die beste und sicherste Methode. Eine chemische Desinfektion verbietet sich wegen der Rückstände, eine Sterilisation mit Gas oder Dampf ist überflüssig, weil die eingeatmete Luft auch nicht steril ist.

Der Standard „desinfiziert" muß für alle Materialien zur Atemluftbefeuchtung und Atemtherapie gelten, wenn diese bei Intensivpatienten, im Aufwachraum und bei Patienten mit bestehenden Lungenkrankheiten verwendet werden.

Manche Inhalatoren bestehen aus Kunststoffen, die das häufige Erhitzen bei der thermischen Desinfektion nicht lange überstehen. Empfohlen werden kann folgendes Vorgehen:

– Ein Inhalator wird dem Patienten für die Dauer seines stationären Aufenthalts zugeordnet.
– Medikamentenbehälter, Verneblerkammer, Mundstück (also das gesamte „Feuchtzubehör") werden 1mal täglich auseinandergenommen, gründlich gereinigt und getrocknet. Durch die regelmäßige Trocknung wird eine Aufkeimung, z.B. mit Pseudomonas, sicher vermieden.
– Befüllt wird mit sterilem Wasser bzw. mit einem mit sterilem Wasser verdünnten Medikament.
– Eine Desinfektion des Inhalierzubehörs erfolgt erst bei Wechsel des Geräts zu einem anderen Patienten.

Wird der Patient zu Hause weiter ein Inhaliergerät benutzen, sollte man ihn rechtzeitig informieren, wie er sein Gerät täglich in den Hygienezustand versetzt, den er auch von seinem Geschirr und Eßbesteck erwartet (sauber und trocken). Nur so kann vermieden werden, daß der Patient sich wiederholt aus dem Inhalator infiziert.

Infektionsverhütung bei der Infusionstherapie

Kanülen, Gefäßkatheter mit den zugehörigen Bestecken und Infusionslösungen sind direkte Zugänge in das sterile Körperinnere; der Infektionsweg endet nicht an der Katheterspitze, sondern kann über das System der Blutgefäße in praktisch jede Körperregion führen, wo neue Infektionsherde entstehen (Gehirn-, Leberabszeß u.a.). Wegen dieser häufig lebensbedrohlichen Infektionsgefahren sind Hygieneregeln bei der Infusionstherapie besonders sorgfältig zu beachten.

Vorbereiten von Infusionen

Beim Vorbereiten der Infusionslösungen hilft eine ruhige und aufgeräumte Arbeitsumgebung nicht nur der Hygiene (wenig Luftkeime, desinfizierte Arbeitsfläche), sondern auch dem fehlerfreien Verrichten der nötigen Arbeitsschritte (Konzentration).

Auch unter günstigen Arbeitsbedingungen, vorausgehender Händedesinfektion und Desinfektion der Durchstichstellen für zugemischte Medikamente und das Infusionsbesteck muß man damit rechnen, daß – statistisch gesehen – mindestens eine von 100 vorbereiteten Infusionsflaschen – im strengen Sinn des Wortes – nicht mehr steril ist. Der Keimeintrag ist jedoch sehr gering und stellt *zunächst* für den Patienten keine Gefahr dar. Bald kommt es jedoch, begünstigt durch Vitamine, Salze und Eiweiße (Albumin, Serumfraktionen u.ä.), zum mehr oder weniger schnellen Wachstum der Keime in der Infusionslösung, mit der der Patient dann auf direktem Wege infiziert wird. Deshalb dürfen Infusionslösungen, insbesondere Mischinfusionslösungen, erst unmittelbar vor Verabreichung vorbereitet werden. Von der Vorbereitung bis Ende der Verabreichung dürfen nicht mehr als 12 Stunden vergehen.

Gefäßzugang

Alle Kanülen, die im Organismus verbleiben, sind schon deshalb ein Infektionsrisiko, weil sie ein Fremdkörper sind.

Periphere Kanülen: Die Hautdesinfektion (s. dort) vor dem Anlegen der Kanüle erfordert höheren Aufwand als bei der Blutentnahme. Wird ein Pflaster über die Insertionsstelle (Wunde!) geklebt, so muß es steril sein. Die Verweildauer der peripheren Kanülen darf 72 Stunden nicht überschreiten. Wenn in medizinisch gut begründeten Ausnahmefällen eine längere Verweildauer des peripheren Zugangs unumgänglich ist, so sollten als Vorsichtsmaßnahmen einsetzen: ein Eintrag in die Krankenakte und ab dem 3. Tag eine tägliche Inspektion der Insertionsstelle auf Entzündungszeichen sowie Entfernen der Kanüle bei Anstieg der Körpertemperatur, wenn dieser keine offensichtlich erkennbare andere Ursache als den Gefäßzugang hat.

Zentrale Zugänge: Die Hautdesinfektion vor dem Legen eines zentralen Gefäßzugangs erfolgt wie die präoperative Hautvorbereitung. Lokal aseptische Bedingungen gewährleisten eine sterile Abdeckung und sterile Handschuhe. Eine Mundmaske ist erforderlich, sofern bei diesem Arbeitsgang gesprochen werden muß.

Die Katheterinsertionsstelle muß ab dem 3. Tag nach dem Anlegen des Katheters täglich auf Entzündungszeichen kontrolliert werden.

Infusionspraktiken

Während der Infusionstherapie sind Vorkehrungen zu beachten, die alle dazu beitragen, das Infektionsrisiko zu mindern:

Die einfachste besteht darin, daß jeder seine Hände desinfiziert, bevor er sich am Infusionssystem zu schaffen macht. Das gilt ganz besonders, wenn das System an irgendeiner Stelle *geöffnet* wird, wie beim Zuspritzen, Umstecken, Umstöpseln und dem Bedienen von Mehrwegehähnen (Abb. 5.4). Das Infektionsrisiko wird auch vermindert, wenn die Zahl der Zugänge oder Abzweigungen des Infusionssystems so klein als möglich gehalten wird.

Ohne gesteigerte Infektionsgefahr kann ein Infusionsbesteck 48 Stunden lang benutzt werden. Nach neueren Überprüfungen könnte sich ein Höchstintervall von 72 Stunden herausstellen. Möchte man das System jedoch längere Zeit benutzen, z.B. 96 Stunden, so muß eine zusätzliche Absicherung getroffen werden; dies kann derzeit nur ein Infusionsfilter sein. Das Filter muß über diese lange Benutzungszeit seine Funktion und seine Abscheideleistung behalten können.

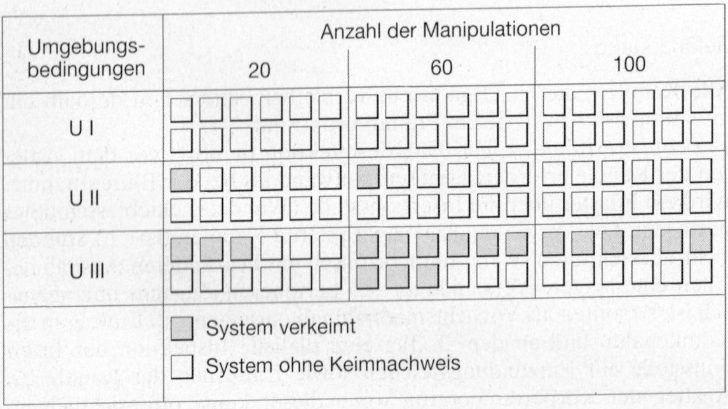

Umgebungs-bedingungen	Anzahl der Manipulationen		
	20	60	100
U I	▢▢▢▢▢▢ ▢▢▢▢▢▢	▢▢▢▢▢▢ ▢▢▢▢▢▢	▢▢▢▢▢▢ ▢▢▢▢▢▢
U II	◼▢▢▢▢▢ ▢▢▢▢▢▢	◼◼▢▢▢▢ ▢▢▢▢▢▢	◼◼▢▢▢▢ ▢▢▢▢▢▢
U III	◼◼◼◼◼▢ ▢▢▢▢▢▢	◼◼◼◼◼◼ ◼▢▢▢▢▢	◼◼◼◼◼◼ ◼◼▢▢▢▢

◼ System verkeimt
▢ System ohne Keimnachweis

Abb. 5.4 Bedeutung der Händedesinfektion beim Umgang mit Infusionssystemen. In diesen Versuchen wurde die Keimeinschleppung in intraarterielle Druckmeßsysteme geprüft. Eine Manipulation bestand aus Entnahme einer Flüssigkeitsprobe über den Dreiwegehahn und anschließendem Spülen des Systems. Nach jeweils 20, 60 und 100 Wiederholungen dieser Manipulation wurden die Systeme auf Keimfreiheit untersucht. Der erwartete Zusammenhang zwischen Verkeimungshäufigkeit und Manipulationshäufigkeit zeigte sich nicht. Vielmehr nahm die Verkeimungshäufigkeit der Systeme sprunghaft zu, wenn die Hände kontaminiert waren!
U I: Hände und Auflagefläche des Dreiwegehahns desinfiziert,
U II: Hände desinfiziert, Auflagefläche kontaminiert,
U III: Hände und Auflagefläche kontaminiert.

5.3 Allgemein wirksame Hygienemaßnahmen

Außer den vorausgehend besprochenen Hygienemaßnahmen, die – jede für sich – gezielt auf die Verhütung einer bestimmten Infektionsart abzielen, gibt es zahlreiche Hygienemaßnahmen, die Infektionsquellen ausschalten bzw. Infektionswege unterbrechen und damit meist mehreren Infektionsarten zuzuordnen sind. Hierher gehören sowohl die Aufbereitung von medizinischen Geräten mit Reinigung, Desinfektion und Sterilisation als auch die Desinfektionsmittelkunde und die Organisation und Kontrolle von Hygienemaßnahmen.

5.3.1 Hygienetechnische Geräte

Noch eine Generation vor unserer Zeit war der Sterilisator der einzige hygienerelevante Apparat, dessen Funktionen und Innenleben einen Großteil des Hygieneunterrichts in Anspruch nahmen. Heute findet man im Krankenhaus eine Vielzahl von technischen Einrichtungen, die im Dienst der Hygiene stehen, weil sie reinigen und desinfizieren oder dies zumindest versprechen. Zu diesen hygienetechnischen Geräten zählen so unterschiedliche Dinge wie Steckbeckenspülen, Taktbandwaschanlagen, Waschmaschinen für Instrumente oder Endoskope u.a.. Im weitesten Sinne sind auch die Krankenhaus-Klimaanlagen hinzuzuzählen, weil sie die Luft durch Filtration desinfizieren.

Desinfektionsgeräte für die Aufbereitung medizinischer Artikel

Gegenüber der manuellen Reinigung und Desinfektion (Tauchbäder, Wischen oder Besprühen) haben die maschinellen Verfahren erhebliche Vorteile, weil die Reinigung und Desinfektion automatisiert, d.h. programmiert abläuft, so daß fehlerhafte Arbeitsschritte durch menschliches Tun ausgeschlossen sind. Geringfügige und beherrschbare Kontaminationsgefahren ergeben sich lediglich beim Beschicken der Geräte, da die Aufbereitung im geschlossenen System vor sich geht. Kontakte mit Reinigungs- und Desinfektionschemikalien sind nicht zu befürchten. Bei der manuellen Aufbereitung mußte stets die Arbeitsabfolge „erst desinfizieren, dann reinigen" wegen des Personalschutzes befolgt werden. Im Desinfektions-Wasch-Gerät kann man umgekehrt verfahren (geschlossenes System), so daß die Desinfektion sauberer Gegenstände sehr viel einfacher und sicherer gelingt.

Diese Vorteile hinsichtlich Arbeitserleichterung und Verfahrenssicherheit überwiegen weitaus die Fehler- und Versagensmöglichkeiten der gerätegebundenen Aufbereitung. Dennoch müssen Fehler, insbesondere wenn sie die Ursache für mangelhafte Desinfektion im Gerät sind, beachtet werden. In den folgenden Beispielen soll auf die möglichen, z.T. gerätetypischen Fehlerquellen hingewiesen werden.

Bei der maschinellen Aufbereitung arbeitet man mit zwei verschiedenen Desinfektionsmethoden.

Thermische Desinfektion

Die Abtötung krankmachender Mikroorganismen erfolgt durch Erhitzen bei Temperaturen zwischen 75 und 105 °C, wobei als einfache Regel gilt: Je höher die Temperatur, desto kürzer die Einwirkzeit. Die Höhe der Desinfektionstemperatur richtet sich nach der Materialverträglichkeit, den Energiekosten, den praktischen Chargenzeiten (Aufheizen) und muß sich bei der Desinfektion meldepflichtiger Erreger nach den Anforderungen des Bundesgesundheitsamtes richten (mindestens 95 °C für 3 Minuten). Die Heizenergie wird über Dampf oder Heißwasser aufgebracht, wobei der Anschluß des Desinfektionsgerätes an die zentrale Dampfversorgung die technisch einfachste Lösung ist. Wird im Gerät, z.B. in der Instrumentenspülmaschine, Heißwasser bereitet, so muß dieses Wasser immer enthärtet werden, weil bereits ab ca. 60 °C die Härtesalze des Wassers ausfallen und in kürzester Zeit das Gerät ruinieren. Außerdem ist mit enthärtetem Wasser der Reinigungsmittelbedarf niedriger.

Chemothermische Desinfektion

Chemothermische Desinfektion findet bei Temperaturen statt (50–60 °C), die allein für eine Desinfektion nicht ausreichen würden. Deshalb wird zusätzlich ein Desinfektionswirkstoff eingesetzt, der durch die erhöhte Temperatur besonders schnell wirksam ist. So sind Einwirkzeiten von nur 3–15 Minuten möglich, während der gleiche Abtötungseffekt bei Raumtemperatur 1 Stunde und mehr benötigt.

Diese Methode ist das beste Desinfektionsverfahren für hitzeempfindliche Materialien, wie z.B. Krankenhaustextilien oder Endoskope. Es wird auch in der Krankenhausküche in Geschirrspülanlagen eingesetzt, weil dort ein „Auskochen" technisch und betrieblich nicht in Frage kommt.

Der materialschonende Effekt der chemothermischen Desinfektion ist auch für die Haltbarkeit chirurgischer Instrumente, Anästhesiematerial oder Pflegeutensilien zu erwarten, wurde bisher aber nicht systematisch untersucht. Gegenüber der rein thermischen Desinfektion ist bei der chemothermischen Desinfektion neben Temperatur und Einwirkzeit auch die richtige Dosierung des Desinfektionsmittels einzuhalten, d.h., eine dritte störanfällige Größe ist für den Desinfektionserfolg bestimmend. Dadurch wird das chemothermische Verfahren gegenüber der rein thermischen Desinfektion schwieriger zu kontrollieren.

Spülgeräte für Bettschüsseln und Urinflaschen

Das Entleeren, Reinigen und Desinfizieren von Ausscheidungsbehältern ist seit jeher eine pflegerische Arbeit, die verständlicherweise Überwindung kostet. In einem geeigneten Steckbeckenspülgerät müssen Entleeren, Reinigen und Desinfizieren ohne manuellen Eingriff oder „Nachbessern" möglich sein. Der Vorgang muß in wenigen Minuten beendet sein.

Im Gerät laufen Ausspülen mit kaltem Wasser, Reinigen mit Warmwasser und anschließende thermische Desinfektion mit Dampf oder Heißwasser nacheinander ab (Abb. 5.5). Neuere Geräte sind mit einem Temperaturfühler ausgestattet, so daß die erreichte Desinfektionstemperatur an der Gerätevorderseite abgelesen werden kann. Wird eine Temperatur von mindestens 75 °C nicht angezeigt, so ist das Steckbecken mit großer Wahrscheinlichkeit nicht desinfiziert worden! Diese Kontrollmöglichkeit ist eine sinnvolle Ergänzung der bei störungsfreiem Betrieb einmal jährlich vorzunehmenden bakteriologischen Prüfung des Desinfektionserfolges. Solche Kontrollen sind er-

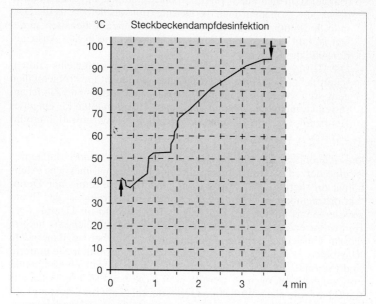

Abb. 5.5 Temperaturverlauf in einem thermisch desinfizierenden Steckbeckenspülgerät. Nach Entleeren und Ausspülen mit Warmwasser wird das Spülgut mit Dampf erhitzt. Die Desinfektion geschieht während des Aufheizens. Nachdem eine Temperatur von über 90 °C erreicht wurde, ist der Spül- und Desinfektionsvorgang beendet.

forderlich, weil Desinfektionsversager nicht wahrnehmbar sind. Die häufigsten Ursachen für mangelnde Desinfektion sind zu niedrige Temperaturen bei nicht ausreichender Dampftemperatur oder bei Kondensatbildung in langen und unzureichend isolierten Dampfleitungen. Die im Stationsbetrieb am meisten über Steckbeckenspülen geäußerten Beschwerden betreffen die mangelnde Reinigung. Dafür gibt es eine Reihe von behebbaren Ursachen:

– Bilden sich im Lauf der Nutzungszeit auf den Steckbecken stumpfe unansehnliche Ablagerungen, so handelt es sich meist um Zusatzstoffe aus Wasser- oder Dampfleitungen (Salze, Korrosionsschutzmittel). Dies kommt besonders häufig vor bei Geräten, die nur mit Wasser spülen. Das Zudosieren eines Reinigers, in manchen Fällen eines Klarspülmittels, liefert dann bessere Ergebnisse.

– Fest haftende, regelrecht „eingebrannte" Schmutzreste entstehen durch eine zeitlich zu knapp eingestellte Spülphase, in der die Verschmutzungen nicht ausreichend entfernt und dann durch das Aufheizen auf Desinfektionstemperatur „fixiert" werden. Der gleiche Mangel stellt sich durch verkalkte und verstopfte Spüldüsen ein. In dieser Situation kann auch die Desinfektion ausbleiben, da die Desinfektionsmethode nur für saubere Ausscheidungsbehälter ausgelegt ist und nicht für die Desinfektion der Keime in den Ausscheidungen oder Resten.

– Die Reinigungsleistung der Steckbeckenspülen ist für eine „durchschnittliche" Belastung ausgelegt und sollte nicht an Problemfällen gemessen werden, d.h. bei blutigen oder mit Salben- und Zäpfchenresten vermengten Fäkalien. In solchen Fällen müßten für ein gutes Reinigungsergebnis Chargenzeit und Reinigerkonzentration erhöht werden.

Die *chemothermische Desinfektion* von Steckbecken und Urinflaschen ist eine derzeit wenig gebräuchliche, doch prinzipiell mögliche Alternative zur thermischen Desinfektion. Dadurch, daß reinigende Desinfektionschemikalien in Warmwasser eingesetzt werden, ist das Reinigungsergebnis immer gut. Der technische Aufwand für Dampf- oder Heißwassererzeugung entfällt. Der Desinfektionsmitteleinsatz muß in diesem Fall jedoch kritisch gesehen werden: Nur bei langdauerndem Klarspülen ist sichergestellt, daß die Desinfektionsmittelreste entfernt sind (Sensibilisierung). Außerdem dürfen keine flüchtigen Chemikalien (Aldehyde) verwendet werden, weil diese bei 50–60 °C besonders stark durch die nicht luftdichten Gerätedeckel (Labyrinthdichtung) abdunsten und die Raumluft belasten. Der laufende Chemikalienverbrauch wird früher oder später zum ökologischen und ökonomischen Kritikpunkt.

In schwer zu sanierenden oder nicht modernisierten Altbauten muß man meist noch mit *Steckbeckenspülen ohne Desinfektion* arbeiten.

Alle Desinfektionsversuche, sei es in Tauchbädern, Abwischen mit Desinfektionsmittel oder Aufsprühen von Desinfektionsmittel im Spülgerät, sind lediglich Behelfsmethoden, denen große Unsicherheit anhängt. Zusätzlich ist zu bedenken, daß sich diese Spülgeräte im Innern nicht selbst desinfizieren. Somit werden Stuhl- und Urinkeime, auch Salmonellen und Rotaviren, über das Spülgerät weitergeschleppt.

Die Umstellung auf desinfizierende, am besten thermisch desinfizierende Geräte ist also dringend voranzutreiben.

Wasch-Desinfektions-Geräte für Instrumente, Anästhesiezubehör und Pflegeutensilien

Wasch-Desinfektions-Geräte, die nicht nur äußerlich, sondern auch in der Funktionsweise den Haushaltsgeschirrspülern ähneln, lassen sich je nach Waschprogramm und Zubehör für viele Zwecke verwenden.

Bei guter Ausstattung des Krankenhauses mit diesen Geräten werden unsichere manuelle Desinfektionsverfahren und Tauchbaddesinfektionen auf ein Minimum begrenzt. Die Desinfektions-Reinigungs-Programme der Maschinen müssen eine Auswahl des Desinfektionsverfahrens erlauben: Für die allermeisten Anwendungszwecke, d.h. Instrumente, Anästhesiematerial, Inhalatoren- und Verneblerzubehör sowie weitere hitzebeständige Artikel, sollte immer ein Programm mit thermischer Desinfektion gewählt werden können.

Für nicht hitzebeständige Werkstoffe sollte ein chemothermisches Desinfektionsprogramm zur Verfügung stehen, sofern die Nachspülphasen gründlich genug sind, um alle Chemikalienrückstände zu beseitigen.

Ein Reinigungsprogramm ohne Desinfektion sollte ebenfalls möglich sein für hygienisch unkritische Gegenstände, wie Blumenvasen, Personalgeschirr, Medikamentenschälchen oder Bereichsschuhe.

Trotz der außerordentlichen Vorteile der Wasch-Desinfektions-Geräte gibt es Fehlermöglichkeiten, die der Benutzer kennen sollte.

Entsalztes Wasser: Ist der Apparat nicht an eine zentrale Weichwasserversorgung angeschlossen, so muß im Gerät enthärtet werden. Je nach Enthärtungsmethode muß *regelmäßig* „regeneriert" oder Enthärtersalz eingefüllt werden.

Desinfektionskontrollen: Nach dem derzeitigen Erfahrungsstand liegt die Versagerquote bei der thermischen Desinfektion bei 1 von 100 Desinfektionsläufen. Ein Überprüfungsintervall von einem Jahr kann deshalb gerechtfertigt sein.

Reinigungsmängel: Beanstandungen wegen schlechter Reinigung können zwei ganz verschiedene – manchmal beide – Ursachen haben: Eine häufige Ursache ist die Überladung der Maschine, so daß ein Teil

des Spülgutes im „Sprühschatten" der Spüldüsen liegt und nicht gereinigt wird. Nicht geöffnete Gelenke von Instrumenten und ineinander
gesteckte Kanülen sind ebenfalls kaum zu reinigen.

Die andere Ursache ist die Auswahl und das Einstellen des falschen
Waschprogramms. Der regelrechte Ablauf ist Waschen, Desinfizieren
(Hitze) und dann evtl. Trocknen. Irrtümlicherweise wird manchmal
ein anderer Programmablauf genommen: zuerst Desinfizieren (z.B.
95 °C/3 Minuten) und dann Waschen. Die hitzefixierten Verschmutzungen sind dann besonders schwer wegzuwaschen. Ein solches Programm, das eigentlich eine waschtechnische Fehlleistung ist, muß man
aber dennoch extrem seltenen Fällen vorbehalten. Es ist nötig, wenn
Materialien desinfiziert werden müssen, die von einem infektiösen
Patienten stammen, *und* für diesen Patienten gleichzeitig eine Aus-
scheidungsdesinfektion angeordnet wurde. Dann darf die Waschflotte
beim ersten Badwechsel nicht undesinfiziert ablaufen. Normalerweise
ist eine Desinfektion des Krankenhausabwassers nicht erforderlich,
weil im Krankenhausabwasser meldepflichtige Erreger (Salmonellen,
Hepatitisviren) nicht häufiger vorkommen als im Siedlungsabwasser.

Für den Stationsbereich kann die Ausstattung mit einem Spülgerät,
das Steckbecken, aber auch alle möglichen anderen Pflegeartikel
desinfiziert und reinigt, eine wertvolle Hilfe sein. Die Kosten und der
Platzbedarf sind geringer als bei der Beschaffung zweier getrennter
Apparate. Vorbehalte gegen diese Kombinationsgeräte haben keine
sachlichen Gründe.

Wasch-Desinfektions-Geräte für Endoskope

Die Endoskopie hat sich dank rascher technischer Fortschritte zu einer
immer häufiger und vielfältiger angewandten medizinischen Disziplin
entwickelt. Das glanzvolle Bild dieser Entwicklungsgeschichte wird jedoch immer wieder getrübt durch Infektions-„Unglücke", wie die
Übertragung von Hepatitisviren von Patient zu Patient oder die Auslösung von eitrigen Gallenwegsinfektionen durch verkeimte Endoskopkanäle. In allen überprüften und veröffentlichten Fällen war die Ursache der Infekte ein mangelhaft desinfiziertes Endoskop.

Wegen der ungünstigen Erfahrungen mit der manuellen und halb-
automatischen Endoskopdesinfektion wird derzeit dringend empfohlen, Endoskope nur noch in vollautomatisch reinigenden und desinfizierenden Geräten aufzubereiten. Klarheit besteht auch über die
hygienischen und funktionellen Anforderungen an die Endoskop-
waschmaschinen:
– Die Aufbereitung muß ohne besondere Vorbereitungen, wie Reinigen von Hand o.ä., beginnen können. Je weniger mit dem nicht-
  desinfizierten Endoskop hantiert werden muß, um so besser ist der
  Personalschutz.

- Die Aufbereitungszeit muß möglichst kurz sein: Die Einwirkungs-zeiten sind bei chemothermischer Desinfektion wesentlich kürzer als dann, wenn das Endoskop bei Raumtemperatur mit Desinfek-tionsmittel durchspült wird. Allerdings sind Gesamtaufbereitungs-zeiten unter 30 Minuten derzeit noch nicht möglich.
- Das Endoskop darf durch die Aufbereitung nicht beschädigt wer-den, sei es durch zu hohen Druck in einem verstopften Kanal oder durch korrosive Chemikalien.
- Spülen des Endoskops nach dem Desinfektions-Wasch-Gang darf auf keinen Fall mit verkeimtem Wasser erfolgen (Pseudomonas!). Geeignet ist durch Erhitzen desinfiziertes Wasser, das im Gerät be-reitet wird.
- Wird das Endoskop nach der Aufbereitung nicht mehr benutzt, sondern über Nacht oder länger aufbewahrt, so müssen die Kanäle mit Warmluft getrocknet werden. Bleibt auch nur ein flüssiger Be-lag zurück, verkeimen die Kanäle während der Aufbewahrung. Spült man die Kanäle von Endoskopen, die ohne Trocknung, aber korrekt desinfiziert über Tage aufbewahrt worden waren, mit steri-lem Wasser durch und untersucht diese Spülflüssigkeit bakteriolo-gisch, so findet man in 50 % der Proben eine starke Verkeimung! Hat man kein Waschgerät mit Trocknungsmöglichkeit, ist diese „Nachverkeimung" dadurch zu beseitigen, daß man das Endoskop vor der ersten Untersuchung mit Isopropanol (70 %) durchspült. Diese Desinfektionsart ist hier zulässig, weil das Endoskop bereits von Schmutz und Patientenkeimen befreit ist.
- Auch wenn z.Z. selbst die neuest entwickelten Endoskop-Wasch-maschinen diese Anforderungen nicht vollendet erfüllen, sollte man vollautomatische, maschinelle Aufbereitungsverfahren benutzen.

Kontrolle der Endoskopdesinfektion

Da die Desinfektion von Endoskopen technisch kompliziert und außerdem ein chemothermisches Verfahren darstellt, muß der Erfolg regelmäßig, d.h. halbjährlich kontrolliert werden.

Die Prüfung umfaßt folgende Schritte (Abb. 5.6):

- Kontrolle des chemothermischen Waschgangs in der Endoskop-Waschmaschine mit Hilfe eines dafür geeigneten Bioindikators. Eine ausreichende Desinfektion, d.h. eine Keimzahlreduktion um den Faktor 10^5, besagt, daß die Waschflotte bezüglich Temperatur, Einwirkzeit und Konzentration zur Desinfektion geeignet ist.
- Kontrolle der Endoskopkanäle durch Spülen mit ca. 20 ml sterilem Wasser. Die ausgespülte Flüssigkeit darf nicht mehr als 10 Keime/ml enthalten, wobei Pseudomonasarten nicht vorhanden sein dürfen.

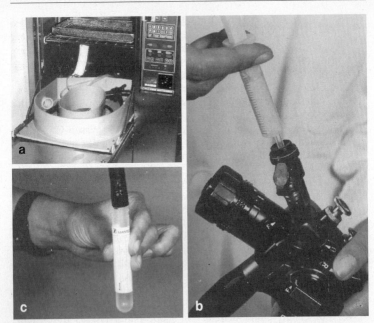

Abb. 5.6 a–c Bakteriologisch-hygienische Überprüfung der Endoskopdesinfektion.
a Zur Prüfung der Desinfektionswirkung der Waschflotte wird ein Bioindikator in die Waschkammer eingehängt.
b Die Kanäle werden mit steriler Flüssigkeit (destilliertem Wasser oder Kochsalz) durchgespült. Technisch einfacher ist das Durchspülen bei abgeschraubtem Ventil.
c Die herauslaufende Spülflüssigkeit wird in einem Proberöhrchen aufgefangen. Die bakteriologische Prüfung muß noch am gleichen Tag angesetzt werden.

Diese Kontrolle ist zusätzlich nötig, denn auch bei gut desinfizierender Waschflotte können die Kanäle schlecht durchspült worden sein, z.B. bei Verstopfen oder bei unbemerkt nachlassendem Spüldruck. Außerdem ist an diesen Proben eine Verkeimung des Nachspülwassers erkennbar.

Zentral eingerichtete, desinfizierende Aufbereitungsanlagen

Bei vielen Krankenhausartikeln hat es sich bewährt, Reinigung und Desinfektion in zentrale Dienststellen zu verlagern, z.T. weil Großgeräte erforderlich sind (Matratzendesinfektion), oder eine besondere Qualifikation erforderlich ist und weil auch durch die zentrale Aufbereitung der Pflegedienst entlastet wird (Geschirrspülen, Bettenaufrüsten).

Zentrale Aufbereitung

Gebrauchte medizinische Güter werden bei großen Stückzahlen in leistungsfähigen Taktbandwaschanlagen gereinigt und noch in dieser Anlage mit Dampf desinfiziert (z.B. bei 105 °C). Dann folgt meist eine Trennung in Materialien, die in diesem Zustand (desinfiziert) weiterverwendet werden, und solche, die erst nach Sortieren, Pflegen, Verpacken und Sterilisieren zu verwenden sind.

Transportkörbe, fahrbare Behälter für Speisen, Wäsche oder Abfälle und Kunststoffartikel können chemothermisch desinfiziert und gereinigt werden.

Bettenzentrale

Durch die Arbeit der Bettenzentrale werden die Pflegebereiche des Krankenhauses entlastet. Abgesehen davon, ist eine Desinfektion von Matratzen nur in Dampfdesinfektionsapparaten möglich. Alle anderen Versuche mit manuell aufgebrachten Chemikalien sind wirkungslos. Diese Großgeräte und Waschanlagen für Bettgestelle sind nur in einer Zentrale sinnvoll zu betreiben. Den unbestreitbaren Vorteilen der Bettenzentrale stehen einige betriebsorganisatorische Nachteile gegenüber:

– hoher Platzbedarf: bis zu mehreren hundert Quadratmetern für Stauraum.
– Stoßbetrieb: An Aufnahmetagen besteht ein relativer Mangel an frischen Betten; häufen sich Entlassungen, z.B. zum Wochenende, so stauen sich viele verschmutzte Betten.
– Blockade, vor allem der Liftwege für Bettentransporte. Bei der Krankenhausplanung versucht man diesen Nachteil zu umgehen durch Einrichtung mehrerer Zentralen, von denen jeweils eine die auf der gleichen Stockwerksebene liegenden Stationen bedient.

Krankenhauswäscherei

Alle anfallende Krankenhauswäsche wird in der Wäscherei desinfizierend gewaschen. Der Wasch-Desinfektions-Gang verhindert, daß evtl. vorhandene Erreger über die gemeinsam gewaschenen Wäschestücke verteilt werden und daß das Wäschereipersonal, das die Wäsche von Hand weiterverarbeitet, gefährdet ist. Die übergabefreie Wäsche muß nicht steril, jedoch keimarm sein (Kontrolle durch Abklatschkulturen).

Wegen des zwingend vorgeschriebenen Personalschutzes (*Unfall-verhütungsvorschrift Wäscherei*) darf die angelieferte, schmutzige Krankenhauswäsche in der Wäscherei nicht vor dem Desinfektions-Wasch-Gang sortiert werden. Die geöffneten Schmutzwäschesäcke müssen ohne vorheriges Entleeren in den Waschgang gegeben werden.

Aus zwei Gründen sollten die Mitarbeiter des anliefernden Krankenhauses der Wäscherei das Einhalten der Vorschrift „Nicht sortieren" erleichtern:

– Für ein optimales Waschergebnis, d.h. Reinigung und Werterhaltung der Textilien, müssen unterschiedliche Wäschearten in verschiedenen Programmen behandelt werden. Für das Waschen von „Seuchenwäsche" (Patienten mit meldepflichtigen Infektionen) gelten besondere Vorschriften des Bundesseuchengesetzes. So muß OP-Wäsche anders als Bettwäsche und diese wieder anders als z.B. Inkontinentenwäsche bearbeitet werden. Die Unterscheidung verschiedener Wäschearten ist nur möglich, wenn die Schmutzwäschesäcke unterschiedlich gekennzeichnet sind (z.B. farbige Streifen o.ä.) und wenn sich auch der vereinbarten Kennzeichnung entsprechende Wäsche darin befindet.
   Damit kommt dem Krankenhauspersonal die entscheidende Rolle zu, die anfallende Schmutzwäsche *sortiert* abzulegen bzw. zu sammeln. Dazu dienen am besten farblich unterschiedlich gekennzeichnete Säcke und ein Wäschesortierplan, der festlegt, welche Wäscheart in welchen Säcken abgelegt wird.
– In der Wäsche vergessene Fremdkörper, ganz besonders auslaufende Filz- oder Kugelschreiber, aber auch spitze und schneidende Gegenstände, wie Scheren, Skalpelle oder Pinzetten, verfärben bzw. zerreißen die Wäsche. Medizinische Zellstoff- und Kunstoffartikel in der Wäsche führen zu großem Anfall von Flusen oder zum Verkleben der Luftöffnungen in Trockentrommeln. In all diesen Fällen kann durch achtsamen Umgang beim Abwerfen von Schmutzwäsche Schaden vermieden werden.

Krankenhausküchen

Wie für alle Einrichtungen zur Gemeinschaftsverpflegung gelten für Krankenhausküchen die gleichen infektions- und ernährungshygienischen Gesichtspunkte.

Die zur Küche rücklaufenden Geschirre, Bestecke, Tabletts und Speisebehälter werden vor Weiterverwendung chemothermisch (z.B. 60 °C/Aktivchlor) desinfiziert. Aus diesem Grund ist es nicht nötig, auf der Station Geschirr von infizierten Patienten vor der Rückgabe zu desinfizieren oder für infizierte Patienten Einmalgeschirr zu verlangen. Selbstverständlich muß die Geschirrdesinfektion in der Küche regelmäßig kontrolliert und korrekt eingehalten werden.

Klimaanlagen

Raumlufttechnische Anlagen (Abb. 5.7) haben im Krankenhaus je nach Art und Funktion der belüfteten Räume verschiedenste Ansprüche zu erfüllen.

Die Notwendigkeit einer künstlichen Belüftung ergibt sich aus infektionshygienischen, aus klimaphysiologischen Gründen oder einfach deswegen, weil auf andere Art keine ausreichende Belüftung der Räume möglich ist. Dem natürlichen Be- und Entlüften über Fenster und Türen sind vielfach Grenzen gesetzt: In hohen Gebäuden kann bereits ab dem 5. Stockwerk der Winddruck so stark sein, daß man kein Fenster „unbewacht" offenstehen lassen kann. Moderne Gebäude sind mit dichtsitzenden Fenstern und Türen ausgestattet, so daß die Belüftung über Undichtigkeiten kaum genügt, um frische Luft einzubringen oder

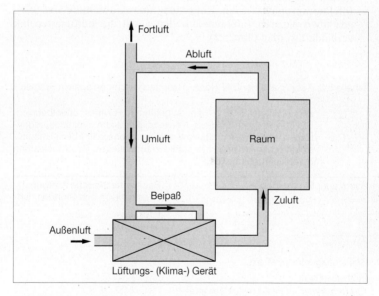

Abb. 5.7 Luftwege in einer Klimaanlage. Die Außenluft wird in der Klimazentrale durch Kühlen oder Heizen und Be- oder Entfeuchten und durch Vorfilter aufbereitet. Die dem belüfteten Raum zugeführte Luft heißt Zuluft, die vom Raum weggeführte Luft heißt Abluft. Als Fortluft bezeichnet man die Abluft, wenn sie das Gebäude verläßt. Wird ein Teil der Abluft wiederverwendet, also über die Klimazentrale oder einen Kurzschlußkanal dem Raum wieder zugeführt, so spricht man von Umluft. Der Umluftbetrieb hilft, sehr viel Energie zu sparen. Jedoch darf der Umluftanteil der Zuluft nicht so groß sein, daß es im Raum zur Anreicherung von Schadstoffen (z.B. Narkosegase) kommt.

um Schad- und Stinkstoffe zu beseitigen. Elektromedizinische Geräte und Lampen erzeugen Wärme, die abgeführt werden muß, damit die Räume nicht auf unerträgliche Temperaturen geheizt werden. In diesem Zusammenhang ist es auch energietechnisch sinnvoll, wenn die erwärmte Raumluft nicht unkontrolliert abströmt, sondern über Abluftkanäle gesammelt und in Wärmeaustauschern wieder zum Heizen verwendet werden kann.

Unabhängig von diesen Gesichtspunkten gelten für die Raumlufttechnik im Krankenhaus Normen, die den Stand der Technik wiedergeben. In der jetzt gültigen Norm werden bestimmte Räume der Krankenhäuser benannt, für die eine raumlufttechnische Anlage unentbehrlich ist.

Bei der Begründung wird unterschieden zwischen:

– klimaphysiologischer Notwendigkeit, d.h. Personal und Patienten dürfen durch das Raumklima nicht belastet werden,
– Infektionsprophylaxe, d.h. Entstehung und Ausbreitung von aerogen übertragbaren Infektionen sollen durch die Lüftungstechnik verhindert werden (Tab. 5.2).

Tabelle 5.2 Auszug aus der DIN-Norm „Raumtechnische Anlagen in Krankenhäusern".
Klimaanlagen sind in den aufgeführten Räumen unentbehrlich. Die Begründung für diese Notwendigkeit kann infektionsprophylaktischer Art (z.B. Luftkeime im Operationssaal) oder klimaphysiologischer Art sein (z.B. starke Wärmequellen, Feuchtbelastung durch Verdunstung u.ä.).

| Raum oder Raumgruppen | Raumlufttechnische Anlagen – unentbehrlich aus Gründen der | |
	Infektions- prophylaxe	Klima- physiologie
OP-Raum	+	+
Sterilgutlager im OP-Trakt	+	+
Intensivstation (Bettenzimmer für infektionsgefährdete oder infektionsgefährdende Patienten)	+	+
Intensivstation (Bettenzimmer für Patienten mit Herz-, Kreislauf- und Atemwegserkrankungen)	–	+
Intensivstation (übrige Patienten)	–	–
Schwimmbäder	–	+

Außerdem wird in dieser Norm festgelegt, welche Luftmengen mindestens zugeführt werden müssen („Mindestaußenluftvolumenstrom"), in welchen Grenzen die Raumlufttemperatur schwanken darf, wann Luftbefeuchtung nötig ist und wie hoch die anlagenbedingte Geräuschentwicklung (Schallpegel) sein darf.

5.3.2 Desinfektionsmittel

Das für den jeweiligen Zweck geeignete Desinfektionsmittel wählt man nach folgenden übergeordneten Gesichtspunkten aus:

Anwendungsgebiet: Für Flächen, Instrumente, Haut und Schleimhaut gelten sehr verschiedene Anforderungen. So muß ein Hautdesinfektionspräparat als Arzneimittel zugelassen sein; ein Desinfektionsmittel für blutige Instrumente muß nicht nur gegen die üblichen Hospitalismuserreger, sondern auch gegen Viren und Tuberkelbakterien wirksam sein, was man von einem Flächendesinfektionsmittel nicht verlangt.

Nachgewiesene Wirksamkeit: Wenn ein Desinfektionsmittel von unabhängigen und sachkundigen Gutachtern für ausreichend wirksam befunden wurde, wird es in die Desinfektionsmittelliste der Deutschen Gesellschaft für Hygiene und Mikrobiologie aufgenommen. Um die Präparate vergleichen zu können, werden in der Liste vereinheitlichte Einwirkzeiten angegeben.

Wählt man ein Präparat nach dieser Liste aus, so kann man bezüglich der Wirksamkeit sicher sein. Eigene „Tests" mit Abstrichen oder Abklatschen reichen nicht, um ein Desinfektionsmittel auch nur annähernd beurteilen zu können.

Muß man Desinfektionen nach Entlassung oder Tod eines Patienten mit einer meldepflichtigen Infektion durchführen, so muß das Präparat nach der Desinfektionsmittelliste des Bundesgesundheitsamts ausgesucht werden. Dies ist meist Aufgabe des dafür ausgebildeten Desinfektors.

Anwendungstechnische Eigenschaften: Hat man sich aufgrund der Liste und evtl. ökonomischer Überlegungen für das eine oder andere Desinfektionsmittel entschieden, sollte in jedem Fall ein Probelauf stattfinden. Denn die anwendungstechnische Eignung eines Präparats muß man selbst beurteilen. So kann ein Flächendesinfektionsmittel, das in einer Klinik nahezu unbemerkt verwendet wird, in der anderen Klinik mit Fußbodenheizung unerträglich riechen. Ähnlich kann die Parfümierung eines Präparates angenommen oder heftig abgelehnt werden.

Händehygiene

Händehygiene umfaßt Waschen, Desinfizieren, Pflegen und Schützen der Hände. Für alle Zwecke gibt es eine Vielzahl von Mitteln. Das Händedesinfektionsmittel muß immer ein geprüftes, alkoholisches Einreibepräparat sein.

Händewaschen oder Händedesinfizieren?

Beide Maßnahmen sind nicht gleichwertig und sollten deshalb nicht wahllos ergriffen werden. In der Klinik heißt Händewaschen immer gründliches Waschen und das bedeutet mindestens 10 Sekunden lang Waschbewegungen mit den eingeseiften Händen. Diese traditionsreiche und berufstypische Handlung des medizinischen Personals erfüllt wichtige ästhetisch-hygienische Anforderungen (Sauberkeit). Sie ist überall dort angebracht, wo keine Infektionsgefährdung besteht. Hatte man jedoch Umgang mit infektiösen Patienten oder ist eine infektionsgefährdende Manipulation geplant, so müssen die Hände desinfiziert werden. Die Händedesinfektion mit einem alkoholischen Einreibepräparat ist die sicherste Methode der Entkeimung und in dieser Beziehung dem Waschen (auch mit desinfizierender Seife) überlegen.

Den Händedesinfektionsmitteln werden häufig Hautirritationen als Folge der Austrocknung oder Entfettung der Haut zur Last gelegt. Ein vermeidbarer Grund dafür kann sein, daß zuviel des Mittels auf die Hände aufgebracht wird; die Hautfette lösen sich im Alkohol und werden abgeschwemmt. Einen möglichen Ausweg könnten Präparate in Gel- und Schaumform darstellen, die wegen ihrer Konsistenz nicht von den Händen ablaufen können.

Der beste Schutz der Hände vor Infektion und hautschädigenden Chemikalien ist in jedem Fall der Handschuh. Handschuhe müssen beim Umgang mit Desinfektionsmitteln (Ausnahme Haut- und Schleimhautpräparate) getragen werden und auch dann, wenn bei einer pflegerischen, therapeutischen oder diagnostischen Maßnahme eine Verunreinigung der Hände mit Blut, Sekreten oder Ausscheidungen zu erwarten ist.

Hautdesinfektion vor medizinischen Eingriffen

Es dürfte unschwer einleuchten, daß das Infektionsrisiko bei unterschiedlichen Injektionen und Punktionen auch unterschiedlich ist. Deshalb sollte man die Hautdesinfektion vor medizinischen Eingriffen, je nach Art des Eingriffs, abstufen. Wir können 3 Kategorien unterscheiden:

Hautdesinfektion vor Blutentnahmen, intra- und subkutanen Injektionen und vor intravenösen Injektionen

Das Hautdesinfektionsmittel wird aufgetragen (Tupfer oder Spray) und die Einwirkzeit bis zur Punktion der Haut abgewartet.

Es empfiehlt sich nach Aufbringen des Desinfektionsmittels, die Punktionsstelle mit einem Tupfer kurz abzuwischen, weil dann nur noch ein dünner Belag des Desinfektionsmittels zurückbleibt. Am Verschwinden des Feuchtglanzes dieses Belags erkennt man, daß eine ausreichende Einwirkzeit abgelaufen ist. Wurde überschüssiges Desinfektionsmittel weggewischt, so muß auch nicht durch einen Desinfektionsmittel-„See" punktiert werden, was letztlich schmerzhaft ist. Der zu verwendende Tupfer muß nicht steril, jedoch (irgendwann einmal) sterilisiert sein.

Zu dieser Kategorie von Hautdesinfektion sollte auch die Desinfektion vor Insulinverabreichungen bei Diabetespatienten gehören. Über die Notwendigkeit der Hautdesinfektion in diesem Fall kann man zwar geteilter Meinung sein; wenn jedoch die Verabreichung in der Klinik als bezahlte Dienstleistung erfolgt, sollte man sich für die sicherere Methode, also mit Hautdesinfektion, entscheiden.

Hautdesinfektion vor intramuskulären Injektionen, vor dem Anlegen von peripheren Venenverweilkanülen und vor der Entnahme von Blutkulturen

In diesen Situationen gibt es sehr verschiedene Gründe, die alle die gleiche Konsequenz haben, nämlich eine erhöhte Wirksamkeit der Hautdesinfektion anzustreben. Das Vorgehen umfaßt 2 Schritte:

- Reinigung der Haut an der Punktionsstelle mit Desinfektionsmittel und Tupfer,
- erneuter Auftrag des Desinfektionsmittels und Punktion nach Ablauf der Einwirkzeit.

Die hierbei verwendeten Tupfer müssen steril bis zum unmittelbaren Gebrauch sein. Das ist am besten möglich mit gekauften oder selbst gepackten Paketen, die je 3–5 Tupfer in einer Sterilumhüllung enthalten.

Die Gründe für die erhöhten Vorsichtsmaßnahmen sind folgende: Intramuskuläre Injektionen werden meist durch die Haut der unteren Körperhälfte vorgenommen. Dort finden sich vermehrt Keime der Stuhlflora, auch Bakteriensporen. Außerdem ist die intramuskuläre Injektion die einzige Injektionsart, bei der infektiöse Komplikationen in nennenswertem Ausmaß (z.B. Schadensersatzforderungen) bekannt sind.

Intravenöse Verweilkanülen sind Fremdkörper, die in der Wunde, d.h. in der Einstichstelle, verbleiben. Fremdkörper in einer Wunde erhöhen das Infektionsrisiko um mindestens den Faktor 1000.

Verunreinigungen von Blutkulturen mit nicht ausreichend desinfizierten Hautkeimen führen zu diagnostischen Irrtümern.

Hautdesinfektion vor Punktionen steriler Körperhöhlen oder von Organen

Wegen des hohen Risikos muß vor Punktionen steriler Körperhöhlen (Gelenkpunktion, Laparoskopie, Liquorpunktion u.ä.) die Hautdesinfektion genauso wie die präoperative Hautdesinfektion vorgenommen werden.

Instrumentendesinfektion

Zur Desinfektion gebrauchter Instrumente ist immer die thermische oder chemothermische Desinfektion in Waschautomaten vorzuziehen. Dennoch kann in besonderen Fällen, z.B. bei Kleinteilen wie Laryngoskopspateln, Thermometern oder Otoskoptrichtern, die rein chemische Desinfektion im Tauchbad praktikabler sein. Dann muß man jedoch einige Randbedingungen beachten:

- richtige Dosierung des Instrumentendesinfektionsmittels, am besten nach Dosiertabelle,
- Lösung in Desinfektionswanne mit Deckel und herausnehmbaren Spüleinsatz herrichten.
- Die Lösung darf wegen der sonst abdunstenden Stoffe nicht warm werden (Fensterbank, Heizkörper).
- Das Desinfektionsgut muß frei von Luftblasen sein und vollständig eintauchen.

- Nach der Einwirkzeit (in der Regel 1 Stunde) muß das Desinfektionsgut sorgfältig von Desinfektionsmittelresten freigespült und getrocknet werden.

Desinfizierende Flächenreinigung

Die Desinfektion von Böden, Mobiliar- und Geräteoberflächen ge-schieht stets im Rahmen der nötigen Reinigung, deshalb spricht man von desinfizierender Flächenreinigung. Man benutzt stets ein Desin-fektionsmittel, das reinigt. Die Notwendigkeit zu regelmäßiger Flä-chendesinfektion war lange Zeit bei Experten umstritten, weil sie mit wissenschaftlichen Methoden schwer beweis-, aber auch schwer ab-lehnbar ist. Das hat sich zwar nicht geändert, jedoch wurde inzwischen von einer Expertenmehrheit in der Richtlinie „Krankenhausinfektio-nen" des Bundesgesundheitsamts festgelegt, welche Klinikbereiche re-gelmäßig mit Flächendesinfektionsmitteln zu reinigen sind. Damit sind die Bereiche berücksichtigt, wo regelmäßig Eitererreger ausgestreut und verschleppt werden und wo Patienten gepflegt und behandelt wer-den, die vor Infektionen geschützt werden müssen. Die desinfizierende Flächenreinigung ist im Rahmen aller Hygienemaßnahmen stets als zusätzlich und ergänzend zu verstehen, kann also andere Hygienemaß-nahmen nicht ersetzen.

5.3.3 Sterilgüter

Medizinische Instrumente, Geräte und andere Hilfsmittel, die in keim-freie Körperregionen eingebracht werden oder damit in Berührung kommen, müssen ebenfalls keimfrei, d.h. steril sein.

Organisatorisch erfüllt man diese Hygieneanforderung durch Ein-kauf industriell sterilisierter Artikel, durch Vergabe der Sterilisation an ein Unternehmen oder durch die Einrichtung einer krankenhausinter-nen – möglichst zentralisierten – Sterilisationsabteilung.

Für die Sterilisation im Krankenhaus ist die Sterilisation mit Dampf die Methode der ersten Wahl. Erst in zweiter Linie, wenn es sich um hitzeempfindliches Sterilisiergut handelt, darf die Gassterilisation mit Ethylenoxid oder Formaldehyd eingesetzt werden. Heißluftsterilisato-ren haben eine so hohe Versagerquote, daß sie nur noch in begründe-ten Ausnahmefällen verwendet werden sollen. Die Sterilisation mit Strahlen muß wegen des technischen Aufwands industriell betriebenen Großanlagen überlassen bleiben.

Kontrollmaßnahmen

Mit moderner Technik ist auch bei Sterilisatoren ein hohes Maß an Funktionssicherheit zu erreichen. Dennoch enthalten die Geräte viele Teile, die mechanisch arbeiten und damit stör- und verschleißanfällig sind. Deshalb sind regelmäßige Kontrollen des Sterilisationsvorgangs notwendig. Dabei haben die Kontrolle mit Bioindikatoren (Bakterien-sporen) gegenüber allen anderen Prüfungen die höchste Wertigkeit.

Bei sonst störungsfreiem Betrieb muß die Dampfsterilisation halbjährlich und die Gassterilisation vierteljährlich mit Bioindikatoren kontrolliert werden. Zwischen diesen Prüfungen sind jedoch weitere Kontrollen notwendig:

- die laufende Registrierung eines Temperatur-Zeit-Diagramms für
  jede Charge;
- Mitführen von Chemoindikatoren, deren Farbumschlag zumindest
  Verwechslungen zwischen behandelten und unbehandelten Gütern
  verhindert;
- täglich durchzuführender Bowie-Dick-Test. Dieser Test prüft die
  bei der Dampfsterilisation schwerwiegendste Fehlerquelle, nämlich
  die Evakuierung der Sterilisierkammer. Die Evakuierung dient
  dazu, Luft aus dem Sterilisiergut zu entfernen, damit der Dampf
  alle Stellen erreichen kann. Bleiben Luftinseln während der Sterili-
  sierzeit bestehen, so kommt es schnell zu unbemerkbaren Fehlsteri-
  lisationen, weil Luft ein sehr viel schlechterer Wärmeüberträger als
  Dampf ist. Die wesentliche Ursache für Sterilisationsversager bei
  mangelnder Evakuierung ist das Einströmen von Luft durch Undichtigkeiten der Sterilisierkammer; nachlassende Leistung der Va-
  kuumpumpe kann den gleichen Effekt haben.
  Aus diesen Gründen ist der Bowie-Dick-Test so wichtig. Da es bei
  der Gassterilisation kein Äquivalent für diesen Test gibt, muß hierbei die Prüfung mit Bioindikatoren doppelt so häufig wie bei der
  Dampfsterilisation erfolgen.

Neben den genannten regelmäßigen Prüfungen sind zusätzliche Kontrollen in folgenden Situationen nötig:

- Nach Reparaturen an Steuer- und Regelteilen und an der Dampf-
  versorgung muß eine Prüfung mit Bioindikatoren erfolgen. Diese
  Prüfung ist auch zu empfehlen, wenn ein Sterilisator nach längerem
  Stillstand (Monate) wieder in Betrieb genommen wird.
- Eine außerordentliche Prüfung sollte erfolgen, wenn infektiöse
  Komplikationen durch sporenbildende Bakterien (Gasbrand) aufgetreten sind.
- Bei älteren Apparaten, die zusehends störanfälliger werden und
  meist nicht mit einem Registriergerät ausgerüstet sind, ergibt sich
  stets die Notwendigkeit engmaschigerer Kontrollen. Im Einzelfall
  ist dann zu entschieden, ob und wie oft Bioindikatoren eingesetzt
  werden oder ob die Prüfungen in eigener Regie, z.B. mit Kul-
  turröhrchen, vorgenommen werden.

Die bisher genannten Kontrollen sind Sache derjenigen, die ein Sterili-
sationsgerät selbst bedienen. Des weiteren hat jeder, der „Verbraucher" des Sterilguts ist, insbesondere unmittelbar vor Anwendung des
Sterilgutes am Patienten folgendes zu kontrollieren:

- Ist die Verpackung unbeschädigt und nicht durchfeuchtet?
- Zeigt der Chemoindikator Farbumschlag?
- Ist das Haltbarkeitsdatum nicht überschritten?

Aufbewahrung von Sterilgütern

Steht ein Sterilpaket einige Tage lang offen im Regal, z.B. im betriebsamen Dienstzimmer der Station, so findet man auf seiner Oberfläche keimhaltigen, dort abgesetzten Staub. Da die tägliche Reinigung der Sterilpakete gar nicht denkbar ist, sind die Keimzahlen auf den Außenflächen meist höher als auf dem Fußboden! Öffnet man ein solches außenkontaminiertes Paket, so ist die aseptische Entnahme des Sterilgutes durch den aufgewirbelten Staub höchst gefährdet, wenn nicht unmöglich.

Vor dieser Gefahr schützt die Sterilgutdoppelverpackung, evtl. ergänzt durch eine (nicht mitsterilisierte) Lager- oder Transportverpackung und die „geschützte" Lagerung in Schubladen oder Schränken. Beides, d.h. Art der Verpackung und Art der Lagerung, bestimmen die Länge der Lagerzeiten (Tab. 5.3).

Tabelle 5.3 Die Lagerfristen für Sterilgut hängen ab von der Art der Verpackung (einfach oder doppelt) und der Art der Lagerung (offen auf Regalen oder in Schränken oder Schubladen). Eine zusätzliche Lagerverpackung erhöht die Haltbarkeit auf 5 Jahre.

Verpackung	Lagerung	
	ungeschützt	geschützt
Einfach	1 Tag	6 Wochen
Doppelt	6 Wochen	6 Monate

Einzelfragen

Das für die Durchführung der Sterilisation nötige Fachwissen ist von ausgewiesenen Experten in Normen niedergelegt worden. Dennoch ergeben sich in der Praxis immer wieder Fragen zu Einzelproblemen, die im folgenden angesprochen werden sollen:

Sterilisation ohne Verpackung?

Sterilisation bedeutet immer Sterilisation keimdicht verpackter Güter; eine „offene" Sterilisation ist kein anerkanntes Verfahren und sollte nicht einmal im sog. „Blitzsteri" durchgeführt werden.

Sterilisation „besser" als Desinfektion?

Gelegentlich wird angenommen, „septische" Instrumente oder solche, die bei einem Patienten mit einer besonders gefährlichen Infektion (Hepatitis, AIDS) benutzt wurden, am besten erst zu sterilisieren, bevor eine weitere Aufbereitung erfolgt. Dies scheint zunächst logisch, beruht jedoch auf einer falschen Annahme.

Sterilisationsverfahren sind prinzipiell zur Entkeimung bereits desinfizierter, gereinigter und damit wenig belasteter Güter ausgelegt. Bei hochbelasteten Gütern, wie z.B. blutbehafteten Instrumenten, kann der Sterilisationserfolg ausbleiben. Die beste Methode zur Desinfektion infektiösen Materials sind Wasch-Desinfektions-Geräte, weil deren Verfahren auf hohe Schmutzbelastungen ausgerichtet sind.

Nässe in Sterilpaketen?

Moderne Vakuum-Dampf-Sterilisatoren liefern in der Regel trockenes Sterilgut. Die Trocknung nach der Sterilisation kann jedoch behindert oder überfordert sein, wofür verschiedene Fehlerquellen in Frage kommen:

– Überladung mit porösem Material (Wäsche). Insbesondere Textilien nehmen eine große Wassermenge auf. Deshalb sollte der Sterilisator nicht mit mehr als 6 kg Wäsche pro Sterilisationseinheit (54 Liter) beschickt werden.

– Überladung mit metallischem Gut (Instrumente). Auf den Metalloberflächen kondensiert der Dampf, so daß regelrechte Wasserpfützen entstehen, die bei der Nachtrocknung beseitigt werden müssen. Die Beladung sollte deshalb nicht mehr als 10 kg Instrumente pro Sterilisationseinheit ausmachen. Werden Wäschepakete und Instrumente zusammen sterilisiert, so müssen die Instrumentenbehälter unterhalb der Wäsche plaziert werden. Umgekehrt würden die Wäschepakete mit herablaufendem Kondensat durchnäßt.

Ethylenoxid oder Formaldehyd zur Gassterilisation?

Wer heutzutage mit keimtötenden Gasen sterilisiert, muß in jedem Fall strenge Arbeitsschutzbestimmungen einhalten und die nötige Sachkunde nachweisen. Für die Sterilisation mit Formaldehyd sprechen die geringere Toxizität des Gases, der Wegfall von Ausgasungszeiten und der niedrige Preis des Sterilisiergases im Vergleich zu Ethylenoxid.

Resterilisation von medizinischen Einmalartikeln?

Der Wunsch, die vorhandene Gassterilisation besser zu nutzen, ökologische Verpflichtungen (Abfallmengenminderung) und der Zwang, Kosten zu sparen, führen fast direkt zu der Überlegung, Einmalartikel wiederzuverwenden. Entschließt man sich jedoch für die Wiederaufbereitung, so muß man auch die Verantwortung für Funktions- und Anwendungssicherheit der Artikel am Patienten übernehmen. Damit werden in fast allen Fällen, insbesondere bei Dialysatoren, Herzkathetern und Druckmeßköpfen, die technischen und personellen Möglichkeiten des Krankenhauses überschritten.

Der einzige Weg aus dieser Problemsituation besteht darin, über den medizinischen Einkauf die Entwicklung ökologisch verträglicher und gefahrlos wiederverwendbarer Artikel zu fordern.

5.4 Weiterführende Literatur

1. Beck, E.G., P. Schmidt: Hygiene in Krankenhaus und Praxis. Springer, Berlin 1986
2. Burkhardt, F., W. Steuer: Infektionsprophylaxe im Krankenhaus, 2. Aufl. Thieme, Stuttgart 1989
3. Desinfektionsmittel-Liste der Deutschen Gesellschaft für Hygiene und Mikrobiologie. mhp-Verlag, Wilhelmstr. 42, Wiesbaden
4. DIN-Taschenbuch 169 (Alle Sterilisationsnormen in einem Taschenbuch). Beuth, Berlin 1988
5. Hygiene und Medizin (Zeitschrift). mhp-Verlag, Wilhelmstr. 42, Wiesbaden
6. Krankenhaushygiene und Infektionsverhütung (Zeitschrift). Verlag für Medizin Dr. Ewald Fischer, Postfach 1057, 6700 Heidelberg
7. Richtlinie für die Erkennung, Verhütung und Bekämpfung von Krankenhausinfektionen. Herausgegeben vom Bundesgesundheitsamt. (Seit 1976 laufend ergänzt durch mehrmals jährlich erschienene Anlagen.) Fischer, Stuttgart
8. Thofern, E., K. Botzenhart: Hygiene und Infektionen im Krankenhaus. Fischer, Stuttgart 1983

6. Individualhygiene und Bekleidungshygiene

J. Beckert

Die unmittelbare Umwelt des Menschen beginnt mit seiner Haut und wird von der äußeren Bekleidung begrenzt. Die weitere Umwelt, in der er sich bis zu 90 % des Tages aufhält, ist sein Wohn- und Arbeitsbereich. Gesundheitliche Einflüsse auf den Menschen durch seine Kleidung und seine Wohnung sind allein wegen der Dauer der Einwirkungen von großer Bedeutung.

6.1 Individualhygiene (Körperpflege)

Das Sauberkeitsverhalten ist dem Menschen angeboren, aber z.T. auch das Ergebnis von Lernprozessen. Es wird beeinträchtigt bei psychischen Erkrankungen und von sozialen Einflüssen.

Die Körperreinigung ist täglich notwendig, u.U. mehrmals am Tage, um Anflugschmutz, Hautausscheidungen und Abstoßungen zu beseitigen, damit es nicht zu einer bakteriellen Zersetzung, besonders an den feucht-warmen Körperstellen kommt, wodurch der typische Körper- und Schweißgeruch entsteht. Mit Deodorants kann man die negativen Begleiterscheinungen der bakteriellen Zersetzung einschränken. Sog. Antitranspirantien greifen hingegen einen Schritt früher, also bereits bei der Schweißbildung ein.

Wasser – vor allem warmes – und bei stärkerer Anflugverschmutzung Seife sind die wichtigsten Reinigungsmittel. Das Duschen ist ein idealer Reinigungsvorgang, weil der abgelöste Schmutz sofort mit dem Wasser abfließt und der Wasserverbrauch gering ist. Das Wannenbad ist bezüglich des Reinigungseffektes ungünstiger, da man in einer Suspension des eigenen Schmutzes einschließlich der Bakterien sitzt. Durch anschließendes Duschen kann dieser negative Effekt beseitigt werden. Das Wannenbad löst vor allem auch Wohlbehagen aus und ist somit nicht nur eine Einrichtung für die Körperreinigung.

Als Waschhilfsmittel sind Schwämme und Bürsten ungünstig, weil sie schon nach kurzer Zeit ein Bakterienreservoir bilden. Bevorzugt sollten deshalb Waschlappen verwendet werden, die durch regelmäßiges Auskochen wieder keimfrei werden. Gemeinschaftshandtücher sind wegen der Keimübertragung abzulehnen. Auch innerhalb der Familie sollte jedem Familienmitglied ein eigenes Handtuch zur Verfügung stehen. Das wichtigste allgemein übliche Reinigungsmittel ist die Seife, deren Wirkung darauf beruht, daß sie das Fett der Haut emulgiert, so daß die Schmutzstoffe abgespült werden können. Ohne Seife können nur die in Wasser löslichen Schmutzstoffe entfernt werden. Die Seife ist wegen ihrer Alkalität kein ideales Reinigungsmittel, da sie den gegen Mikroorganismen schützenden Säuremantel der Haut beseitigt. Alkalifreie Seifen besitzen diesen Nachteil nicht. Sie konnten jedoch die alkalihaltigen Seifen bisher nicht verdrängen. Als sog. Syndets werden *syn*thetische *Det*ergentien bezeichnet, die die oben genannten Nachteile nicht aufweisen.

Die Zahnpflege als Teil der Individualhygiene hat große gesundheitliche Bedeutung, weil ihre konsequente Durchführung die Karieshäufigkeit wesentlich vermindert. Das Zähneputzen sollte nach jeder Mahlzeit, mindestens aber 2mal täglich – vor allem abends – erfolgen, um Speisereste, vor allem aus den Zahnzwischenräumen, zu entfernen. Die Zahnbürste darf nicht zu hart sein, um das Zahnfleisch nicht zu verletzen, und sie soll in kürzeren Abständen (einige Wochen) ersetzt werden (Veränderung der Borsten). Neben der Qualität des Bürstenmaterials spielt auch die Reinigungstechnik eine entscheidende Rolle. Die Verwendung anderer mechanischer Reinigungsverfahren (z.B. Zahnseide) kann den Reinigungserfolg nachhaltig unterstützen.

6.2 Bekleidungshygiene

Die Kleidung dient dem Menschen zunächst als Schutz vor äußeren Einflüssen, vor allem des Wetters (Regen, Sonnenschein, Wind), aber auch vor mechanischen Einflüssen, insbesondere im Arbeitsbereich. Sie muß ferner die Voraussetzungen schaffen, damit thermische Behaglichkeit entstehen kann. Da unser Körper in der Regel mehr Wärme erzeugt als er benötigt, muß die überschüssige Wärme beseitigt werden. Die Kleidung ist dann physiologisch optimal, wenn sie soviel Wärme und Feuchtigkeit (latente Wärme) nach außen abführt, daß weder das Empfinden der Kühle noch das einer zu großen Wärme entsteht.

Um die jeweiligen Bedingungen für thermische Behaglichkeit festlegen zu können, wurde eine komplizierte Komfortgleichung entwickelt. Mit ihr kann die Behaglichkeitstemperatur für den Menschen in Abhängigkeit von Körperarbeit und Bekleidung errechnet werden.

Die thermischen Widerstände der Bekleidung werden in clo-Einheiten („clothing") abgegeben. Für unterschiedliche thermische Widerstände (z.B. 0 clo = unbekleidet, 1,5 clo = Straßenanzug) und für Tätigkeiten mit verschiedenem Energieumsatz können die geeigneten mittleren Umgebungstemperaturen für größere Personenkollektive errechnet werden (Tab. 6.**1**).

Die individuellen Unterschiede im Klimaempfinden sind jedoch durch Wahl einer geeigneten persönlichen Bekleidung zu berücksichtigen.

Tabelle 6.1 Behagliche Umgebungstemperaturen in Abhängigkeit von Körperarbeit und Bekleidung (Luftgeschwindigkeit 0,2 m/s, relative Feuchtigkeit 50 %)

Energieumsatz			Thermischer Widerstand
400 kJ/h = Sitzen	750 kJ/h = Gehen	1150 kJ/h = Steigen	der Kleidung
29 °C	29 °C	22 °C	0 clo = unbekleidet
21 °C	13 °C	4 °C	1,5 clo = Straßenanzug

Die Bekleidung hat neben ihrer praktischen Notwendigkeit auch eine Sozialfunktion, deren Ausmaß nicht unterschätzt werden darf. Berufliche Anforderungen, aber insbesondere modische Einflüsse, erfordern oft große Zugeständnisse an die bekleidungshygienischen Notwendigkeiten.

Um den vielseitigen Anforderungen, die an die Kleidung zu stellen sind, gerecht zu werden, verwendet man unterschiedliche Grundstoffe (Textilgrundstoffe), die je nach Zweck der Kleidung verarbeitet werden (Gewebe). Zu unterscheiden sind die natürlichen, aus dem Pflanzen- und Tierreich stammenden Fasern, von den künstlichen, aus pflanzlichen Rohstoffen hergestellten, sog. zellulosischen Fasern und den ausschließlich synthetischen Chemiefasern.

6.2.1 Natürliche Fasern

Wolle

Die Wolle ist der menschlichen Haut eng verwandt und unterscheidet sich von allen anderen Faserarten durch ihr außerordentlich großes Wasserbindungsvermögen und ihre geringe mechanische Festigkeit. Da sie eiweißartiger Natur ist, ist sie weder gegen Bakterien, Pilze und andere Textilschädlinge (Motten) resistent. Die Oberfläche des Wollfadens ist rauh-schuppig. Die Empfindlichkeit der Wolle gegenüber erhöhter Temperatur (Verfilzung) ist auf die Eiweißdenaturierung zurückzuführen.

Seide

Seide ist ein Drüsenprodukt der Seidenraupe. Sie ist ebenfalls eiweißartig und besitzt eine glatte, zweifädige, massive Faser. Ihre Zugfestigkeit ist mehr als doppelt so groß wie die der Wolle. Ihr Wasserbindungsvermögen ist geringer als das der Wolle, aber bedeutend größer als das aller anderen Textilfasern. Sie besitzt ebenfalls eine geringe Resistenz gegenüber Pilzen, Bakterien und Textilschädlingen.

Baumwolle

Baumwolle ist eine glatte, bandartige Hohlfaser, die von Samenhaaren verschiedener Baumwollpflanzenarten stammt. Die Faser ist kochbeständig und gegen Pilze und Bakterien resistent. Ihr Wasserverbindungsvermögen beträgt knapp die Hälfte desjenigen der Wolle.

Leinen

Leinen ist eine in Flachsstroh eingelagerte Textilfaser aus reiner Zellulose. Sie besitzt im Gegensatz zur Baumwolle eine geringere Lufthaltigkeit (geringere Wärmeisolierung) und eine wesentlich höhere Widerstandsfähigkeit gegen chemische Einflüsse. Leinen ist sehr resistent gegenüber Bakterien, Pilzen und Textilschädlingen, es ist kochfest und auch sterilisierbar. Das Wasserbindungsvermögen beträgt nur etwas ein Drittel von dem der Wolle.

6.2.2 Halbsynthetische Fasern (zellulosische Chemiefasern)

Halbsynthetische Fasern sind Chemiefasern aus natürlichen Polymeren. Es handelt sich dabei um chemisch, nach dem Viskoseverfahren aufbereitete Zellulose oder Zelluloseabkömmlinge (Kunstseidearten, Zellwolle). Im Vergleich zu Baumwolle haben die halbsynthetischen Fasern eine höhere Festigkeit und ein größeres Wasserbindungsvermögen. Zelluloseseiden und Zellulosewollen sind beständig gegenüber heißem Wasser. Sie sind mottenfest, aber weder bakterienfest noch faulbeständig.

6.2.3 Vollsynthetische Fasern

Vollsynthetische Fasern sind Kunststoffe und Kunstharze aus chemischen Verbindungen verschiedener Art, die sich ausgezeichnet verspinnen lassen. Die Chemiefasern besitzen eine hohe Zugfestigkeit (etwa so hoch wie Leinen), jedoch ist das Wasserbindungsvermögen im Gegensatz zu Naturfasern sehr gering. Die glatte Faser ist relativ hitzebeständig, motten- und fäulnisfest sowie alterungs- und lichtbeständig.

6.2.4 Gewebe

Die Eigenschaften der Textilgrundstoffe können durch ihre Verarbeitung zu Geweben wesentlich andere Eigenschaften erhalten. Maßgebend dafür ist das Gewebegerüst einschließlich der darin eingelagerten Luft. Auch die Veränderung der Fasergestalt (z.B. Kräuselung) kann zu anderen Gewebeeigenschaften führen.

Die Wärmedämmeigenschaften eines Gewebes sind von ihrem

Luftgehalt, also dem Porenvolumen, abhängig. Je lufthaltiger das Gewebe, um so weniger Bedeutung haben die wärmephysikalischen Eigenschaften der Fasern. Somit ist es möglich, die physiologisch ungünstigen Eigenschaften synthetischer Gewebegrundstoffe durch ein Gewebegerüst, das Fasern als Spiralen und in Kräuselform enthält, zu einem sehr lufthaltigen Gewebe zu verarbeiten, das eine hohe Wärmedämmung besitzt und erhebliche Mengen Feuchtigkeit aufnehmen kann. Die Feuchtigkeit ist in diesem Falle an die Oberfläche und die Poren des Gewebes gebunden und wird nicht – wie bei Naturfasern – in die Fasern eingelagert. Daraus ergeben sich wesentliche, praktische Gesichtspunkte (z.B. kürzere Trockenzeiten).

Die auf der Haut entstehende Feuchtigkeit (Schweiß) dringt als Wasserdampf in das angrenzende Kleidungsgewebe ein. Je nach äußeren Temperaturverhältnissen kann es innerhalb des Gewebes zur Kondensation dieses Wasserdampfes kommen. Wasserdampfkondensation in der Bekleidung erhöht das Wärmeleitvermögen und vermindert somit die Wärmedämmung, weil die porenausfüllende Luft durch Wasser ersetzt wird, das eine etwa 25fach höhere Wärmeleitung als Luft besitzt. Das Behaglichkeitsgefühl wird dadurch wesentlich beeinträchtigt. Je näher die Wasserdampfkondensation im Bereich der Haut erfolgt, um so stärker wird der Einfluß auf das Wärmeempfinden. Aus diesem Grunde sollen Fasern in unmittelbarer Hautnähe eine hohe Wasseraufnahmefähigkeit besitzen (Naturfasern, halbsynthetische Fasern), weil das in Fasern gebundene Wasser nicht fühlbar ist. Wasserdampfkondensation, die zu einer Benetzung der Faseroberfläche führt, ist jedoch ungünstig. Die im Wasserdampf angereicherte Luft muß in diesen Fällen aus dem Bereich der Hautoberfläche abgeführt werden, ohne daß es in unmittelbarer Hautnähe zur Kondensation kommt. Netzartige Gewebe aus vollsynthetischen Fasern können den Wasserdampf unbehindert in äußere Gewebeschichten weiterleiten, ohne selbst Wasserdampf aufzunehmen. Bekleidungshygienisch ungünstig sind Gewebeschichten, die einen folienartigen Charakter haben, also Dampfsperren darstellen. Zwischen der Haut und dieser Gewebefolie kommt es zu einer hohen Wasserdampfanreicherung, die bis zur Sättigung führt, so daß der gesamte Bereich zwischen Haut und Gewebefolie naß wird, seine Wärmedämmfähigkeit weitgehend einbüßt und ein unangenehmes Kältegefühl auf der Haut entstehen läßt.

Die elektrostatische Aufladung einer Faser ist um so größer, je wasserärmer sie ist. Sie führt durch Anziehen von Ruß- und Staubteilchen zur rascheren Verschmutzung des Gewebes, und durch Funkenbildung können Unglücksfälle entstehen (z.B. Entzündung von Alkohol-Luft-Gemischen im Operationssaal). Gesundheitliche Nachteile durch elektrostatische Aufladung sind physiologisch nicht beweisbar. Schurwolle ist von Natur aus antistatisch. Eine relative Luftfeuchte von über 60% verhindert die elektrostatische Aufladbarkeit.

6.2.5 Fußbekleidung

Die Fußbekleidung soll leicht, luftdurchlässig, mit dünner, biegsamer Sohle, niederem Absatz und weichem Oberleder versehen und von physiologisch guter Paßform sein. Da aber Schuhe – wie kaum ein anderes Bekleidungsstück – den Modeeinflüssen besonders stark unterworfen sind, ist zu unterscheiden zwischen Schuhen, die am Arbeitsplatz getragen werden (Verkäuferinnen, Krankenschwester) und solchen für die Freizeit.

Die Beeinträchtigung der Gesundheit durch die Fußbekleidung ist vielseitig. Zu enge und zu spitze Schuhe führen bei längerem Tragen zu Hallux valgus (Abknickung der Großzehe), zu hohe Absätze zu einer Fehlbelastung der Wirbelsäule. Gummistiefel und Schuhe mit wasserdampfundurchlässigem Oberleder schließen den Fuß hermetisch ab, so daß der Fußschweiß nicht abdunsten kann und durch das feuchtwarme Milieu das Wachstum von Fußpilzen gefördert wird. Ganz besonders muß auf die richtige Paßform bei Kinderschuhen geachtet werden, da der kindliche Fuß während des Wachstums extrem leicht verformbar ist.

Arbeitsschuhe für spezielle Tätigkeiten müssen den jeweiligen Anforderungen nach Form, Größe und Materialwahl entsprechen. Wesentlich dafür sind Sicherheits- (Rutschfestigkeit) und orthopädische Gesichtspunkte.

6.2.6 Reinigung der Kleidung

Textilien nehmen in großem Umfang Staub, Gerüche, Hautausscheidungen und Mikroorganismen auf. Durch Reinigungsmaßnahmen sollen möglichst alle Verunreinigungen aus der Kleidung entfernt und Krankheitserreger abgetötet werden. Dies gilt nicht nur für Krankenhauskleidung, sondern auch für Textilien des täglichen Gebrauchs. Die Reinigungsmaßnahmen sollen das Kleidungsgewebe weder im Aussehen noch hinsichtlich der physiologischen Eigenschaften verändern. Reinigungsverfahren können mechanischer, chemischer und thermischer Art sein oder auch kombinierte Anwendung finden.

Naßreinigung

Mechanisch läßt sich durch Bürsten und Reiben des Waschgutes in der Waschflotte der aufgelagerte Schmutz vom Kleidungsstück abheben und mit dem Waschwasser fortschwemmen. Chemische Zusätze bewirken die Schmutzablösung schonender und Zugabe von Alkali verstärkt diese Wirkung. Heute benutzt man vor allem waschaktive Substanzen, welche die Oberflächenspannung des Wassers vermindern. Organische Elektrolyte dienen zur Enthärtung des Wassers. Warmes Wasser erhöht die Reinigungswirkung der verwendeten Substanzen, heißes Wasser jedoch koaguliert das Eiweiß, so daß Blutflecken nicht mehr beseitigt werden können. Aus diesem Grunde muß die Wassertemperatur im Vorwaschgang niedrig sein (<25 °C). Die Waschtemperaturen der Klarwäsche richten sich nach der Art des Gewebes. Da die modernen Gewebe in der Regel nur niedrigere Temperaturen vertragen (meist <60 °C) führen die Reinigungsvorgänge mit den üblichen chemischen Waschzusätzen nicht zu einer vollständigen Abtötung der in der Kleidung befindlichen Mikroorganismen. Eine Desinfektion der Kleidung ist deshalb nur mit speziellen chemothermischen Waschverfahren zu erreichen, die bisher jedoch nur in Krankenhauswäschereien angewendet werden.

Trockenreinigung (chemische Reinigung)

Die Trockenreinigung erfolgt mit organischen Lösungsmitteln und wird für Gewebe verwendet, die wasserempfindlich sind. Vor allem Fette und ähnliche Schmutzbestandteile werden dadurch entfernt. Setzt man den Lösungsmitteln anionaktive Tenside zu, kann auch wasserlöslicher Schmutz beseitigt werden. Das Trockenreinigungsverfahren ist nur für Oberwäsche (Mäntel, Anzüge, Pullover) üblich, nicht jedoch für Unterwäsche. Der Nachteil der Trockenreinigung besteht darin, daß die Reinigungsflotte nach einmaligem Gebrauch nicht erneuert, sondern nur gefiltert wird, so daß mikrobielle Verunreinigungen auf das nächste Reinigungsgut übertragen werden können. Die desinfizierende chemische Trockenreinigung wird im Krankenhaus eingesetzt, jedoch nur selten im gewerblichen Betrieb.

6.3 Weiterführende Literatur

1. Aebi, H., E. Baumgartner, H.P. Fiedler, G. Ohloff: Kosmetika, Riechstoffe und Lebensmittelzusatzstoffe. Thieme, Stuttgart 1978
2. Gärtner, H., H. Reploh: Lehrbuch der Hygiene, Präventive Medizin. Fischer, Stuttgart 1969
3. Heermann, P., A. Herzog: Mikroskopische und medizinisch-technische Textiluntersuchungen, 3. Aufl. Springer, Berlin 1931
4. Stüttgen, G.: Die normale und pathologische Physiologie der Haut. Fischer, Stuttgart 1965

7. Wohnhygiene

J. Beckert

Die Wohnhygiene umfaßt nicht nur die gesundheitlichen Fragen der Wohnung, sondern bezieht sich auch auf Aufenthaltsbereiche in Arbeitsstätten, an die ähnliche Anforderungen gestellt werden wie an Wohnungen, z.B. Büros. Der industrielle Arbeitsplatz dagegen hat seine eigenen, dem jeweiligen Industriezweig entsprechenden hygienischen Anforderungen.

Die Wohnung ist für den Menschen sein persönlichster Bereich, dem er seine eigene Note geben kann und der unverletzlich ist (Grundrecht des Grundgesetzes).

7.1 Allgemeine gesundheitliche Anforderungen an Wohnungen

7.1.1 Wohnungsgröße

Die Wohnung ist nicht nur Aufenthaltsort, sondern unentbehrliches Lebenselement, und deshalb ist auch ihre Größe nicht nur eine Frage des Komforts. Die Wohnungsgrundfläche von durchschnittlich 50 m² im Jahre 1950 hat in den letzten Jahren auf 80 m² zugenommen. Ob damit die optimale Wohngröße erreicht wurde, ist noch ungeklärt. Die größere Wohnung ist jedoch ohne Zweifel ein Fortschritt zur familiengerechten Wohnung. Sie muß abgeschlossen sein und einen eigenen Sanitärbereich (Bad oder Dusche, WC) besitzen. Jeder Erwachsene und möglichst jedes Kind soll einen Raum nur für sich zur Verfügung haben. Diese Forderung hat eine besondere Bedeutung erfahren durch die Zunahme an Freizeit, die durch Tätigsein ausgefüllt werden soll. Vor allem ausreichender Lebensraum für Kinder muß zur Verfügung stehen. Kinder benötigen Bewegungs- und Spielfläche in der Wohnung, weil das Spielen auf den Straßen, auch in Wohngebieten, häufig nicht mehr möglich ist und Spielplätze oft erst in größeren Entfernungen zur Verfügung stehen.

7.1.2 Lage der Räume

Für die Lage der Räume in der Wohnung ist vor allem die Himmelsrichtung maßgebend. Der Wohnraum soll besonnt sein, also in südlicher oder westlicher Richtung liegen. Reine Nordlagen der gesamten Wohnung sind zu vermeiden. In unseren Breiten ist die Sonneneinstrahlung selten unerträglich, vor allem wenn wirksamer Sonnenschutz vorhanden ist. Die Besonnung der Wohnung hat einen hohen psychologischen Wert, sonnige Wohnungen stimmen heiter. Schlafräume sollen im ruhigsten Bereich der Wohnung liegen. Vor allem die Schalleinwirkungen benachbarter Wohnungen und der Umgebung sind zu berücksichtigen. Erhöhte schalldämmende Maßnahmen für Schlafräume können die zeitlich unterschiedliche Nutzung der Wohnung durch die jüngeren und älteren Familienmitglieder ermöglichen, ohne daß die Bedürfnisse eines Teils der Familie vernachlässigt werden müssen.

7.1.3 Tageslicht

Die dunklen, unbesonnten Wohnungen in vielgeschossigen Gebäuden mit engen Hinterhöfen gehören der Vergangenheit an, sind in Großstädten teilweise aber noch in erheblichem Umfang vorhanden. Der Mindestbedarf an Tageslicht wird durch Normen und Verordnungen garantiert. Für die Innenraumbeleuchtung mit Tageslicht werden in den Normen Beleuchtungswerte empfohlen, die von der Fensteranordnung, dem Baumbestand der Umgebung und von den Nachbargebäuden abhängen. Der Gebäudeabstand wird von der Höhe der Nachbargebäude bestimmt. Der Grundgedanke dieser Normen und weitergehender medizinischer Aspekte ist die Forderung, daß Wohnungen am Tage hell sein müssen. Ausschlaggebend dafür ist das Himmelslicht, das in die Wohnungen gelangt. Das Himmelslicht wird vom Verbauungswinkel und von der Höhe und Breite der Fenster beeinflußt. Ungünstig sind weit überstehende Dächer und Balkone. Bei gleicher Größe sind hohe Fenster wirksamer als breite.

7.1.4 Kontakt mit Umgebung und Natur

Der Kontakt zur Umgebung und Natur beim Wohnen ist eine wesentliche Voraussetzung für das psychische und körperliche Wohlbefinden. Dies gilt insbesondere für das umgebende soziale Leben, bei dem selbst die nur passive Teilnahme, vor allem für alte Menschen, das Empfinden der Zugehörigkeit vermittelt. Deshalb sollten Altenheime in belebter Umgebung, in der auch Familien mit Kindern wohnen, gebaut werden. Die erlebte soziale Einbindung in den näheren Wohnbereich durch Sehen, Hören und Sprechen ist jedoch für alle Altersgruppen von grundsätzlicher Bedeutung.

Die Möglichkeit eines Kontaktes mit der Natur, einer Teilnahme am Tages- und Jahresrhythmus sowie am Wettergeschehen ist eine weitere Forderung an eine moderne Wohnung. Der Ausblick auf ein Stück Himmel und die Nähe zu Bäumen und Sträuchern sind deshalb wichtige Kriterien für gesundes Wohnen. Zu vermeiden sind jedoch dichte Bepflanzungen an Wohnhäusern, vor allem mit hohen Bäumen, wodurch dunkle, nicht selten auch feuchte Wohnungen entstehen.

7.1.5 Außenluft

Der natürliche Luftwechsel einer Wohnung erfolgt mit Außenluft. Die Verunreinigungen der Außenluft belasten somit auch die Innenraumluft. Die Begrenzung der Schadstoffemissionen durch Industrie, Verkehr und Hausbrand, aber auch Maßnahmen zur Vermeidung von Schadstoffausbreitungen in Wohngebieten sind somit Voraussetzungen für gesundes Wohnen. Die Orts-, Regional-, und Landesplanung bestimmt die Bauzonen verschiedener Nutzung mit dem Ziel, Wohngebiete vor den Einwirkungen von Luftverunreinigungen und Lärm von Industrie, Gewerbe und Durchgangsverkehr zu schützen. Die Trennung der Wohngebiete von Industrie- und Verkehrsbereichen wird durch Grüngürtel wesentlich verbessert. Grüngürtel haben eine Filterwirkung auf staubförmige Luftverunreinigungen, sie sind Lärmschutz für die Wohngebiete, sie begünstigen den Luftaustausch und vermindern die Überwärmung der Stadt.

7.2 Spezielle hygienische Anforderungen an den Wohn- und Arbeitsraum

7.2.1 Raumklima

Das Raumklima muß so beschaffen sein, daß sich thermische Behaglichkeit einstellen kann. Dies wird erreicht, wen sich der Körper mit der Umgebung in einem thermischen Gleichgewichtszustand befindet und wenn kein warmes oder kaltes Unbehagen an einem Teil des menschlichen Körpers aufkommt. Das thermische Empfinden der Menschen ist unterschiedlich, so daß es kein optimales Raumklima für alle gibt, jedoch muß ein Zustand angestrebt werden, den ein möglichst hoher Prozentsatz der sich in einem Raum gleichzeitig aufhaltenden Personen als thermisch behaglich empfindet.

Die Bewertung der thermischen Behaglichkeit muß alle Behaglichkeitsfaktoren quantitativ berücksichtigen. Zur Berechnung einer Klimasummengröße wird eine Behaglichkeitsgleichung empfohlen, die die Hauptklimaparameter Raumlufttemperatur, mittlere Strahlungstemperatur, Luftgeschwindigkeit und relative Luftfeuchte berücksichtigt, aber auch den Aktivitätsgrad und die Bekleidung der Personen einbezieht. Mit Hilfe dieser Gleichung können quantitativ Kombinationen von Werten der Klimagrößen ermittelt werden, die zu einer optimalen thermischen Behaglichkeit führen.

Von der Klimasummengröße nicht erfaßbar, jedoch zusätzlich zu bewerten, ist das lokale thermische Unbehagen, das hervorgerufen wird durch eine Strahlungstemperaturasymmetrie, durch Zugluft infolge örtlicher Turbulenzen, durch zu hohe oder zu niedrige Fußbodentemperaturen und durch vertikale Unterschiede der Lufttemperatur.

Für die einzelnen Raumklimaparameter werden die physiologischen Komfortbedingungen, die auch für die Behaglichkeitsgleichung richtungweisend sind, im folgenden ausgeführt.

Raumlufttemperatur

Die Beurteilung der Raumlufttemperatur ist individuell sehr unterschiedlich und insbesondere von den Kleidungsgewohnheiten abhängig. Die im folgenden aufgeführten Temperaturbereiche für Wohnungen und Büroarbeitsräume sind Durchschnittswerte und haben für den Einzelfall nur begrenzte Gültigkeit (Tab. 7.**1**).

Tabelle 7.**1** Bereiche der Raumlufttemperaturen für Wohn- und Büroräume

Wohnzimmer	20–23 °C	Bad	20–24 °C
Küche	18–20 °C	WC	16–19 °C
Hobbyraum	17–20 °C	Flur	18–20 °C
Schlafzimmer	17–20 °C	Büroräume	20–22 °C

Die Raumlufttemperatur nimmt im allgemeinen vom Fußboden zur Decke zu. Starke Temperatursteigerungen können warmes Unbehagen am Kopf und kaltes Unbehagen an den Füßen hervorrufen, selbst dann, wenn der Körper sich in thermisch neutraler Situation befindet. Der vertikale Lufttemperaturunterschied zwischen Fuß- und Kopfhöhe soll deshalb kleiner als 3 K sein.

Raumumschließungsflächentemperatur (Strahlungstemperatur)

Eine große Bedeutung für die Entwärmung des Körpers hat die Strahlungstemperatur der Raumumschließungsflächen, da die Wärmeabgabe des Körpers in einem hohen Prozentsatz durch Strahlung erfolgt. Um thermische Behaglichkeit zu ermöglichen, wird deshalb gefordert, daß der Mittelwert der Oberflächentemperaturen von Wänden, Fenstern, Böden und Decken nicht mehr als 2–3 K von der Raumlufttemperatur abweicht. Zu berücksichtigen ist ferner die Strahlungstemperaturasymmetrie, die bei unterschiedlichen Oberflächentemperaturen gegenüberliegender Raumseiten auftritt und lokales Unbehagen hervorrufen kann. So soll z.B. die Temperaturdifferenz zwischen einer kleinen kalten Oberfläche (Fenster) und der gegenüberliegenden

Wand kleiner als 10 K sein, die zwischen einer geheizten Decke und dem Fußboden kleiner als 5 K.

Die Fußbodentemperaturen bewirken lokales Unbehagen an den Füßen, wenn sie zu hoch oder zu niedrig sind. Als Grenzwerte werden deshalb Oberflächentemperaturen des Fußbodens von mindestens 19 °C, aber nicht mehr als 26 °C empfohlen.

Raumluftgeschwindigkeit

Besonders bei Lüftungs- und Klimaanlagen, aber auch bei „natürlich" belüfteten Räumen wird die thermische Behaglichkeit von der Luftbewegung in Abhängigkeit von der Lufttemperatur beeinflußt. Zugluft ist die häufigste Ursache für Beschwerden in gelüfteten Räumen. Die Zugerscheinungen sind jedoch nicht nur von der mittleren Luftgeschwindigkeit und der Lufttemperatur abhängig, sondern auch vom Turbulenzgrad der Luft. Für unterschiedliche Turbulenzgrade ergeben sich in Abhängigkeit von der Raumlufttemperatur die zulässigen Luftgeschwindigkeiten (m/s) (Tab. 7.2).

Tabelle 7.2 Zulässige mittlere Raumluftgeschwindigkeiten (m/s) in Abhängigkeit von Temperatur und Turbulenzgrad der Luft

Raumluft-temperatur °C	Turbulenzgrad TU in %[*]		
	< 5 %	5 % ≤ TU ≤ 20%	> 20 %
28	> 0,50	0,42	0,24
26	0,50	0,32	0,20
24	0,36	0,26	0,16
22	0,27	0,21	0,14
20	0,23	0,18	0,13

[*] $TU = \dfrac{s_v}{\overline{v}} \cdot 100$

Hierin bedeuten:

s_v = Standardabweichung der Momentanwerte der Luftgeschwindigkeit

$\overline{v}$ = mittlere Luftgeschwindigkeit (zeitlicher Mittelwert der Luftgeschwindigkeit)

Relative Luftfeuchte

Für die Beurteilung von Klimazuständen in Räumen ist die relative Luftfeuchte ein weiteres Kriterium. Bei normalen Lufttemperaturen bewirkt ein Anstieg der relativen Feuchte von 30 auf 50 % die gleiche thermische Empfindung wie die Erhöhung der Lufttemperatur um 0,5 K. Hohe relative Feuchtewerte (>65 %) sind physiologisch ungünstig wegen der entstehenden Schwüle. Bei niedriger relativer Feuchte (< 20 %) wird häufig über ein Trockenheitsgefühl im Nasen-Rachen-Raum geklagt, das jedoch auch vom Schwebestaub der Raumluft verursacht sein kann. In den Normen wird für die üblichen Raumluft-temperaturen eine relative Luftfeuchte zwischen 30–40 % empfohlen; als obere Grenze gelten 65 %, als untere Grenze 30 % mit vertretbaren Unterschreitungen bis 20 %. Wo die Möglichkeit störender elektrostatischer Aufladungen besteht, soll die erforderliche Mindestfeuchte ermittelt werden. Falls dies nicht möglich ist, wird eine relative Luftfeuchte von 50 % empfohlen.

7.2.2 Heizung, Kühlung, Klimatisierung

Die einfachste Heizungsart ist das offene Feuer (Kamin), das als Raumheizung jedoch nur eine untergeordnete Bedeutung hat.

Heizungsarten, bei der die Wärmestrahlung gegenüber der Erwärmung der im Heizkörper vorbeiströmenden Luft (Konvektion) überwiegt, nennt man Strahlungsheizung (z.B. Heizsonnen). Die Strahlungsheizung erwärmt fast ausschließlich die angestrahlten Oberflächen und nur geringfügig die Raumluft.

Konvektionsheizungen beruhen demgegenüber auf dem Prinzip nur mäßig temperierter, großer Oberflächen, um die Strahlung niedrig zu halten und die an diesen Oberflächen vorbeistreichende Raumluft durch Leitung zu erwärmen. Konvektionsheizungen sind die Kachelöfen und die Zentralheizungen mit Radiatoren, bei denen der Wärmetransport durch zirkulierendes Warmwasser erfolgt. Auch Fußboden- und Deckenheizungen sind Konvektionsheizungen, da ihre Temperatur besonders niedrig gehalten werden muß. Wegen der aus physiologischen Gründen niedrigen Oberflächentemperaturen von Fußbodenheizungen (<26 °C) ist ihre Heizleistung begrenzt, so daß für kalte Wintertage eine Zusatzheizeinrichtung vorgesehen werden muß (Radiatoren, Verstärkung der Fußbodenheizung in nicht begehbaren Bereichen, z.B. in Wandnähe).

Künstlich belüftete Arbeitsräume müssen zumindest mit einer begrenzten Kühlung ausgerüstet werden, da sonst im Sommer an heißen Tagen die Raumlufttemperatur höher ansteigen kann als die Außenlufttemperaturen, weil die Wärmequellen im Inneren (elektrische Geräte) die Temperatur zusätzlich erhöhen.

Bei der Klimatisierung wird die Luft in der Regel in einer zentralen Anlage aufbereitet, d.h. erwärmt, gekühlt, befeuchtet oder entfeuchtet. Darüber hinaus wird die zugeführte Außenluft gefiltert, so daß sie staubarm wird. In bestimmten Bereichen, z.B. im Krankenhaus, wird die Zuluft mehrstufig gefiltert, so daß sie z.B. im Operationsraum praktisch partikelfrei und somit auch keimfrei ist. Die Klimatisierung setzt ein Kanalsystem voraus, um die angesaugte Außenluft über die Aufbereitungsgeräte in die jeweiligen Räume zu führen. In den Luftaufbereitungsgeräten müssen die Naßbereiche (Luftwäscher, Kühlaggregate) regelmäßig gewartet werden, um die Verunreinigungen durch Mikroorganismen zu vermeiden, die mit dem Luftstrom in die Raumluft gelangen können, und dadurch für die Raumbenutzer ein Infektionsrisiko entsteht. Raumluft kann erneut aufbereitet und als sog. Umluft dem Raum wieder zugeführt werden; eine Mindestmenge frischer Außenluft ist jedoch stets beizumischen.

7.2.3 Reinheit der Raumluft

Die Reinheit der Raumluft ist von zentraler, gesundheitlicher Bedeutung, weil der weitaus größere Teil des Tages in geschlossenen Räumen verbracht wird und weil der Luftaustausch durch Abdichtung der Räume verringert wurde, um Heizenergie einzusparen. Vollkommen reine Luft kann es in der Wohnung nicht geben. Zu fordern ist jedoch, daß die Innenraumluft so wenig wie möglich Luftbeimengungen enthält und weitgehend frei von Schadstoffen ist.

Verunreinigung durch organische Substanzen

Innenraumluftverunreinigungen können von Baustoffen und Einrichtungsgegenständen abgegeben werden. Emissionen von Holzschutzmitteln wie Pentachlorphenol (PCP) und Lindan sowie von Formaldehyd, insbesondere aus Spanplatten, sind bekannte Beispiele. Holzschutzmittel werden inzwischen für den Innenausbau nicht mehr verwendet, und für Spanplatten wurden Emissionsklassen (E1, E2) festgelegt, wodurch verhindert werden soll, daß die Formaldehydkonzentrationen in der Innenraumluft den zulässigen Richtwert (z.Z. 0,125 $\mu g/m^3$) überschreiten.

Eine große Anzahl weiterer Innenraumluftverunreinigungen sind ebenfalls organischer Herkunft und werden als flüchtige organische Verbindungen (FOV) in einer Gruppe zusammengefaßt. Es sind Substanzen, die aus der Außenluft nach innen gelangen können, aber auch im Innenraum selbst emittiert werden (Tab. 7.**3**).

Tabelle 7.**3** Herkunft von organischen Luftverunreinigungen in Innenräumen

Quelle	Emissionsbewirkender Vorgang
Raumbenutzer	Körperausdünstung, ausgeatmete Luft
Baumaterialien	Ausdünstung und Abrieb von fest mit dem Gebäude verbundenen Materialien
Farben und Anstrichmittel	Renovierung
Raumausstattung	Ausdünstung und Abrieb von nicht fest mit dem Gebäude verbundenen Materialien und Gegenständen (Heimtextilien, Möbel)
Reinigungs- und Pflegemittel	Reinigungsarbeiten, Körperpflege
Energieversorgungsgeräte	Offene Flammen (Kochen, Heizen)
Spezielle Aktivitäten der Raumbenutzer	Tabakrauch, Hobbyarbeiten, Schädlingsbekämpfung

Zu den Aktivitäten, die zu Innenraumluftverunreinigungen führen, gehört vor allem das Rauchen und die bei Hobby- und Bastlerarbeiten freiwerdenden flüchtigen organischen Verbindungen. Die besondere Bedeutung dieser Luftverunreinigungen besteht darin, daß sie in der Regel im unmittelbaren Atembereich entstehen und hochkonzentriert eingeatmet werden. Es wird angenommen, daß die Konzentrationen so hoch wie die an Industriearbeitsplätzen sein können. Im Hobbybereich fehlen jedoch die am Arbeitsplatz üblichen Schutzvorkehrungen. Die gesundheitliche Problematik ist noch schwerwiegender, wenn derartige Hobby- und Bastlerarbeiten von Kindern ausgeführt werden.

Über die gesundheitliche Wirkung einzelner flüchtiger organischer Verbindungen bei den in der Innenraumluft anzutreffenden niedrigen Konzentrationen ist wenig bekannt, ebenso über die Wirkung von FOV-Gemischen unterschiedlicher Zusammensetzung. Die wichtigste Maßnahme im Sinne der Vorsorge ist bei der Anwendung von Reinigungsmitteln, Pflegemitteln, Farben und Klebern im Innenraum die intensive Lüftung. Für Raucher und Nichtraucher sollten getrennte Aufenthaltsbereiche vorgesehen werden, um den Nichtraucher vor Passivrauchen zu schützen.

Verunreinigung durch Schimmelpilze

Eine mikrobielle Verunreinigung der Raumluft kann durch Schimmelpilzwachstum entstehen. Von den zahlreichen Schimmelpilzarten sind in diesem Zusammenhang nur der „grüne", der „schwarze" und der „gewöhnliche" von Interesse. Die Vermehrungsformen dieser Schimmelpilze, die Pilzsporen, sind in geringen Mengen in Innenräumen überall anzutreffen. Für ihr Wachstum muß vor allem vorhanden sein:

– organisch gebundener Kohlenstoff (z.B. Stärke oder Zellulose [Rauhfasertapeten, Dispersionsfarben]);
– Feuchtigkeit, die „liquid" sein muß. Sie kann an die Oberfläche eines Materials gebunden oder wie bei Naturfasern in die Faser eingelagert sein.

Feuchtigkeit in Innenräumen entsteht regelmäßig durch den Wasserdampf im Haushalt und durch Körperpflege sowie durch die Feuchtigkeitsabgabe von Mensch und Tier. Besonders problematisch ist die Feuchtigkeit, die durch Wasserdampfkondensation auf Oberflächen von Bauteilen mit unzureichender Wärmedämmung, sog. Wärmebrücken, entsteht. Diese Wärmebrücken, also Schwachstellen der Wärmedämmung, gelten als Baumängel. Unterbleibt die Beseitigung der Feuchtigkeit, die durch die Nutzung der Räume entsteht, und kommt es nicht zur Verdunstung des kondensierten Wasserdampfes im Bereich der Wärmebrücken oder wird er erneut nachgebildet, so wird Schimmelpilzwachstum unvermeidlich.

In der Innenraumluft nachgewiesene Schimmelpilzsporen lassen jedoch nicht ohne weiteres auf eine Wärmebrücke, also einen Baumangel, schließen. Auch aus der Erde von Topfpflanzen gelangen Pilzsporen in die Raumluft, ebenso durch Tierfutter oder Käfigeinstreu. Die Fäkalien von Tauben und Stubenvögeln sind ebenfalls Nährböden eines Hefepilzes.

Schimmelpilzwachstum an Oberflächen ist zunächst ein Schönheitsfehler, und häufig ist der typische Schimmelpilzgeruch belästigend. Die Sporen der Schimmelpilze sind jedoch flugfähig und können auch durch geringfügige Fugen und Risse, durch Verkleidungen hindurch in die Raumluft gelangen. Für gesunde Menschen sind Schimmelpilze in der Regel unproblematisch, anders jedoch bei Personen, deren Immunabwehr geschwächt ist. Besonders durch den Fadenpilz Aspergillus können Erkrankungen der Lunge entstehen.

Wenn Schimmelpilzwachstum vorliegt, sind in der Regel Maßnahmen zu ergreifen, die je nach Ursache des Wachstums unterschiedlich sein müssen. Sie reichen von sorgfältiger Lüftung, stärkerer Beheizung bis zur Beseitigung von Baumängeln. Baumängel, die zur Schimmelpilzbildung führen, sind sehr vielfältig. Zwei Gruppen lassen sich unterscheiden.

- offensichtliche, jedermann kenntliche Mängel, wie z.B. Risse in Wänden oder Flachdächern oder andere Undichtigkeiten, durch die Wasser in Bauteile eindringen kann;
- bauphysikalisch bedingte Mängel, die nur der Bausachverständige finden und nachweisen kann wie z.B. Wärmebrücken, Materialfehler, Mauerfeuchte wegen mangelnder Austrocknung vor Bezug der Wohnung und andere bautechnische Mängel.

Schimmelpilzuntersuchungen in Räumen können wertvoll für die Planung von Sanierungsmaßnahmen sein. Die Untersuchungen dürfen sich jedoch nicht nur auf den „befallenen" Raum beziehen, sondern auch auf Messungen in Nachbarräumen und in der Außenluft, dem Wind zu- und abgewandt, um eine sichere Aussage über die Herkunft der Schimmelpilze machen zu können. Schließlich können auch Materialuntersuchungen erforderlich werden.

Beseitigung der Luftverunreinigungen und überschüssigen Feuchtigkeit durch Lüftung

Um eine ausreichend reine Innenraumluft zu gewährleisten, müssen Verunreinigungen durch Innenraumchemikalien aus Baustoffen, Ausstattungsmaterialien und Haushaltsprodukten, Gerüche von Tieren und Menschen sowie die überschüssige Feuchtigkeit infolge Nutzung der Räume durch Lüftung beseitigt werden. Dieser Luftwechsel auf natürlichem Wege ist bei Altbauten infolge der undichter Fenster und

Türen relativ hoch und entspricht pro Stunde etwa dem ein- bis zwei-
fachen Volumen des Raumes. Die Forderung nach verstärkter Wärmedämmung hat dichtere Fenster und Türen entstehen lassen, wodurch
dieser Luftwechsel auf das 0,5- bis 0,8fache pro Stunde gesenkt wurde.
Die Folge davon ist, daß „verbrauchte" und mit Wasserdampf angereicherte Luft nunmehr bewußt oder absichtlich nach außen geführt werden muß.

Wird mit Feuchtigkeit angereicherte Luft nicht in ausreichendem
Maße beseitigt, so wird sie an kalten Bauteilen (Ecken, Fensterleibun-
gen) soweit abkühlen, daß ihr Wasserdampf kondensiert. Es entsteht
Tauwasser, wodurch Pilzwachstum möglich wird. Dieser Gefahr begegnet man durch Heizen und Lüften:

– Warme Luft kann sehr viel mehr Wasser (Wasserdampf) aufnehmen als kalte Luft. Auch in kühl gehaltenen Räumen (Schlafzim-
  mer) sollte die Temperatur langfristig, also über Tage oder Wochen
  nicht unter 16 °C abfallen, um Tauwasserbildung zu vermeiden.
– Bewußtes Lüften sorgt für den Abtransport der Luftfeuchte und
  gleichzeitig der anderen Luftverunreinigungen.

Durch die Lüftung eines Raumes soll die Raumluft gegen Außenluft
ausgetauscht werden. Zu vermeiden ist jedoch die Abkühlung der
Wände und des Mobiliars durch zu lange Lüftungszeiten. Zu stark ab-
gekühlte Raumteile können wiederum Wasserdampfkondensation verursachen, selbst wenn durch die Lüftung ein Übermaß an Luftfeuchte
bereits abgeführt wurde. Daraus folgt, daß mindestens zweimal täglich
eine sog. Stoßlüftung erfolgen sollte. Die Lüftungszeit einer solchen
Stoßlüftung beträgt für Räume, die quer oder über Eck gelüftet werden
können, etwa 5 Minuten, für Räume, die nur an einer Wandseite eine
Fenster- und Türöffnung nach außen besitzen, etwa 15 Minuten. Während dieser Zeit müssen die Fenster voll geöffnet werden. Gekippte
Fenster oder vorgezogene Gardinen behindern eine ausreichende Lüftung. Neben ausreichendem Lüften muß auch für eine ausreichende
Beheizung gesorgt werden, um Tauwasserbildung zu vermeiden.

Maßnahmen der Energieeinsparung haben nicht selten an Innenseiten von Bauteilen zu Tauwasserbildung geführt, wodurch Schimmelpilzwachstum entstand. Verantwortlich dafür sind oft zusätzlich angebrachte Wärmeisolierungen an der Innenseite von Außenwänden.
Durch Verschiebung der Tauwasserbildung in der Außenwand nach innen bis hinter die Wärmeisolierung kann dort Schimmelpilzwachstum
entstehen, und die Pilzsporen können durch Risse in der Isolierung in
die Raumluft gelangen. Wohn- und Schrankwände an Außenwänden
haben eine ähnliche Wirkung wie Innenisolierungen an Außenwänden,
so daß das Problem der Tauwasserbildung im Inneren des Raumes
ebenso entstehen kann.

Auch die Wohngewohnheiten in neuerer Zeit haben zu einem Anstieg der Innenraumfeuchtigkeit geführt. Vermehrte Feuchtigkeit in den Wohnungen entsteht durch Wäschetrockner, durch Überdekoration mit Zimmerpflanzen, deren Gießwasser letztlich an die Raumluft abgegeben wird, aber auch durch Überbelegung mit Bewohnern. Die erforderlichen Maßnahmen sind auch hier wiederum die regelmäßige Stoßlüftung und die ausreichende Heizung der Räume.

7.2.4 Schallschutz

Über Grundlagen des Schalls s. 8.11 Berufskrankheit Lärm.

Schallwirkung

Ein Schall von genügender Intensität führt beim Menschen zu physiologischen und zu psychologischen Wirkungen. Man unterscheidet bei den physiologischen Schallwirkungen die, die im Hörorgan (aureal) entstehen, von denen, die außerhalb des Hörorgans (extraaureal) auftreten. Die extraaurealen Reaktionen kommen durch die Schallimpulse zustande, die auf die vegetativen Zentren des Stammhirns wirken, die dann die Regulation von Atmung, Kreislauf und Verdauung beeinflussen (Abb. 7.1).

Bei den psychologischen Wirkungen durch Schallimpulse, die in der Großhirnrinde verstärkt werden, steht den positiven Schallwirkungen (z.B. gewünschte Musik) die negative Lärmempfindung gegenüber. Unter Lärm wird jeder Schall verstanden, der störend empfunden wird, der erschreckt, über den man sich ärgert, wobei häufig mehr der Lärmerzeuger als der Lärm selbst zur Ursache der Lärmwirkung wird. Diese Zusammenhänge erschweren eine objektive Beurteilung der Schallwirkung.

Gesundheitsgefährdend für das Hörorgan (aureal) sind Schalleinwirkungen mit einem Grundpegel von mehr als 90 dB(A). Ein Überschreiten dieses Wertes führt mit ziemlicher Sicherheit zu einer Stoffwechselstörung der Sinneszellen des Hörorgans und damit zu einer vorübergehenden Vertäubung. Der Endzustand einer sich täglich über Jahre wiederholenden vorübergehenden Vertäubung ist häufig die Lärmschwerhörigkeit.

Nicht so eindeutig gesundheitsgefährdend sind die außerhalb des Hörorgans (extraaureal) entstehenden Wirkungen von Schallreizen über 65 dB(A). Sie haben aber eine allgemeinere Bedeutung, da viele Menschen diesem Geräuschpegel täglich ausgesetzt sind. Für den emotional neutral reagierenden Menschen, also Personen, bei denen nur die physiologischen Reaktionen des Schallereignisses wirksam werden, ist eine Schädigung fraglich. Beim Menschen mit gesteigerter emotionaler Empfindlichkeit, also Personen, bei denen Schallreize auch Lärmempfindungen hervorrufen, ist mit verstärkten vegetativen Sym-

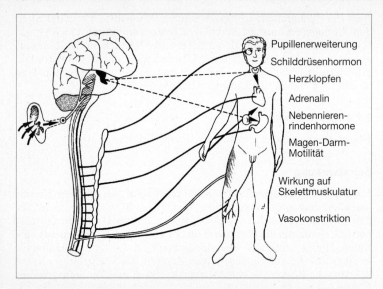

Pupillenerweiterung

Schilddrüsenhormon

Herzklopfen

Adrenalin

Nebennieren-
rindenhormone

Magen-Darm-
Motilität

Wirkung auf
Skelettmuskulatur

Vasokonstriktion

Abb. 7.1 Einwirkung von Lärm auf den menschlichen Körper. Einflüsse des sympathischen Nervensystems: schwarze Linien. Einflüsse der motorischen Nerven: doppelte Linien. Hormonale Einflüsse: unterbrochene Linien (aus New Sci. 73 [1977] 192).

ptomen zu rechnen. Selbst wenn das Entstehen von Dauerschäden fraglich bleibt, wird doch das Wohlbefinden beeinträchtigt.

Gewöhnung an Lärm

Gewöhnung bedeutet schrittweise Verminderung oder Abschwächung von Antworten auf kontinuierliche oder wiederholte Reize. Die emotionale Gewöhnung an Schallreize, also das Nachlassen der Lärmempfindung, ist individuell verschieden.

Frequenzzusammensetzung und Schwankung der Lautstärke sind maßgebend dafür, inwieweit sich Gewöhnung einstellt. Darüber hinaus wird Gewöhnung an Schallreize nicht für immer erworben, sie kann bei Erkrankungen oder Erschöpfungszuständen wieder aufgehoben werden.

Lautstärkebegrenzung

Beim schlafenden Menschen tritt gegenüber dem wachen die psychisch-emotionale Reaktion auf die Schallwirkung zurück, jedoch entsteht schon bei ca. 30 dB(A) eine unterhalb der Weckschwelle bleibende Aktivierung der Hirnrinde, die zu einer Abflachung der Schlaftiefe führt. Lautstärken, die für Wohngebiete mit einem nächtlichen Grundpegel von 35–40 dB(A) und mit 50 dB(A) für häufige Spitzen und 65 dB(A) für seltene Spitzen zugelassen sind, werden demnach für viele Schlafende zu einem wenn auch nur kurzfristigen Erwachen führen. Schlafen bei offenem Fenster wird also auch bei Lautstärken, die unterhalb der Richtlinienwerte liegen, für eine große Zahl der Bewohner nicht möglich sein. Tatsächlich sind aber die Lautstärken in vielen Wohngebieten, besonders wenn sie von verkehrsreichen Straßen tangiert werden, wesentlich höher. Für viele Wohnungen in städtischen Gebieten ist deshalb der sorgfältig schallisolierte, künstlich belüftete Schlafraum die einzige Möglichkeit einer wirksamen Verminderung der nächtlichen Lärmbelästigung.

Sprachverständlichkeit

Für den Büroarbeitsplatz ist zu beachten, daß die Sprachverständlichkeit nur dann ungestört ist, wenn der Schalldruck der Sprache 10 dB(A) über dem durchschnittlichen Geräuschpegel des Raumes liegt. So wären z.B. in einem Büro mit überwiegend mechanischer Bürotätigkeit bei einem zulässigen Schallpegel von 70 dB(A) ein Schalldruck der Sprache von 80 dB(A) erforderlich. D.h., eine vollständige Verständigung ist dort nur noch unter lautem Rufen möglich. An verkehrsreichen Straßen wird somit die Belüftung eines Raumes durch Öffnen der Fenster dazu führen, daß die Sprachverständlichkeit erschwert und unter ungünstigen Umständen unmöglich wird.

Schallschutzmaßnahmen

Befragungen von Hausbewohnern haben ergeben, daß sie sich von dem Innenlärm im Haus häufiger gestört fühlen als von Außenlärm. Als Lärmverursacher steht das Türenschlagen ganz im Vordergrund, unmittelbar gefolgt von der Radiomusik. Beide Schallerzeugungen gehören unterschiedlichen Schallausbreitungen an. Das Türenschlagen ist ein Körperschallerzeuger, die Radiomusik ein Luftschallerzeuger.

Luftschall wird am meisten durch schwere Wände oder Decken abgemindert. Fugen (schwellenlose Türen) vermindern die Effektivität der Schalldämmung, weil sich der Luftschall in diesem Bereich ungehindert fortpflanzen kann.

Körperschallübertragungen beruhen in der Regel ebenfalls auf bautechnischen Gegebenheiten. Vermindert werden kann er durch weiche Gehbeläge („schwimmende" Fußbodenkonstruktionen, Teppiche), aber auch durch entsprechendes Schuhwerk. Körperschall durch schlagende Türen kann durch gummierte Falze gedämmt werden.

7.2.5 Beleuchtung

Das Sehen und die Beleuchtung haben eine zentrale physiologische Bedeutung am Arbeitsplatz, z.B. im Krankenhaus oder im Büro, aber auch am Arbeitsplatz der Wohnung. Arbeitsplätze müssen optimal beleuchtet sein, und dies bedeutet, daß ausreichende Lichtmengen ins Auge entsendet werden. Die Lichtquellen müssen darüber hinaus dem zu erkennenden Gegenstand angepaßt sein. So ist an Arbeitsplätzen auf flimmerfreie Beleuchtung besonders zu achten, wenn bewegende oder rotierende Gegenstände sicher erkannt werden müssen (Stroboskopeffekt). Außerdem müssen die Gegenstände scharf abgebildet werden. Dies sind die Grundvoraussetzungen für müheloses Sehen und somit größtmögliche Schonung des Sehapparates.

Lichttechnische Grundlage

Der Seheindruck eines Gegenstandes oder die Helligkeit in einem Raum ist der Bildeindruck, der im Auge entsteht. Dieser Bildeindruck entsteht durch eine Lichtquelle, die entfernt vom Auge liegt. Der Helligkeitseindruck ist von der Leuchtdichte abhängig, die ihrerseits von der Beleuchtungsstärke und dem Reflexionsvermögen der beleuchteten Fläche bestimmt wird (Abb. 7.2).

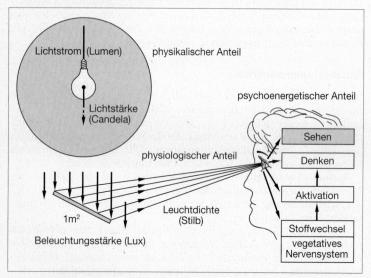

Abb. 7.2 Das optische Prinzip: die Abhängigkeit der Leuchtdichte von Beleuchtungsstärke und Reflexionsvermögen der beleuchteten Fläche.

Für Helligkeitsforderungen am Arbeitsplatz oder in Aufenthaltsbereichen wird die Beleuchtungsstärke (Lux) als Größe angegeben. Sie sagt jedoch noch nichts über die Lichtempfindung im Auge aus. Dafür ist die Leuchtdichte maßgebend, die das Produkt aus der Beleuchtungsstärke und dem Reflexionsvermögen im Beleuchtungsfeld ist. Die Reflexionsgrade von Oberflächen sind außerordentlich unterschiedlich, sie betragen z.B. für weiße Farbanstriche 0,75, für dunkelblaue, dunkelgrüne und dunkelrote Farbanstriche 0,15. Der Helligkeitseindruck, der von der Leuchtdichte abhängig ist, kann also je nach Reflexionsgrad der Fläche um das 5fache unterschiedlich sein.

Adaptation

Das Auge hat die Fähigkeit, sich an Leuchtdichtenunterschiede in der Größenordnung von $1:10^7$ anzupassen, also an den Unterschied von Vollmondbeleuchtung zu Sonnenlicht. Die Fähigkeit des Auges zu dieser Anpassung nennt man Adaptation. Sie beruht auf der unterschiedlichen Empfindlichkeit von Zapfen und Stäbchen in der Netzhaut, die bei der Hell- bzw. bei der Dunkeladaptation jeweils aktiviert werden. Die Dunkeladaptation erfolgt in den ersten 5 Minuten rasch und setzt sich dann sehr langsam fort, um nach etwa 1 Stunde abgeschlossen zu sein. Die Dunkelanpassung darf deshalb nie zu kurz sein und muß mindestens 25–25 Minuten betragen, wenn bestes Nachtsehen gewährleistet werden soll. Die Helladaptation geht schneller, trotzdem werden Zeiträume von 30–60 Minuten erforderlich. Die Adaptation hat eine entscheidende Bedeutung für das Sehen, da sie nicht nur für das ruhende Auge bedeutsam ist, sondern auch bei Blickänderung von hell zu dunkel. Bei der Helladaptation reagiert die gesamte Netzhaut auch dann, wenn nur eine bestimmte Stelle (z.B. durch ein helles Fenster) getroffen wird. In guten Beleuchtungsanlagen ist die Leuchtdichteverteilung so gewählt, daß sie für das Sehen, Erkennen und Wohlbefinden optimal ist. Die Kontraste der Flächenhelligkeit im Gesichtsfeld sollen nicht größer sein als 1:3 im Mittelfeld, 1:10 im Umfeld und 1:10 vom Mittel- zum Umfeld (Abb.7.**3**).

Blendung

Müheloses Sehen wird insbesondere durch Blendung beeinträchtigt. Blendung ist eine Empfindung, bei der wegen zu großer Helligkeit nichts oder in Teilen des Gesichtsfeldes nichts erkannt wird.

Blendung kann entstehen durch hohe Leuchtdichten (Absolutblendung), durch Leuchtdichtensprünge (Adaptationsblendung), wenn die Leuchtdichten schneller wechseln als die Adaptationszeit dauert, und durch Streulicht (Relativblendung).

Streulichtblendung tritt auf, wenn gleichzeitig lichtstarke und licht-

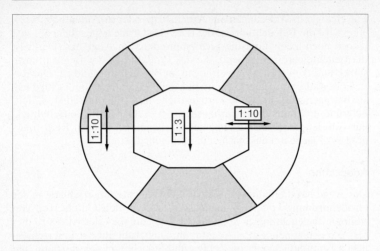

Abb. 7.**3** Maximale Kontraste der Flächenhelligkeit im Gesichtsfeld.

schwache Objekte auf der Netzhaut abgebildet werden. Im Auge entsteht Streulicht, so daß ein Gegenstand unsichtbar werden kann, weil die Streulichtwirkung stärker ist als die Lichteinwirkung durch den lichtschwächeren Gegenstand. Aus diesem Grunde sind weiße Abdecktücher für Operationen ungeeignet, weil sie wegen der hohen Leuchtdichte (Reflexionsvermögen 65 %) bei Operationen durch Streulicht die Unterschiedsempfindlichkeit in der Umgebung soweit herabsetzen, daß die Muskulatur (Reflexionsvermögen 8 %) nur schwer erkennbar wird.

Schattigkeit

Störende Schattenbildung beeinflußt die Ermüdung des Auges. So wirken starke Schlagschatten unruhig und können auf Treppen Unfallgefahren bedeuten, da sie Stufen vortäuschen können oder bestehende Stufen unerkennbar machen. Das völlige Unterbleiben von Schattenbildung durch ausschließlich indirekte Beleuchtung macht gewisse Arbeiten unmöglich (z.B. Weißnähen) (Abb. 7.**4**).

Lichtquellen

Als künstliche Lichtquellen werden Temperaturstrahler und Gasentladungsstrahler verwendet. Temperaturstrahler sind Strahlungsquellen, die infolge eines Glüh- oder Verbrennungsvorganges Licht aussenden, bei Glühlampen durch elektrisches Glühen von Metalldrähten, bei Ha-

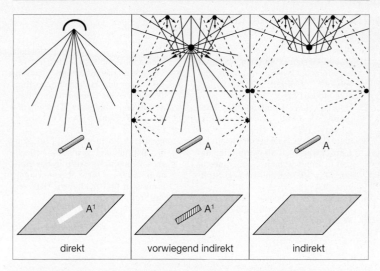

Abb. 7.**4** Direkte und indirekte Beleuchtung eines Gegenstandes, hervorgerufen durch Umformung des Lichtstromes mit Hilfe entsprechender Leuchten.

logenlampen durch ein Glühlicht in Jodatmosphäre. Glühlampen haben eine geringe Lichtausbeute und eine hohe Leuchtdichte, die zu Blenderscheinungen führt. Leuchtstofflampen sind Gasentladungsstrahler, bei denen das Licht durch elektrische Entladung in Gasen und Dämpfen erzeugt wird. Bei Leuchtstoffröhren werden die Gasmoleküle der Füllung zur Aussendung von UV-Strahlen gebracht. Durch Auskleidung der Röhreninnenwandung mit einer Leuchtstoffschicht werden die UV-Strahlen in sichtbare Strahlung umgewandelt. Je nach Wahl der Leuchtstoffschicht können verschiedene Lichtfarben erzeugt werden (warmweiß, neutralweiß).

Glühlampen und Leuchtstofflampen haben auch eine unterschiedliche psychologische Wirkung. Das hohe Beleuchtungsniveau und die Neutralgrundfarben der Leuchtstoffröhren werden häufig als „kalt" beurteilt, während die warmen, gelben Töne des Glühlampenlichtes als „gemütlich" empfunden werden. Diese unterschiedliche psychologische Wirkung ist zu berücksichtigen, und überall dort, wo blendfreies, neutrales Licht nicht erforderlich ist, kann der Glühlampenbeleuchtung der Vorzug gegeben werden.

7.3 Weiterführende Literatur

1. Beckert, J., F.P. Mechel, H.-O. Lamprecht: Gesundes Wohnen, Wechselbeziehungen zwischen Mensch und gebauter Umwelt. Beton-Verlag, Düsseldorf 1986
2. Bobran, H.W.: Handbuch der Bauphysik, 5. Aufl. Vieweg, Braunschweig 1982
3. Der Rat von Sachverständigen für Umweltfragen: Luft-Verunreinigungen in Innenräumen, Sondergutachten Mai 1987. Kohlhammer, Stuttgart 1987
4. Gösele, K., W. Schule: Schall, Wärme, Feuchte, 9. Aufl. Bau-Verlag, Wiesbaden 1989
5. Grandjean, E.: Wohnphysiologie. Verlag für Architektur, Zürich 1973
6. Sachverständigengremium „Gesundes Bauen und Wohnen" beim Bundesminister für Raumordnung, Bauwesen und Städtebau. Deichmanns Aue, 5300 Bonn 2 (Bad Godesberg) 1986
7. Weeber & Partner: Licht, Luft, Sonne, Wärme und gesundes, behagliches Wohnen, im Auftrag des Bundesministers für Raumordnung, Bauwesen und Städtebau. IRB-Verlag, Stuttgart 1986

8. Arbeitshygiene

H. Ziebell

8.1 Gesundheit und Arbeitswelt

Bereits 1775 wurde über Krebserkrankungen von Londoner Schornsteinfegern berichtet, die augenscheinlich mit der beruflichen Tätigkeit im Zusammenhang standen. Man war seinerzeit noch weit davon entfernt, die ursächlichen Zusammenhänge genau beschreiben zu können. Einerseits waren weder die toxikologischen Erkenntnisse vorhanden, noch gab es die heute zur Verfügung stehenden analytischen Möglichkeiten. Heute weiß man, daß die im Kaminruß vorhandenen polyzyklischen aromatischen Kohlenwasserstoffe ursächlich für die Krebserkrankungen gewesen waren.

In der Statistik der Berufskrankheiten nahm die Gesamtzahl der anerkannten Berufskrankheiten bis zum Ende der 80er Jahre insgesamt ab. Die Ursachen für diese positive Entwicklung liegen bei den verstärkten Anstrengungen des Arbeitsschutzes. Die Anzahl der Krebserkrankungen und damit auch der Anteil der Krebserkrankungen an der Zahl der anerkannten Berufskrankheiten steigt jedoch deutlich an (Tab. 8.**1**).

Tabelle 8.**1** Berufsgenossenschaftlich anerkannte Krebserkrankungen aus den Jahren 1978–1988

Jahr	Zahl der Krebserkrankungen	Zahl der anerkannten Berufskrankheiten	Anteil der Krebserkrankungen an den Anerkennungen
1978	90	13214	0,7
1979	114	12319	0,9
1980	122	12046	1,0
1981	144	12187	1,2
1982	128	11522	1,1
1983	164	9934	1,7
1984	210	8210	2,4
1985	237	6869	3,5
1986	291	6735	4,3
1987	375	7275	5,2
1988	434	7367	5,9

75 % aller berufsgenossenschaftlich anerkannten Krebserkrankungen betreffen die Pleura und die Bronchien, wobei der maßgeblich daran beteiligte Arbeitsstoff der Asbest ist.

Aus dem Bereich der Berufsgenossenschaft (BG) für Gesundheitsdienst und Wohlfahrtspflege ergibt sich tätigkeitsbedingt ein Schwerpunkt der erstmals entschädigten Berufskrankheiten bei den Infektions- und Hautkrankheiten. In den Jahren 1987 und 1988 traten diese Erkrankungsarten etwa gleich häufig auf. Die Kenntnis der Erkrankungsschwerpunkte dient gezielten Maßnahmen zum vorbeugenden Gesundheitsschutz. Im Vergleich aller 36 Einzelberufsgenossenschaften liegt die Berufsgenossenschaft für Gesundheitsdienst und Wohlfahrtspflege in der Statistik der meldepflichtigen Arbeits- und Wegeunfälle an letzter Stelle.

8.1.1 Schadstoffe am Arbeitsplatz: Beispiel Asbest

Selbst wenn es zunehmend umfangreichere toxikologische Erkenntnisse und bessere diagnostische Möglichkeiten gibt, so ist eine allen Belangen gerecht werdende Prävention auch derzeit nur schwer möglich. Die Zahlen der durch eine Asbestexposition ausgelösten Berufskrankheiten zeigen einen steil nach oben gerichteten Verlauf.

Ende der 30er Jahre gab es im Zusammenhang mit einer Asbesterkrankung lediglich die Anerkennung einer Lungenfunktionsstörung (Asbestose) als Berufskrankheit. Erst sehr viel später wurde erkennbar, daß eine Asbestbelastung auch zum Lungenkrebs führen kann. 1977 kam dann die Anerkennung des Rippen- und Bauchfellkrebses als eine dritte asbestbedingte Berufskrankheit hinzu.

Im Zusammenhang mit Asbest weiß man heute, daß die für den vorbeugenden Brandschutz eingesetzte Blauasbestfaser Krokydolith die Eigenschaft besitzt, sich im Laufe der Zeit in Längsrichtung zu spalten. Die sich damit verändernde Fasermorphologie (das Längen-/Dickenverhältnis der Faser wird größer) ergibt eine toxikologisch bedenklichere Asbestfaserform. In diesem Fall erfolgte daher mit der Alterung eine unbekannte Risikoerhöhung.

Asbest wurde bis zur Mitte der 70er Jahre als natürlicher Baustoff mit sehr guten bauphysikalischen und brandschutztechnischen Eigenschaften eingesetzt. Erst durch die lange Latenzzeit zwischen Exposition und Manifestierung der Krankheit wird das Ausmaß der damaligen Fehleinschätzung des Gesundheitsrisikos deutlich. Wenn Arbeitsstoffe bei chronischer Einwirkung nach langen Latenzzeiten einen irreversiblen, systemischen Schaden setzen, wird die aktuelle Gefährdungseinschätzung auch in Zukunft schwierig bleiben. Aus diesem Grunde kommt den präventiven Bemühungen zum Expositionsschutz eine besondere Bedeutung zu.

8.2 Praxis der Arbeitshygiene

Der Arbeitshygieniker nimmt Aufgaben im Bereich des vorbeugenden Gesundheitsschutzes am Arbeitsplatz wahr. Er ist zuständig für das Erfassen und Beurteilen von Belastungsfaktoren am Arbeitsplatz. Die Belastungsfaktoren können von stofflichen (Gefahrstoffe) oder physikalischen (Lärm, Erschütterungen, Strahlung, Klima) Expositionen ausgehen.

Allgemeine Aufgaben der Hygiene dienen im medizinisch-technischen Bereich primär der Infektionsverhütung. Sie werden im Regelfall von medizinisch ausgebildetem Personal wie Fachärzten für Hygiene und Hygienefachschwestern wahrgenommen. Die sich beim Umgang mit Gefahrstoffen ergebenden Belastungen sind hingegen im industriell-gewerblichen Bereich verstärkt anzutreffen. Eine Verbindung zwischen Infektionsverhütung und gewerblich-technischem Bereich ist dort zu finden, wo Bedarfsgegenstände und Arzneimittel hergestellt werden, die im Bereich des Krankenhauses oder ähnlicher Einrichtungen am Patienten verwandt werden. Hierbei spielt das Herstellungsverfahren von Produkten eine entscheidende Rolle.

Alle Maßnahmen, die im weitesten Sinne der Qualitätssicherung dienen, werden häufig unter dem Begriff *GMP*-Maßnahmen zusammengefaßt. Die Maßnahmen reichen von der baulichen Gestaltung eines Produktionsgebäudes bis zu Lagerbedingungen und dem Vertrieb der fertigen Produkte. GMP ist eine Abkürzung der Bezeichnung „*G*ood *M*anufacturing *P*ractices", was in der Übersetzung so viel wie „gute Herstellungspraxis" bedeutet. Die damit verbundenen Auflagen sind bereits 1969 von der Weltgesundheitsorganisation vorgeschlagen worden. Viele Bedarfsgegenstände und Arzneimittel dürfen heute ohne die Einhaltung von GMP-Maßnahmen nicht mehr hergestellt werden.

Die Aufgabenabgrenzung der Fachkräfte für Arbeitssicherheit (Sicherheitsingenieure), die im wesentlichen apparativ-technische Fragen beurteilen, zu den Betriebsärzten (Fachärzte für Arbeitsmedizin) und den Arbeitshygienikern ist in der Praxis fließend. Das ärztliche Handeln ist jedoch in erster Linie dem Individuum zugewandt, während die Arbeitshygieniker und die Sicherheitsingenieure primär das stoffliche und technische Arbeitsumfeld erfassen und bewerten.

In der Praxis des vorbeugenden Gesundheitsschutzes werden zusätzlich Fachleute aus anderen Wissensgebieten benötigt, wie z.B. dem Strahlenschutz oder der Abfallentsorgung, die oftmals sehr komplizierte Fragestellungen zu bewerten haben.

8.3 Arbeitsschutzrechtliche Regelungen

8.3.1 Arbeitssicherheitsgesetz

Im Arbeitssicherheitsgesetz ist festgelegt, daß der Arbeitgeber Betriebsärzte und Fachkräfte für Arbeitssicherheit zu bestellen hat. Der Gesetzgeber will damit erreichen, daß die dem Arbeitsschutz und der Unfallverhütung dienenden Vorschriften den besonderen Betriebsverhältnissen entsprechend angewandt werden und daß gesicherte arbeitsmedizinische und sicherheitstechnische Erkenntnisse zur Verbesserung des Arbeitsschutzes und der Unfallverhütung verwirklicht werden. Die Beschreibung der Aufgaben des Betriebsarztes und der Fachkräfte für Arbeitssicherheit erfolgt im Gesetzestext nahezu wortgleich. Der Gesetzgeber hat beide Funktionen zu einer kooperativen Zusammenarbeit verpflichtet.

8.3.2 Arbeitsstättenverordnung

Die Arbeitsstättenverordnung und die Arbeitsstättenrichtlinien enthalten Regelungen, die aufgrund der Gewerbeordnung für die Beschaffenheit von Arbeitsstätten erlassen wurden. Die Verordnung beschreibt Mindestanforderungen für die Gestaltung eines Arbeitsplatzes aus arbeitsphysiologischer und arbeitsmedizinischer Sicht. Es sind Grundregelungen zum Schutz gegen Gase, Dämpfe, Nebel und Stäube sowie Regelungen zum Schutz gegen Lärm enthalten. Ferner sind Bedingungen zur Gestaltung von Hygienebereichen und zur Ausstattung von Einrichtungen zur Ersten Hilfe vorgegeben.

8.3.3 Chemikaliengesetz

Das Ziel des Gesetzgebers ist der Schutz des Menschen und der Umwelt durch die Verpflichtung zur Prüfung der Toxizität vor der Anmeldung von neuen Stoffen. Ferner sind Regelungen für die Einstufung, Kennzeichnung und Verpackung von gefährlichen Stoffen und Stoffgemischen (Zubereitungen) sowie Regelungen zum Umgang mit Gefahrstoffen enthalten. Das Chemikaliengesetz findet keine Anwendung bei Lebens- und Futtermitteln, Arzneimitteln, Kosmetika und Abfällen.

Als sog. Altstoffe werden die Stoffe bezeichnet, die vor dem 18.9. 1981 im Handel waren und für die die Anmeldungs- und Prüfungsverpflichtung des Chemikaliengesetzes nicht mehr rückwirkend gilt. Die Bezeichnung „alter" oder „neuer" Stoff weist damit also weder auf einen naturwissenschaftlichen noch einen toxikologischen Unterschied hin. Eine systematische, toxikologische Überprüfung aller ca. 100 000 Altstoffe, die im Europäischen Zentralverzeichnis *EINECS* (*E*uropean

*In*ventory of *E*xisting Commercial *C*hemical *S*ubstances) aufgeführt sind, wird es in absehbarer Zeit aufgrund der Vielzahl der Stoffe nicht geben. Vielmehr werden einzelne Stoffe, die entweder in einer großen Menge im Handel sind oder für die es einen begründeten Verdacht einer besonderen Schädlichkeit gibt, nachträglich hinsichtlich ihres Gefährdungspotentials untersucht.

Als gefährliche Stoffe nach dem Chemikaliengesetz gelten alle Stoffe und Stoffgemische mit folgenden Eigenschaften:

giftige Stoffe:	– sehr giftig,
	– giftig,
	– mindergiftig;
entzündliche Stoffe:	– hochentzündlich,
	– leichtentzündlich,
	– entzündlich;
Stoffe mit sonstigen gefährlichen Eigenschaften:	– explosionsgefährlich,
	– brandfördernd,
	– ätzend,
	– reizend,
	– sensibilisierend,
	– krebserzeugend,
	– fruchtschädigend,
	– Stoffe mit sonstigen chronisch schädigenden Eigenschaften,
	– umweltgefährlich.

Zu jedem Merkmal gibt es festgelegte physikalische oder toxikologische Definitionen, die entsprechende Einstufungen erforderlich machen. Auf diese Weise werden die umgangssprachlich häufig ungenau verwendeten Begriffe klaren Zuordnungsregeln unterworfen.

8.3.4 Gefahrstoffverordnung

Die im Jahr 1986 erlassene Gefahrstoffverordnung ist die zentrale Vorschrift zum Schutz der Beschäftigten vor gefährlichen Arbeitsstoffen. Ziel der Verordnung ist der Schutz der Beschäftigten durch Festlegung besonderer Regelungen über das Inverkehrbringen von gefährlichen Stoffen und Zubereitungen (Stoffgemischen) und über den Umgang mit Gefahrstoffen einschließlich ihrer Aufbewahrung und Lagerung. Regelungen zum Umgang mit radioaktiven Substanzen sind in der Gefahrstoffverordnung nicht enthalten, für diesen Bereich gilt die Strahlenschutzverordnung.

Nachfolgend werden einige zentrale Bestimmungen der Gefahrstoffverordnung kurz erläutert:

§ 16: Ermittlungspflicht

Der Arbeitgeber hat vor dem Einsatz eines Stoffes im Arbeitsprozeß zu ermitteln, welche Gefahren bei der Herstellung oder Verwendung auftreten können. Bedarf es hierzu genauer Angaben der Zusammensetzung, so muß der Hersteller seine Rezeptur soweit offenlegen, daß eine Gefährdungsermittlung möglich ist. Die Prüfung von stofflichen Alternativen hat ebenfalls zu erfolgen. Das Ergebnis der Prüfung ist zu dokumentieren.

Zur Erfüllung der Ermittlungspflicht wird von den Herstellern gefährlicher Stoffe dem Verwender in zunehmendem Maße ein Sicherheitsdatenblatt, das sich im Aufbau an den Vorgaben der DIN 52900 orientiert, zu Verfügung gestellt. Hierin befinden sich physikalische und toxikologische Grunddaten für den Stoff oder die Zubereitung.

§ 18: Überwachungspflicht

Ist das Auftreten eines oder verschiedener gefährlicher Stoffe in der Luft am Arbeitsplatz nicht sicher auszuschließen, so muß überprüft werden, ob die gültigen Arbeitsplatzgrenzwerte eingehalten werden. Die Meßergebnisse sind mindestens 30 Jahre aufzubewahren, um auch lange zurückliegende Expositionen nachvollziehen zu können. Da das Krebsgeschehen häufig erst nach sehr langen Latenzzeiten deutlich wird, gilt für die Meßergebnisse von krebserzeugenden Substanzen eine Aufbewahrungsfrist von 60 Jahren.

§ 19: Rangfolge von Schutzmaßnahmen

Die Vermeidung von Expositionen durch die Auswahl ungefährlicher Substanzen hat die erste Priorität. Ist dies aus stofflichen oder technischen Gründen nicht möglich, so sind Gefahrstoffe bereits am Ort ihres Entstehens durch geeignete Objektabsaugungen zu erfassen. Ist dies ebenfalls nicht oder nur unzureichend möglich, so sind allgemeine raumlufttechnische Einrichtungen zu installieren. Werden Grenzwerte trotz der o.g. Maßnahmen überschritten, so sind persönliche Schutzausrüstungen zu verwenden.

§ 20: Betriebsanweisung

Der Arbeitgeber hat für den Umgang mit Gefahrstoffen eine verbindlich zu beachtende Anweisung zu erstellen, in der Schutzmaßnahmen und Verhaltensregeln sowie Weisungen über das Verhalten im Gefahrfall und über die Erste Hilfe verbindlich festgelegt sind.

§ 26: Beschäftigungsbeschränkungen

Beschäftigungsbeschränkungen gelten für Jugendliche, für werdende und stillende Mütter sowie für gebärfähige Arbeitnehmerinnen bei Expositionen gegenüber kritischen Substanzen.

§ 28: Vorsorgeuntersuchungen

Vorsorgeuntersuchungen sind:

1. Erstuntersuchungen vor der Aufnahme der Beschäftigung,
2. Nachuntersuchung während der Beschäftigung bei Überschreitung von 25 % des zulässigen Arbeitsplatzgrenzwertes ausgewählter Stoffe,
3. nachgehende Untersuchungen (Untersuchungen nach dem Ausscheiden aus dem Arbeitsleben).

8.3.5 Unfallverhütungsvorschriften

Unfallverhütungsvorschriften (UVV) sind Regelungen zum vorbeugenden Gesundheitsschutz auf der Grundlage von § 708 der Reichsversicherungsordnung. Die Berufsgenossenschaften als Träger der gesetzlichen Unfallversicherung erlassen die Vorschriften und binden damit die versicherten Unternehmen und ihre Beschäftigten. Diese Vorschriften sind zwar keine Gesetze, sie gehören jedoch zu einer Vielzahl von Regelungen, die sicherheitstechnische Standards, ähnlich wie die DIN-Normen, beschreiben. Die Bindungswirkung von Unfallverhütungsvorschriften wird auch über die Gefahrstoffverordnung bzw. das Chemikaliengesetz festgeschrieben.

Wichtige Unfallverhütungsvorschriften des Hauptverbandes der gewerblichen Berufsgenossenschaften (VBG) sind:

VBG   1: Allgemeine Vorschriften,
VBG 100: Arbeitsmedizinische Vorsorge,
VBG 102: Biotechnologie,
VBG 103: Gesundheitsdienst,
VBG 109: Erste Hilfe,
VBG 121: Lärm,
VBG 123: Betriebsärzte.

8.4 Toxikokinetik

Die Toxikokinetik beschreibt das Verhalten eines Schadstoffes im Organismus. Die stoffliche oder physikalische Einwirkung auf einen Empfänger wird generell als Exposition bezeichnet. Die 3 wichtigsten Expositionswege sind dabei:

Inhalation = Aufnahme gasförmiger oder fester Substanzen (Stäube oder Aerosole) über die Atemwege,

Resorption = Aufnahme über die Haut- oder Schleimhautoberfläche (auch Magen-, Darm- und Lungenoberfläche),

Ingestion = Aufnahme durch Verschlucken.

Nach erfolgter Exposition schließt sich im Organismus eine nach physikalisch-chemischen Stoffeigenschaften ausgerichtete Verteilung an. So reichern sich beispielsweise stark fettlösliche Substanzen bevorzugt im Fettgewebe und damit auch bei Frauen in der Muttermilch an, während gut wasserlösliche Stoffe ihre höchste Konzentration in den wässerigen Anteilen des Blutes aufbauen und in der Regel über die Niere ausgeschieden werden können.

Bei der im Körper ablaufenden Biotransformation (Metabolisierung) erfolgt ein Abbau oder Umbau des Fremdstoffes. Eine Entgiftung bzw. Bioinaktivierung findet dann statt, wenn nachfolgend keine Rezeptoren geschädigt und keine weiteren zellulären Schäden mehr ausgelöst werden können. Auch der umgekehrte Fall einer Giftungsreaktion ist möglich, als deren Ergebnis ein im Verhältnis zum Ausgangsprodukt schädlicheres Zwischen- oder Endprodukt entsteht. Die für die Charakterisierung von toxischen Effekten häufig verwandten Begriffe sind in Tab. 8.2 näher erläutert.

Die Geschwindigkeit von Metabolisierung und Ausscheidung ist für die Mengenbilanz eines Stoffes im Körper von Bedeutung. Stoffe mit schneller Ausscheidungsgeschwindigkeit können sich in der Regel nicht im Körper anreichern. Ist die Expositionsgeschwindigkeit größer als die Eliminationsrate, so steigt die Gefährdung mit zunehmender Zeit.

Tabelle 8.2 Charakterisierung toxischer Effekte

Begriff	Definition	Beispiel
Akut toxisch	Schadwirkung tritt nach kurzer, oft einmaliger Exposition sofort auf	Die durch Blausäure verursachte Lähmung der Zellatmung
Chronisch toxisch	Lang andauernde Exposition ohne sofort erkennbare Schadwirkung. Das Ergebnis der Schadwirkung ist oft erst nach sehr langen Expositions- zeiten erkennbar	Alkoholbedingte Magenschleim- hautentzündung
Lokale Wirkung	Der gesetzte Schaden manifestiert sich nur am Einwirkungsort	Verätzungen durch Laugen und Säuren
Systemische Wirkung	Der gesetzte Schaden manifestiert sich an einem Zielorgan oder an einem Körpersystem	Leber- und Myokard- schädigung bei chro- nischem Alkohol- mißbrauch
Reversible Schädigung	Ein gesetzter Schaden kann sich zurückbilden	Hautreizungen
Irreversible Wirkung	Ein gesetzter Schaden kann sich nicht zurückbilden	Bösartige Tumoren

8.5 Arbeitsstoffgrenzwerte

Die Senatskommission zur Prüfung gesundheitsschädlicher Arbeitsstoffe der Deutschen Forschungsgemeinschaft hat es sich zur Aufgabe gemacht, die wissenschaftlichen Grundlagen des Schutzes der Gesundheit vor toxischen Stoffen am Arbeitsplatz zu erarbeiten. Sie veröffentlicht seit 1955 wissenschaftliche Empfehlungen für Arbeitsstoffgrenzwerte, die ab 1969 jährlich überarbeitet werden. Die wichtigsten Grenzwerte am Arbeitsplatz sind:

Maximale Arbeitsplatz-Konzentrationen (MAK-Werte),
Technische Richt-Konzentrationen (TRK-Werte),
Biologische Arbeitsstoff-Toleranzwerte (BAT-Werte).

Weiterhin werden Empfehlungen zur Einstufung *krebserzeugender* und zur Bewertung von *fruchtschädigenden* und *erbgutverändernden* Arbeitsstoffen veröffentlicht.

Die Senatskommission hat es sich zur Aufgabe gemacht, sämtliche Entscheidungsgründe für ihre Empfehlungen offenzulegen, damit jeder, auch die interessierte Öffentlichkeit, die Möglichkeit hat, bei kontrovers geführten Diskussionen auf die der Entscheidung zugrundeliegende Datenbasis zurückzugreifen.

Die Arbeitsergebnisse dienen dem Bundesminister für Arbeit und Sozialordnung als Grundlage für die Aufstellung rechtsverbindlicher Grenzwerte. Der Bundesarbeitsminister prüft die Empfehlungen auch unter Berücksichtigung nichtwissenschaftlicher Gesichtspunkte, wie z.B. die Konformität zu Rechtsnormen der Europäischen Gemeinschaft. Die Veröffentlichung der rechtsverbindlichen Grenzwerte erfolgt im Bundesarbeitsblatt als *Technische Regel für Gefahrstoffe (TRGS)* Nr. 900.

Struktur der TRGS 900 (MAK-Liste):

Abschnitt I	Bedeutung und Benutzung von MAK-Werten,
Abschnitt II a	Liste der Stoffe mit festgelegten MAK-Werten,
Abschnitt III	krebserzeugende Arbeitsstoffe,
III, A1	Liste der als eindeutig ausgewiesenen Arbeitsstoffe. Die Angabe eines Grenzwertes entfällt bei dieser Stoffgruppe.
III, A2	Liste der Stoffe, die sich bislang nur im Tierversuch als eindeutig krebserzeugend erwiesen haben. Die Angabe eines Grenzwertes entfällt bei dieser Stoffgruppe.
III, B	Liste der Stoffe mit einem begründeten Verdacht auf ein krebserzeugendes Potential,
TRK-Liste	Liste der Stoffe mit festgelegten technischen Richtkonzentrationen,
Abschnitt IV	Hinweise zur Beurteilung von Stäuben und Rauchen (feste Schwebstoffe),
Abschnitt V	Hinweise zu besonderen Arbeitsstoffen,
Abschnitt VI	Bedeutung und Benutzung von BAT-Werten,
Abschnitt VII	Liste der Stoffe mit BAT-Werten.

8.5.1 MAK-Werte

MAK-Werte sind entsprechend ihrer Definition nach jeweils aktuellem Kenntnisstand sichere Gesundheitsschutzwerte. Sie sind ihrem Sinne nach klassische Grenzwerte, weil sie unter Berücksichtigung von Sicherheitszuschlägen Wirkungsgrenzen beschreiben. Sie sind im Regelfall 8-Stunden-(Schicht-)Mittelwerte einer 40stündigen Arbeitswoche, die personenbezogen ermittelt werden. Belästigungen sollen durch die Grenzwertfestlegung ebenfalls berücksichtigt werden.

In die Bildung des Mittelwertes darf jedoch nicht jede beliebige Spitzenkonzentration einbezogen werden. Die Begrenzung der Maxi-

malkonzentrationen (Kurzzeitwerte) legt die MAK-Liste in 5 Stoffka-
tegorien fest (Tab. 8.**3**).

Tabelle 8.**3** Kurzzeitwertbedingungen für MAK-Werte

Kategorie	Kurzzeitwert Höhe	Dauer	Häufigkeit pro 8-h- Arbeitsschicht
I Lokal reizende Stoffe	2 MAK	5-min- Momentanwert*	8
II Resorptiv wirksame Stoffe Wirkungseintritt innerhalb von 2 h			
II,1: Halbwertszeit <2 h	2 MAK	30-min-Mittelwert	4
II,2: Halbwertszeit 2 h bis Schichtlänge	5 MAK	30-min-Mittelwert	2
III Resorptiv wirksame Stoffe Wirkungseintritt >2 h Halbwertszeit größer als Schichtlänge (stark kumulierend)	10 MAK	30-min-Mittelwert	1
IV Sehr schwaches Wirkungspotential MAK >500 ml/m^3	2 MAK	60-min- Momentanwert	3
V Geruchsintensive Stoffe	2 MAK	10-min- Momentanwert	4

* Der Momentanwert ist der Wert, der zu keiner Zeit des Mittelungsintervalls überschritten
werden darf.

Konzentrationsangaben von Meßwerten:

Meßwerte werden in 2 Konzentrationseinheiten angegeben:

1. ppm   *p*arts *p*er *m*illion (1 Teil pro 1 Million Teile). Im Zusammenhang mit Konzentrationsmeßwerten werden Volumenteile
ins Verhältnis gesetzt, z.B. 1 ml/m^3.
2. mg/m^3 Die Masse eines Stoffes in einem m^3 der Luft am Arbeitsplatz.

Die beiden Konzentrationsangaben sind ineinander umzurechnen:

$$ppm = \frac{Molvolumen}{Molekulargewicht} \ mg/m^3$$

Einige Beispiele für die 1991 gültigen MAK-Werte sind in Tab. 8.4 aufgeführt. Beachtenswert sind dabei die großen Konzentrationsunterschiede.

Tabelle 8.4 MAK-Werte, Beispiele 1991

Stoff	MAK-Wert	
	ml/m^3	mg/m^3
Aceton	1000	2400
Chlor	0,5	1,5
2,4-Diisocyanattoluol	0,01	0,07
Ethanol	1000	1900
Methanol	200	260
Ozon	0,1	0,2
iso-Propanol	400	980
Toluol	100	380
Xylol	100	440

8.5.2 TRK-Werte

Die TRK-Werte werden für die in der Gefahrstoffverordnung genannten krebserzeugenden und krebsverdächtigen Stoffe aufgestellt, für die es definitionsgemäß keine sicheren unteren Schwellenkonzentrationen gibt, die es ermöglichen würden, einen sicheren Gesundheitsschutz festzuschreiben. Daher kann auch bei Einhaltung der technischen Richtkonzentrationen das Risiko einer Beeinträchtigung der Gesundheit nicht ausgeschlossen werden. TRK-Werte legen somit eine Konzentrationsgrenze fest, die nach dem Stand der Technik und der Bewertung des Risikos mindestens erzielt werden muß. Das Ziel muß aber eine möglichst weite Unterschreitung der TRK-Werte sein (Tab. 8.5).

Tabelle 8.5 TRK-Werte, Beispiele 1991

Stoff	TRK-Wert	
	ml/m^3	mg/m^3
Benzol	5	16
Epichlorhydrin	3	12
Propylenoxid	2,5	6
Ethylenimin	0,5	0,9
Ethylenoxid	1	2
Holzstaub		
– Gesamtstaub bei Neuanlagen	–	2
Hydrazin	0,1	0,13

8.5.3 BAT-Wert

Die Grundidee bei der Formulierung von BAT-Werten bestand in dem Bemühen, individuelle Belastungsparameter direkt an einer exponierten Person zu bestimmen. Dies kann entweder die Konzentration eines Stoffes im Körper sein oder seine Wirkung, die man anhand eines Indikators (z.b. die Verringerung einer Enzymaktivität) überprüft.

Bei der Untersuchung der Luft am Arbeitsplatz bleiben individuelle Belastungsunterschiede und zusätzliche Belastungspfade, wie z.b. eine dermale Exposition, unberücksichtigt. So ist beispielsweise eine gute Hautgängigkeit von vielen Nitro- und Aminoverbindungen bekannt. Weiterhin gibt es unterschiedliche Empfindlichkeiten der Beschäftigten durch Alter, Geschlecht, Konstitution, Ernährungs- und Sozialverhalten.

Einflußgrößen der individuellen Belastung:

– Schwere der körperlichen Arbeit (Atemminutenvolumen),
– Stoffwechsel- und Ausscheidungsverhalten,
– Schutz vor hautresorptiven Stoffen,
– Vorbelastung durch Einflüsse außerhalb des Arbeitsplatzes (Rauchen, Arzneimittel, Alkohol, Suchtmittel, sonstige Schadstoffexpositionen).

Untersuchungsmaterial für BAT-Werte:

– Alveolarluft,
– Vollblut,
– Erythrozyten,
– Harn,
– Blutplasma/Serum.

Bedingt durch die Reaktionskinetik treten die Untersuchungsparameter teilweise erst zeitlich versetzt nach der Exposition auf, so daß dem Zeitpunkt der Probennahme eine besondere Bedeutung zukommt.

Mögliche Zeitpunkte der Probennahme:

– Expositionsende (z.B. Schichtende),
– bei Langzeitexposition: nach mehreren vorausgegangenen Schichten und vor der nachfolgenden Schicht,
– zu festgelegter Zeit nach Expositionsende,
– unabhängig von der Exposition.

Bei der Überprüfung von BAT-Werten (Tab. 8.6) ist eine sorgfältige arbeitsmedizinische Anamnese von großer Bedeutung. Die Ermittlung von BAT-Wert-beeinflussenden Faktoren, die nicht aus der Arbeitsumwelt stammen, hat besonders sorgfältig zu erfolgen.

Tabelle 8.6 BAT-Werte. Beispiele 1991.
Untersuchungsmaterial: B Vollblut, H Harn, E Erythrozyten;
Untersuchungszeitpunkt: b Expositionsende, c bei Langzeit-
exposition nach mehreren vorangegangenen Schichten

Stoff	Parameter	BAT-Wert	Untersuchungs-material	Untersuchungs-zeitpunkt
Acetylcholin-esterase-Hemmer	Acetylcholin-esterase	Reduktion der Aktivität auf 70% des Bezugswertes	E	b, c
Methanol	Methanol	30 mg/l	H	c, b
Toluol	Toluol	170 µg/dl	B	b
Xylol	Xylol	150 µg/dl	B	b
	Tolursäure	2 g/l	H	b

8.6 Messung von Gefahrstoffen

Bei der Durchführung von Messungen, die der Überprüfung der zulässigen Grenzwerte dienen, müssen besondere Voraussetzungen erfüllt werden. Im Rahmen einer Arbeitsbereichsanalyse sind umfangreiche Vorermittlungen durchzuführen, die aus folgenden Einzelschritten bestehen:

– Erfassen aller eingesetzten und während des Arbeitsprozesses entstehenden Gefahrstoffe,
– Beschaffung des Grundwissens (toxikologisch, physikalisch),
– Beschaffung von Vorinformationen zum Arbeitsablauf,
– Festlegung des Meßverfahrens.

Eine Messung ist so durchzuführen, daß die bei der Grenzwertfestsetzung zugrundegelegten Einzelbedingungen genau eingehalten werden. Nur so ist ein Vergleich des Meßwertes mit dem Grenzwert zulässig. Bei der Überprüfung von MAK-Werten ist beispielsweise ein Mittelwert über eine 8-Stunden-Arbeitsschicht, unter gleichzeitiger Berücksichtigung der maximal zulässigen Konzentrationsspitzen (Kurzzeitbedingungen), zu bilden.

Zur Überwachung von Arbeitsplätzen durch außerbetriebliche Institutionen dürfen nur zugelassene Meßstellen herangezogen werden, um die Gewinnung verläßlicher Daten sicherzustellen.

Das Ziel einer Arbeitsbereichsanalyse ist der Abschluß mit dem Befund, daß der Grenzwert dauerhaft und sicher eingehalten wird. Dies wird dann dokumentiert, wenn der Mittelwert aller Einzelmessungen den Grenzwert zu nicht mehr als 25 % erreicht.

Übersteigt der mittlere Meßwert den Grenzwert zu mehr als 25 %, so ist durch Kontrollmessungen in festgelegten Zeitabständen die Einhaltung zu überprüfen. Je näher ein Meßwert an den Grenzwert heranreicht, um so häufiger muß eine Kontrollmessung erfolgen. Eine Arbeitsbereichsanalyse kann nicht vor dem Nachweis abgeschlossen werden, daß der Grenzwert sicher unterschritten wird. Da sich die Beschäftigten während eines Tages unter unterschiedlichen Expositionsbedingungen aufhalten, sind die Messungen personengebunden durchzuführen.

8.6.1 Meßverfahren

Das Meßverfahren beschreibt alle Maßnahmen, die zur Gewinnung des Meßergebnisses notwendig sind. Das im Einzelfall angewandte analytische Bestimmungsverfahren ist deshalb nur ein Teilschritt des gesamten Meßverfahrens. Das gesamte Meßverfahren besteht aus folgenden Einzelschritten:

– Festlegung des Analysenverfahrens für jeden zu bewertenden Stoff,
– räumliche und zeitliche Verteilung aller Einzelproben,
– Art der Probennahme,
– Probenaufbereitung,
– analytische Bestimmung,
– Rechenverfahren zur Ermittlung des Meßergebnisses aus allen Einzelergebnissen zum Vergleich mit dem Grenz- oder Richtwert.

Alle direkten Meßverfahren liefern sofort einen Größenwert eines Meßparameters. Indirekte Verfahren erzeugen hingegen Größenwerte anderer Parameter, die es ermöglichen, unter Zuhilfenahme bekannter chemisch-physikalischer Zusammenhänge durch Berechnung die jeweilige Zielgröße zu ermitteln.

Der mögliche Gesamtfehler wird daher auch durch eine Vielzahl von Einzelfehlern außerhalb der eigentlichen Analyse mitbestimmt. Hierzu zählen besonders die Probennahme, die Probenaufbereitung und die räumliche und zeitliche Verteilung aller Einzelproben zur Repräsentanz des tatsächlichen Konzentrationsverlaufs.

Aktive Probennahme

Bei einer aktiven Probennahme wird die schadstoffbeladene Luft mit Hilfe einer Pumpe über ein geeignetes Sammelmedium geleitet, auf dem der zu untersuchende Stoff vollständig abgeschieden wird. Das Sammelmedium kann ein festes Adsorptionsmittel wie z.B. Aktivkohle oder Silikagel sein. Stoffspezifisch können ebenso flüssige Adsorptionsmedien eingesetzt werden (Impinger-Verfahren). Für Aerosole (Stäube, Rauche, Nebel) sind mechanisch wirkende Filter zu verwenden. Fein- und Grobstaub sollte mit einer Geschwindigkeit von ca.

1,25 m/s gesammelt werden. Diese Geschwindigkeit wird auch beim Einatmen im Bereich der Nase erzeugt. Zur Bestimmung von Luftkeimzahlen werden darüber hinaus auch Verfahren mit einer Oberflächenbeaufschlagung der keimbeladenen Luft auf feste Nährmedien eingesetzt (Impaktions-Verfahren).

Diskontinuierliche Meßverfahren mit einer Anreicherung des zu messenden Stoffes auf einer Sammelphase können nur Mittelwerte über die durchgeführte Sammelzeit liefern. Eine Konzentrationsberechnung erfolgt unter Berücksichtigung des aktiv über die Sammelphase geförderten Luftvolumens.

Passive Probennahme

Bei einer passiven Probennahme erfolgt der Stofftransport an das Sammelmedium durch Diffusion oder Permeation. Ein Vorteil der passiven Probennahme besteht im Verzicht auf Sammelpumpen, was besonders bei personengebundener Probensammlung von Vorteil ist. Die zur analytischen Bestimmung einsetzbare Gesamtmenge ist jedoch im Regelfall geringer als bei der aktiven Probennahme. Zur Auswertung passiv gesammelter Proben ist die genaue Kenntnis der Diffusionsbedingungen notwendig.

Prüfröhrchenmeßsysteme

Direktanzeigende Prüfröhrchen enthalten ein komplettes Analysenverfahren in einem Glasröhrchen, das mit einem Reaktionsreagenz gefüllt ist. Durch eine aktive Probennahme mit Hilfe einer einfachen Pumpe wird die zu untersuchende Luft durch ein auf die Meßgröße abgestimmtes Prüfröhrchen gesaugt. Der Größenwert der Meßgröße ist auf einer durch den Hersteller kalibrierten Skala durch einen charakteristischen Farbumschlag direkt ablesbar. Das Anzeigeverhalten des Reagenzsystems beim Vorhandensein von Störsubstanzen ist vom Hersteller angegeben. Durch Prüfröhrchenmeßsysteme ist auf einfache Weise eine Gefährdungsabschätzung möglich.

8.6.2 Bewertung von Stoffgemischen

Alle wissenschaftlich begründeten Grenzwerte gelten grundsätzlich nur für die Belastung durch den Einzelstoff. Am Arbeitsplatz und besonders bei industriellen Fertigungsprozessen entsteht häufig ein komplexes Stoffgemisch, bei dem die Summe aller Einzelstoffe und ihre gegenseitigen Wirkungen oft unbekannt sind:

synergistische Wirkungen: gegenseitige Beeinflussung mehrerer Stoffe im Sinne einer additiven oder potenzierenden Wirkung;

antagonistische Wirkungen: gegenseitige Beeinflussung mehrerer Stoffe im Sinne einer Wirkungsabschwächung.

Wirken 2 bekannte krebserzeugende Prinzipien zusammen, wie z.B. die Exposition gegenüber einer eindeutig krebserzeugenden Substanz bei einem Raucher, so ist ein potenzierender Effekt wahrscheinlich.

Um dem Arbeitshygieniker dennoch ein verbindlich anzuwendendes Entscheidungsverfahren an die Hand zu geben, hat der Ausschuß für Gefahrstoffe beim Bundesarbeitsministerium ein – wissenschaftlich nicht begründetes – Beurteilungsverfahren festgelegt:

Soweit vorhandene Erkenntnisse additive Wirkungen nicht widerlegen, gelten die Stoffgemischgrenzwerte dann als eingehalten, wenn die Summe der Quotienten aus Meßwert und Grenzwert die Zahl 1 nicht überschreitet. Ist beispielsweise in einem 2-Stoff-Gemisch der Grenzwert für den 1. Stoff zu 75 % erreicht und für den 2. Stoff zu 50 %, so gilt der Grenzwert des Gemisches als überschritten.

8.7 Allergien und Sensibilisierungen

Die Anzahl der berufsbedingten Allergien wird ein zunehmendes Problem. Allein 1983 wurde für 9400 Beschäftigte eine allergiebedingte Berufskrankheit angezeigt. In der Berufskrankheitenstatistik stellen die allergiebedingten Erkrankungen neben der im Arbeitsleben erworbenen Lärmschwerhörigkeit die 2. größte Gruppe der Berufskrankheiten dar.

Auch im privaten Bereich wird das Problem der zunehmenden Allergisierung der Bevölkerung deutlich. Sichtbarstes Zeichen ist die Blütenpollen- und Hausstauballergie sowie die sich an der Hautoberfläche manifestierende Überempfindlichkeit gegenüber bestimmten Legierungen aus Nickel und Kobalt im Modeschmuck.

Vor der Ausbildung erkennbar „allergischer" Erscheinungsbilder laufen Sensibilisierungsreaktionen ab. Sensibilisierungen sind Reaktionen eines immunologischen Geschehens. Man kann sie auch als das „Kennenlernen" eines Fremdstoffes (Antigen) durch das Immunsystem bezeichnen. Zunächst reagiert der Körper auf einen Fremdstoff unauffällig. Im Körper entstehen jedoch Zellen, die Antikörper bilden oder auf ihrer Oberfläche enthalten. Jeder weitere Kontakt kann dann bei ausreichender Intensität Folgereaktionen des Antigen-Antikörper-Komplexes mit allergischen Reaktionen unterschiedlicher Art hervorrufen.

In erster Linie ist bei den berufsbedingten Allergien die Haut betroffen (Kontaktekzeme). Allergien der Atemwege manifestieren sich im wesentlichen in obstruktiven (verengenden) Atemwegserkrankungen und in einer durch organische Stäube verursachten allergischen Alveolitis. Wer eine Allergie ausbildet, ist praktisch nicht vorhersagbar. Es gibt jedoch auch eine genetische Prädisposition (Atopiker) zur Ausbildung einer Vielzahl allergischer Erscheinungsbilder, wie z.B. Asthma, allergische Rhinitis, Urtikaria oder Säuglingsdermatitis. Eine Trennung zwischen der beruflich und außerberuflich erworbenen Sensibilisierung ist nur selten eindeutig möglich. Für die betroffenen Beschäftigten bedeutet eine ausgebildete Allergie jedoch eine massive Befindlichkeitseinschränkung, der in der Regel nur durch völligen Expositionsverzicht begegnet werden kann.

Faktoren, die eine Allergieauslösung begünstigen:
Umgang mit einem bekannten Allergen (Tab. 8.7) und Einwirkung

– bei staubförmigen Allergenen durch:
  Schleifen, Sägen, Bohren,
  Entleeren und Umfüllen ohne technische Stauberfassung,
  Rühren und Mischen in offenen Behältern;
– bei flüssigen Allergenen durch:
  Erzeugung von Aerosolen (Versprühen, Spritzauftrag von Lacken),
  direkter oder indirekter Hautkontakt;

hohe Konzentration,
häufiger und lang andauernder Hautkontakt,
Vorschädigung der Haut durch Chemikalien (z.B. formaldehydhaltige Desinfektionsmittel).

Tabelle 8.7 Allergisierende Substanzen, Beispiele

Allergene	Vorkommen
Chemische Allergene:	
Formaldehyd, Glutaraldehyd	Desinfektions- und Konservierungsmittel
Epoxidharze, Phthalsäureanhydrid, Maleinsäureanhydrid, Isocyanate	chemische Industrie (Maler, Lackierer, Chemiearbeiter)
Nickel, Kobalt, Platin, Chrom, Vanadium	metallverarbeitende Industrie, Legierungen (Modeschmuck)
Arzneimittelstäube und -aerosole, Antibiotika, Chemotherapeutika	pharmazeutische Industrie, Ärzte, Zahnärzte, Pflegepersonal
Pflanzliche Allergene:	
Baumwolle, Getreidestaub	Landwirtschaft, Textilindustrie
Holzstäube	Holzbe- und -verarbeitung
Pilzsporen	ubiquitär vorhanden
Bakterielle, pflanzliche und tierische Enzyme	Waschmittelindustrie und Lebensmittelindustrie
Tierische Allergene:	
Hausstaub- und Mehlmilbe	ubiquitär vorhanden
Tierhaare von Katzen, Pferden, Hunden, Schafen u.a.	Landwirtschaft, biologische Laboratorien, Schlachthof, Abdeckerei
Insekten	ubiquitär vorhanden

8.8 Arbeitshygiene und Schwangerschaft

Die Anwendung von MAK-Werten zum Schutz des ungeborenen Lebens ist nicht möglich, da diese Werte ihrer Definition nach nur für gesunde, erwachsene Personen im arbeitsfähigen Alter aufgestellt und begründet wurden. Um dem Schutzbedürfnis werdender Mütter gerecht zu werden, bedarf es sehr viel weitergehender Schutzvorschriften.

Die Auswirkung von stofflichen Einflüssen in der embryonalen und fetalen Entwicklungsphase wurde mit der Thalidomidschädigung („Contergan-Kinder") von Organen und Extremitäten der Öffentlichkeit schlagartig bewußt. Der Zeitpunkt eines stofflichen Einflusses in der Schwangerschaft ist für die Auslösung einer Schädigung von großer Bedeutung. Heute weiß man, daß die thalidomidbedingten Mißbildungen zum Zeitpunkt der Gliedmaßenentwicklung in der 26.–28. Schwangerschaftswoche ausgelöst wurden. Hingegen haben andere Teratogene, d.h. Mißbildungen auslösende Stoffe, ihr Schädigungsmaximum zu einem früheren Zeitpunkt der Schwangerschaft (Rötelnvirusinfektion).

Gerade in den frühen Phasen der Schwangerschaft ist die Empfindlichkeit der Leibesfrucht besonders groß. Eine rechtzeitige Mitteilung an den Arbeitgeber über eine bestehende Schwangerschaft ist daher sehr wichtig.

In der Zeit der Schwangerschaft ist die besonders sorgfältige Beachtung aller Maßnahmen zum Arbeitsschutz und zur Arbeitshygiene wichtig. Das Nutzen der zur Verfügung gestellten persönlichen Schutzausrüstungen muß unter streng präventiven Gesichtspunkten erfolgen:

Persönliche Schutzausrüstungen sind:

– Atemschutzgeräte (Atemschutzmasken und Atemschutzfilter),
– Schutzhandschuhe,
– Schutzkleidung,
– Schutzbrille bzw. Gesichtsschutz.

Da die Wissensbasis im Einzelfall jedoch noch nicht gesichert ist, muß dem Präventionsgedanken Vorrang eingeräumt werden. Auch aus diesem Grunde wird vor einer Einnahme von Medikamenten während der Schwangerschaft ausdrücklich in den beigefügten Gebrauchsinformationen gewarnt.

Neben den berufsbedingten Einflüssen sind Schädigungen möglich durch:

– Suchtmittel (Alkohol- und Drogenmißbrauch),
– Strahlung,
– Rötelnerstinfektion während der Schwangerschaft.

Klassifizierung fruchtschädigender Arbeitsstoffe (Teratogene)

Der Begriff der Fruchtschädigung wird in der Bewertung der Arbeitsstoffe für jede stoffliche Wirkung benutzt, die eine gegenüber der physiologischen Norm veränderte Entwicklung des Organismus hervorruft.

Es werden 4 Risikogruppen definiert, die zu einer entsprechenden
Kennzeichnung in der MAK-Liste führen:

Gruppe A: Ein Risiko der Fruchtschädigung ist sicher nachgewiesen.
Bei einer Exposition Schwangerer kann auch bei Einhaltung des MAK-Wertes und des BAT-Wertes eine Schädigung der Leibesfrucht auftreten.
Beispiel: Methylquecksilber.

Gruppe B: Nach dem vorliegenden Informationsmaterial muß ein Ri-
siko der Fruchtschädigung als wahrscheinlich unterstellt
werden. Bei der Exposition Schwangerer kann eine solche
Schädigung auch bei Einhaltung des MAK-Wertes und des
BAT-Wertes nicht ausgeschlossen werden.
Beispiele: Blei,
Schwefelkohlenstoff,
Kohlenmonoxid,
Trichlormethan.

Gruppe C: Ein Risiko der Fruchtschädigung braucht bei Einhaltung
des MAK-Wertes und des BAT-Wertes nicht befürchtet zu
werden.
Beispiele: Chlor,
Salzsäure,
Styrol,
Perchlorethylen,
1,1,1-Trichlorethan.

Gruppe D: Eine Einstufung in die Gruppen A–C ist noch nicht möglich, weil die vorliegenden Daten für eine definitive Bewertung nicht ausreichen.

Die jeweils aktuell gültigen Einstufungen in eine der 4 Gruppen sind
den jährlichen Veröffentlichungen der Senatskommission zur Prüfung
gesundheitsschädlicher Arbeitsstoffe der Deutschen Forschungsgemeinschaft zu entnehmen.

8.8.1 Erbgutverändernde Stoffe (Mutagene)

Als erbgutverändernd werden Stoffe bezeichnet, die in der Lage sind,
die männlichen und weiblichen Keimzellen zu schädigen. Der kausale

Nachweis einer stoffbedingten Keimzellenschädigung durch die Manifestierung in der Nachkommenschaft gelingt selten, da Mutationsergebnisse durch andere, auch erblich bedingte Ursachen überdeckt werden können.

Klassifizierung erbgutverändernder Stoffe

Gruppe 1:   Stoffe, für die beim Menschen eine erbgutverändernde Wirkung nachgewiesen wurde.
Eine Zuordnung von Stoffen in diese Gruppe ist z.Z. noch nicht erfolgt.

Gruppe 2:   Stoffe, für die im Tierversuch mit Säugern eine erbgutverändernde Wirkung nachgewiesen wurde.
Beispiel: N-Methyl-bis-(2-chlorethyl)amin,
Trimethylphosphat.

Gruppe 3:   Stoffe, für die eine Schädigung des genetischen Materials der Keimzellen beim Menschen oder im Tierversuch nachgewiesen wurde.
Eine Zuordnung von Stoffen in diese Gruppe ist z.Z. noch nicht erfolgt.

8.9 Gefahrstoffe im medizinisch-technischen Bereich

Im medizinisch-technischen Bereich gibt es eine Vielzahl von Gefahrstoffen, die aufgrund ihrer spezifischen Wirkung nur z.T. substituierbar sind. Hierzu zählen beispielsweise auch viele Desinfektionsmittel. Sie wirken auf unterschiedliche Weise inaktivierend oder abtötend auf Mikroorganismen. Bedingt durch die jeweiligen Wirkungsmechanismen sind auch Nebenwirkungen möglich. Deshalb sollte der Einsatz von Desinfektionsmitteln grundsätzlich nur nach eindeutiger Indikation erfolgen, bei der Wirkung und Nebenwirkung abgewogen wird.

Neben den direkten Gefahren wie der Toxizität und dem allergenen Potential sind auch indirekte Gefahren wie die Entzündlichkeit, Explosionsfähigkeit und die Brennbarkeit zu berücksichtigen.

Im medizinisch-technischen Bereich stellen die Gefahren beim Umgang mit Arzneimitteln (z.B. Zytostatika) ein zusätzliches Gefährdungspotential dar. Auch hier gilt es, eine gewünschte Wirkung für den Patienten nicht zu einer ungewollten Nebenwirkung für die Beschäftigten werden zu lassen.

8.9.1 Zytostatika

Die zur Tumortherapie eingesetzten chemischen Substanzen besitzen eine entwicklungshemmende Eigenschaft auf die Zellteilung entarteter *und* normaler Zellen. Neben der therapeutisch angestrebten Wirkung muß mit erbgutverändernden (mutagenen), fruchtschädigenden (teratogenen) und krebserzeugenden (kanzerogenen) Nebenwirkungen gerechnet werden. Insbesondere das im Gesundheitsdienst beschäftigte Personal, das im stationären und ambulanten Bereich Patienten während der Chemotherapie pflegt, untersucht und behandelt, ist diesen Gefahrstoffen chronisch exponiert. Aus der Sicht der Gesamtproblematik lassen sich in Analogie zur Einstufung krebserzeugender Stoffe untere Schwellenkonzentrationen, unterhalb derer eine Gefährdung sicher auszuschließen ist, nicht angeben. Das Gefährdungspotential steigt jedoch mit einer Dosiserhöhung.

Zur Gefahrenabwehr ist es daher zwingend erforderlich, die Beschäftigten vor dem Umgang mit Zytostatika über mögliche Gefährdungen aufzuklären. Es sind verbindliche Anweisungen zu Schutzmaßnahmen, zum Umgang und zur Entsorgung von kontaminiertem Material, Geräten und Zytostatikaresten zu erlassen.

Die Verpflichtung zum Erstellen einer Betriebsanweisung ist sowohl in der Unfallverhütungsvorschrift VBG 1 (Allgemeine Vorschriften) als auch in der Gefahrstoffverordnung § 20 (Betriebsanweisung) verbindlich vorgeschrieben. Die inhaltliche Gestaltung einer Betriebsanweisung zum Umgang mit Gefahrstoffen wird in der TRGS 555 näher erläutert.

Hinweise zum sicheren Arbeiten mit Zytostatika

1. Es sollten möglichst gebrauchsfertige Zubereitungen eingesetzt werden.
2. Die Zubereitung von Zytostatika soll möglichst in Abzügen erfolgen, die Personenschutz gewährleisten.
   Sicherheitswerkbänke der Klasse II nach DIN 12 950 sind geeignet.
   Die Arbeitsfläche ist mit einer saugfähigen Unterlage abzudecken.
3. Beschränkt sich der Umgang mit Zytostatika auf Einzelfälle (Herrichten von Spritzen oder Infusionen), so ist ein ungestörter Arbeitsplatz auf einer flüssigkeitsdichten, mit einer saugfähigen Unterlage abgedeckten Arbeitsfläche ausreichend.
4. Substanzen möglichst in einem geschlossenen System handhaben.
5. Bei der Handhabung von Zytostatika in Ampullen ist darauf zu achten, daß keine Aerosole entstehen. Beim Aufbrechen der Ampullenspitze sind Schutzhandschuhe zu tragen. Zur Vermeidung von Hautverletzungen ist die Ampullenspitze unter Verwendung eines Zellstofftupfers abzubrechen.

6. Luft aus aufgezogenen Spritzen langsam ohne Bildung von Spritzern herausdrücken.
7. Kontaminierte Haut- und Arbeitsoberflächen sofort sorgfältig mit Wasser reinigen.
8. Zytostatikaabfälle sind eindeutig zu kennzeichnen. Einwegspritzen, Infusionssets und Glasbruch ist in durchstichsicheren Behältnissen zu entsorgen. Medikamentenreste sind als Sonderabfälle zu entsorgen.

Persönliche Schutzausrüstung beim Umgang mit Zytostatika:

- flüssigkeitsdichte Einweghandschuhe, auch beim Umgang mit zytostatikahaltigen Körperausscheidungen, Latex-Handschuhe sind besser geeignet als PVC-Handschuhe;
- vorne geschlossene Schutzkittel mit langen Ärmeln und eng anliegenden Bündchen,
- Schutzbrille mit Seitenschutz,
- Atemschutzmaske der Schutzstufe P2. OP-Masken sind ungeeignet.

8.9.2 Inhalationsanästhetika

Viele Inhalationsanästhetika sind Halogenkohlenwasserstoffe mit sehr unterschiedlicher Toxizität (Tab. 8.**8**). Die bekannteste Substanz ist jedoch ein nicht halogenierter Ether (Diethylether). Das Operationspersonal wird durch direkte oder diffuse Quellen während der Anästhesierung belastet. Das Ausmaß der Belastung hängt sowohl vom verwandten Produkt als auch von der eingesetzten Anästhesietechnik ab. Besondere Bedeutung kommt hierbei der Art der Erfassung und Fortleitung des überschüssigen und abgeatmeten Anästhetikums zu.

Bauseitig ist für das Ausmaß der Belastung die Luftwechselzahl des Raumes oder der zusammengehörigen Funktionsräume von Bedeutung. Bei der Auslegung eines Operationsraumes gemäß den lüftungstechnischen Normen nach DIN 1946 beträgt die Luftwechselzahl ca. 20, d.h., die gesamte Raumluft wird ca. 20mal pro Stunde erneuert.

Wird die Inhalationsanästhesie kombiniert mit Lachgas (N_2O) angewandt, so wird von der Bundesanstalt für Arbeitsschutz für diese Beimischung ein Grenzwert von 50 ppm empfohlen. Bei Konzentrationsspitzen sollte ein Maximalwert von 400 ppm nicht überschritten werden. Eine in der MAK-Liste verankerte Festlegung dieses Wertes ist noch nicht erfolgt. Zur genauen Beurteilung der Belastungssituation sind Messungen im Rahmen einer Arbeitsbereichsanalyse nach der TRGS 402 durchzuführen.

Tabelle 8.8 Inhalationsanästhetika, Grenzwerte 1990

Stoff	Formel	MAK-Wert	
		ppm	mg/m³
Diethylether	CH_3-CH_2-O-CH_2-CH_3	400	1200
Bromchlormethan	$BrCH_2Cl$	200	1050
1,2-Dichlor-1,1,2,2-tetra-fluorethan (R114)	F_2ClC-$CClF_2$	1000	7000
Dibromdifluormethan	CBr_2F_2	100	860
Halothan Fluothane	CF_3-CHBrCl	5	40

8.9.3 Lösungsmittel

Lösungsmittel sind weit verbreitete Bestandteile in vielen Produkten des täglichen Gebrauchs. Sie kommen meistens in Form von Gemischen in Lacken, Farben, Klebern, Verdünnern, Reinigern und ähnlichen Produkten vor (Tab. 8.9). Im medizinisch-technischen Bereich treten Lösungsmittel u.a. in der analytischen Chemie und bei präparativen Arbeiten auf. Die Gefahren beim Umgang mit Lösungsmitteln ergeben sich einerseits durch ihre Brennbarkeit bzw. Entzündlichkeit (Lösungsmitteldämpfe sind schwerer als Luft) und ihre stoffabhängigen toxischen Wirkungen. Organische Lösungsmittel zeichnen sich im allgemeinen durch eine gute Fettlöslichkeit aus. Diese Eigenschaft bewirkt eine hohe Speicherfähigkeit in der Leber, der Niere und im Knochenmark.

Lösungsmittel können bei chronischer Exposition zu Leberschädigungen führen. Für die aliphatischen chlorierten Kohlenwasserstoffe nimmt die Lebertoxizität mit folgender Reihenfolge ab:

– Tetrachlormethan   (Tetrachlorkohlenstoff),
– Trichlormethan   (Chloroform),
– Tetrachlorethylen   (Perchlorethylen),
– 1,1,1-Trichlorethan (Methylchloroform).

Einige Lösungsmittel haben neuropathologische Wirkungen (z.B. n-Hexan). Eine weitere Gruppe von Lösungsmitteln ist eindeutig krebserzeugend (Benzol) bzw. steht im Verdacht, krebserzeugend zu sein (Dichlormethan, Chloroform).

Neben diesen unmittelbaren Wirkungen können beim direkten Kontakt durch eine Störung des natürlichen Hautschutzes mittelbar Schäden ausgelöst werden. Berücksichtigt man ferner, daß bei der Patientenpflege durch eine häufige hygienische Händedesinfektion und bei der Instrumentenreinigung ohnehin eine Grundbelastung der

Hautoberfläche gegeben ist, so kommt dem Hautschutz gegenüber einer direkten Lösungsmittelexposition eine besondere Bedeutung zu. Hautpflegemittel zum vor- und nachsorgenden Hautschutz sind sinnvoll. Sie unterstützen die Regeneration des natürlichen Säureschutzmantels der Haut, einen Ersatz für Schutzhandschuhe stellen sie jedoch nicht dar.

Der Geruch eines Lösungsmittels kann eine subjektive Warnwirkung auslösen. Die Geruchsschwellenwerte, d.h. die unteren Konzentrationsbereiche, in denen Substanzen geruchlich wahrnehmbar sind, sind keine physikalisch konstanten Werte. Sie sind abhängig von der individuellen Gewöhnung, der subjektiven Einstellung, und der Überdeckung durch andere geruchsintensive Stoffe. Für viele organische Lösungsmittel liegen die Bereiche der Geruchsschwellenwerte unterhalb der zulässigen MAK-Werte, d.h., sie sind geruchlich gut erkennbar.

Im Gegensatz zu industriellen Fertigungsprozessen mit reproduzierbaren, standardisierten Arbeitsabläufen kommt bei der Überwachung der Lösungsmittelexposition im medizinisch-technischen Bereich der Kontrolle der zulässigen Kurzzeitgrenzwerte eine besondere Bedeutung zu. Da die MAK-Werte als 8-Stunden-Mittelwerte definiert sind, wird in der Regel bei zeitlich begrenzten Arbeiten ein hoher expositionsfreier Zeitanteil in die Mittelwertbildung eingehen. Dies kann zu Fehlinterpretationen in bezug auf die maximal zulässige Einzelkonzentration führen.

Da Lösungsmittel unterschiedlicher Flüchtigkeit häufig in Gemischen auftreten, muß zur Arbeitsbereichsüberwachung ein Verfahren angewandt werden, das alle Einzelbestandteile des Dampfgemisches nebeneinander bestimmen kann. Geeignet ist hierzu eine Probensammlung mit Abscheidung aller Einzelsubstanzen auf einem Adsorptionsmittel mit nachfolgender Auftrennung des Gemisches in einem Gaschromatographen. Für viele organische Lösungsmittel ist hierfür gekörnte Aktivkohle geeignet.

Tabelle 8.**9** Grenzwerte gebräuchlicher Lösungsmittel. Beispiele, 1990

Stoffgruppe	MAK-Wert ppm	mg/m^3	Kurzzeitwert Kategorie	Krebserzeugende Gruppe
Aliphaten:				
Cyclohexan	300	1050	II,1	
Pentan	1000	2950	IV	
n-Hexan	50	180	II,1	
Alkohole:				
Ethanol	1000	1900	IV	
iso-Propanol	400	980	II,1	
Methanol	200	260	II,1	
Aromaten:				
Benzol	–	–	–	III,A1
Toluol	100	380	II,2	
Xylol(e)	100	440	II,1	
Ketone:				
Aceton	1000	2400	IV	
2-Butanon	200	590	II,1	
Methylisobutyl-keton	100	400	II,2	
Ester:				
Ethylacetat	400	1400	I	
Butylacetat	200	950	I	
Chlorkohlen-wasserstoffe:				
Dichlormethan	100	360	II,2	III,B
Perchlorethylen	50	345	II,1	III,B
1,1,1-Trichlorethan	200	1080	II,2	

8.9.4 Formaldehyd

Formaldehyd ist ein vollständig mit Wasser mischbares Gas, das in der Regel als 37- bis 38 %ige wässerige Lösung unter dem Namen Formalin im Handel erhältlich ist. Häufig sind Formaldehyd-Wasser-Lösungen mit geringen Mengen von Methanol stabilisiert, um die besonders nach längerem Lagern auftretende Bildung von sog. Paraformaldehyd zu verhindern. Paraformaldehyd ist als weiße, kristalline Substanz erkennbar, die sich durch Polymerisation aus Formaldehyd gebildet hat. Auch Paraformaldehyd verflüchtigt sich an der Luft, besonders nach Erwärmung, durch die Abgabe von monomerem Formaldehyd.

Formaldehyd hat einen ausgeprägt stechenden Eigengeruch und ist individuell unterschiedlich bereits ab Konzentrationen von etwa 0,1 ppm deutlich erkennbar. Seit Anfang der 80er Jahre ist Formaldehyd nach Versuchen an Ratten mit extrem hohen und lang andauernden Konzentrationen in die Gruppe der Stoffe mit einem begründeten Verdacht auf ein krebserzeugendes Potential aufgenommen worden. Der seit 1987 geltende MAK-Wert von 0,5 ppm wird aber trotz der o.g. Einstufung bis zur weiteren Klärung der vermuteten krebserzeugenden Wirkung beibehalten.

Aufgrund seiner toxischen Wirkung auf Mikroorganismen wird Formaldehyd auch als Konservierungsmittel, als Wirkstoff in Desinfektionsmitteln, zur Konservierung von anatomischen Präparaten und als Wirkstoff in der Formaldehyd-Gas-Sterilisation eingesetzt. Die Verwendung in der Gassterilisation wird zukünftig ähnlich einschränkenden Bedingungen wie beim Einsatz von Ethylenoxid unterworfen (s. 8.9.5).

Neben der vermuteten Krebserzeugung spielen jedoch auch die Reizungen der Augen und der oberen Atemwege, die in etwa im Bereich des MAK-Wertes bereits deutlich erkennbar sind, beispielsweise bei der Verwendung von formaldehydhaltigen Desinfektionsmitteln eine bedeutende Rolle. Ferner steht eindeutig fest, daß Formaldehyd (-Lösungen) sensibilisierend wirken und damit bei empfindlichen Personen, die mit Formaldehyd ohne ausreichenden Hautschutz umgehen, Allergien auslösen können.

Der weitaus größte Teil des hergestellten Formaldehyds gelangt in die Produktion von Kunststoffen, Harnstoffharzen und Schaumkunststoffen. Besonders die Verwendung von Formaldehyd in Harzen für die Produktion von Holzspanplatten zur Möbelherstellung hat in der Vergangenheit häufig Anlaß zu Beschwerden gegeben. Reste des noch nicht im Harz abgebundenen Formaldehyds gelangen dabei, besonders in einem typischen Innenraumklima, über die Schnittkanten der meist beschichteten Spanplatten in die Wohnräume.

8.9.5 Ethylenoxid

Ethylenoxid (EO) ist neben Formaldehyd eine häufig für die Gassterilisation eingesetzte Substanz. Die Sterilisation erfolgt dabei in einer gasdichten Kammer, in die nach hermetischer Verriegelung das Ethylenoxid aus einer Druckgaspackung hineingegeben wird. Ethylenoxid ist ein krebserzeugendes Gas, das zudem in der Vermischung mit Luft explosive Gemische bildet.

Für Ethylenoxid gilt derzeit eine technische Richtkonzentration von 1 ppm, entsprechend 2 mg/m^3. Auf die hautresorptiven Eigenschaften wird durch die Kennzeichnung mit einem „H" in der MAK-Liste hingewiesen. Gasförmiges Ethylenoxid ist schwerer als Luft und besitzt einen sehr geringen Eigengeruch. Der Geruchsschwellenwert liegt bei etwa 700 ppm. Bei einer längeren Exposition tritt eine Gewöhnung an den Geruch ein, eine Warnwirkung besteht daher nicht.

Der Gesetzgeber hat aus den o.g. Gründen den Einsatz von Ethylenoxid zu Begasungszwecken an besondere Voraussetzungen geknüpft. Wer Begasungen durchführen will, hat dafür eine Genehmigung bei der zuständigen Überwachungsbehörde zu beantragen. Die Erlaubnis wird erteilt, wenn ein sog. Befähigungsscheininhaber benannt werden kann, der eine besondere Ausbildung im Umgang mit Ethylenoxid erhalten hat.

Begasungen in Anlagen sind nur zulässig, wenn die Anlagen gasdicht sind, entlüftet werden können und nicht in Räumen aufgestellt werden, die zum ständigen Aufenthalt von Menschen dienen. Der Aufstellungsort von Begasungsanlagen muß über eine ausreichende Be- und Entlüftung verfügen. Darüber hinaus muß eine umweltverträgliche Abluftbehandlung sichergestellt werden.

Besondere Expositionsgefährdungen ergeben sich bei der Herausnahme des sterilisierten Gutes aus der Sterilisationskammer und bei der sich anschließenden Lagerung. Während der Einwirkzeit in der Sterilisationskammer adsorbieren das sterilisierte Material und die Verpackung materialabhängig unterschiedliche Mengen des Wirkstoffes. Die Abgabe des Ethylenoxids vom behandelten Material (Desorption) nach der Sterilisation erfolgt nur sehr langsam. Sie ist von vielen Umgebungsfaktoren abhängig. Eine hohe Umgebungstemperatur beschleunigt die Desorption.

Möglichkeiten zur gefahrlosen Desorption:
1. Aufbewahrung in einer Desorptionskammer bei 50–60 °C unter ständiger Frischluftspülung,
2. Lagerung bei Raumtemperatur in einem belüfteten, nicht zum Aufenthalt von Personen dienenden Raum über einen Zeitraum von ca. 14 Tagen. Der Raum muß mindestens über einen 8fachen Luftwechsel pro Stunde verfügen.

Die genaue Lagerdauer ist in Zweifelsfällen für beide Desorptionsmöglichkeiten über eine Bestimmung der Ethylenoxidrestmengen im Sterilisationsgut zu ermitteln.

Das durch die Materialien aufgenommene Ethylenoxid bedeutet auch für die Patienten, an denen das sterilisierte Gut verwandt wird, eine Gefahr, wenn es ohne eine angemessene Desorptionszeit mit Schleimhäuten und Körperflüssigkeiten in Kontakt kommt. Zur Überprüfung einer möglichen Ethylenoxidbelastung eignen sich direktanzeigende Prüfröhrchen.

8.10 Berufskrankheit Infektion

In der Bundesrepublik Deutschland werden pro Jahr ca. 20 000 Infektionen durch das Hepatitisvirus gemeldet. Etwa 40 % entfallen davon auf Infektionen durch das Hepatitis-B-Virus. Andererseits ist die Gefahr einer Infektion durch HIV (human immunodeficiency virus) bei ärztlichen, pflegerischen oder medizinisch-technischen Tätigkeiten gegenüber der Gefahr einer Hepatitis-B-Infektion nach heutigem Wissensstand nahezu vernachlässigbar, obwohl die Übertragungswege des HIV dem des Hepatitis-B-Virus ähnlich sind. Für den Ausbruch der Infektion sind jedoch nach allen vorliegenden Erkenntnissen auch „Kofaktoren" (z.B. Mehrfachinfektionen oder das gleichzeitige Auftreten anderer Mikroorganismen) erforderlich.

Von der durch die Berufsgenossenschaft für Gesundheitsdienst und Wohlfahrtspflege im Jahre 1988 erstmals entschädigten Anzahl der berufsbedingten Infektionskrankheiten betragen die Hepatitisinfektionen ca. 25 %. Über beruflich erworbene HIV-Infektionen wurde international zwar vereinzelt berichtet, vergleichbare Fälle in der Bundesrepublik Deutschland sind bisher jedoch nicht bekannt geworden.

Als Infektionsquellen kommen vor allem infizierte Personen und deren Ausscheidungen in Frage. Als potentiell infektiös müssen daher angesehen werden:

– Blut (Serum, Plasma),
– Blutprodukte, Wundsekret,
– Sperma,
– Zervikal- und Vaginalsekret,
– Speichel, Tränen, Muttermilch,
– Stuhl, Urin.

Eine Infektion bei Sozialkontakten ist nach heutigem Wissensstand nicht wahrscheinlich. Eine Ansteckungsgefahr gegenüber HIV besteht im wesentlichen bei Sexualkontakten, parenteral sowie prä- und perinatal. Für die im Gesundheitsdienst Beschäftigten steht der Schutz gegenüber der Aufnahme erregerhaltigen Materials in den Blutkreislauf über die verletzte Haut oder Schleimhaut, auch über Mikroläsionen, im Vordergrund.

Alle hygienisch-präventiven Maßnahmen, die zum Schutz vor einer Infektion durch das Hepatitisvirus getroffen werden, sind gleichermaßen zum Schutz gegenüber einer HIV-Infektion geeignet.

Maßnahmen zum Schutz vor einer Infektion

1. Flüssigkeitsdichte Einweghandschuhe bei allen Tätigkeiten verwenden, bei denen die Gefahr eines direkten Kontaktes mit infektiösem Material möglich ist (Blutentnahmen, Injektionen, Wundversorgung, invasive, diagnostische und therapeutische Maßnahmen),
2. Verwendung von geschlossenen Blutentnahmesystemen,
3. Verwendung von Einmalartikeln, soweit es möglich ist,
4. Vorbeugung gegen alle Schnitt-, Stich- und Schneidverletzungen. Die Kanülen sollten nach Gebrauch nicht in die Schutzkappen

zurückgeschoben werden (häufigste Ursache von Stichverletzungen). Die Entsorgung von Kanülen und Spritzen hat unmittelbar nach Gebrauch in stich- und transportfesten, flüssigkeitsdichten und geschlossenen Behältnissen zu erfolgen.

5. Verwendung von persönlichen Schutzausrüstungen bei allen Tätigkeiten, bei denen sich Aerosole bilden können,
6. Verwendung mechanischer Pipettierhilfen und Dosiergeräte,
7. Kennzeichnung potentiell infektiösen Materials,
8. Verwendung von Desinfektionsmitteln, die zur Inaktivierung von Viren geeignet sind. Für die Haut- und Händedesinfektion sind zur Inaktivierung von HIV Präparate mit 70–85 % Alkohol ausreichend wirksam.

Zur Sicherung berechtigter Ansprüche bei einer beruflich erworbenen Infektion ist es notwendig, alle zur Tatbestandsklärung dienenden Informationen verfügbar zu machen. Bei Verdacht einer Infektion sollte daher umgehend der betriebsärztliche Dienst eingeschaltet werden. Eine serologische Überprüfung zum Nachweis einer erfolgten Infektion ist zu veranlassen. Zur Bestätigung eines kausalen Zusammenhanges zwischen einer vermuteten und einer tatsächlich stattgefundenen Infektion sollte direkt nach der Kontamination ein HIV-Antikörper-Nachweis durchgeführt werden. Ist der Nachweis negativ, so hat zum Zeitpunkt der vermuteten Kontamination keine Infektion bestanden. Ein Antikörpernachweis ist derzeit erst 4–6 Wochen nach Erregerkontakt möglich.

Seit 1982 stehen in der Bundesrepublik Deutschland Impfstoffe für eine aktive Schutzimpfung gegen Hepatitis B zur Verfügung. Alle Beschäftigten, die bei ihrer beruflichen Tätigkeit mit potentiell infektionsgefährdendem Material umgehen, sollten von der Schutzimpfung Gebrauch machen. Darüber hinaus ist auch für Beschäftigte aus Bereichen mit besonderem Infektionsrisiko eine Schutzimpfung zu empfehlen:

– Dialysestationen,
– medizinische Laboratorien,
– Infektionsabteilungen,
– OP-Einrichtungen,
– Intensivstationen.

Eine Schutzimpfung gegen HIV-Infektionen ist auf absehbare Zeit nicht möglich.

8.10.1 Arbeitshygiene in der Biotechnologie

Die zunehmende Anwendung bio- und gentechnischer Verfahren in der Industrie und im Forschungsbereich verlangt besondere arbeitshygienische Schutzvorkehrungen für die Mitarbeiter. Viele bis heute bereits eingeführte biotechnische Verfahren sind aufgrund langjähriger Erfahrungen bei der Einhaltung bekannter Regeln der Hygiene ohne Sicherheitsprobleme für die Beschäftigten und die Umwelt durchführbar. Viele Produktionsabläufe in der Lebensmittelindustrie bedienen sich biologischer Verfahren, so die Herstellung von Käse, Bier, Wein und Joghurt. Auch in der 3. Reinigungsstufe der Abwasserbehandlung und Abfallbehandlung (Kompostierung) werden biologische Verfahren mit Erfolg angewandt.

Gentechnische Verfahren hingegen dienen der Erzeugung von Organismen, deren genetisches Material in einer Weise verändert worden ist, wie es unter natürlichen Bedingungen durch Kreuzen oder natürliche Rekombination nicht vorkommt.

Das 1990 verabschiedete Gentechnik-Gesetz sieht die Einsetzung einer zentralen Kommission für die biologische Sicherheit *(ZKBS)* beim Bundesgesundheitsamt vor, die sicherheitsrelevante Fragen nach den Vorschriften des Gentechnik-Gesetzes prüft und bewertet. Danach sind gentechnische Arbeiten in eine von 4 möglichen Sicherheitsstufen zuzuordnen. Dies geschieht durch die Bewertung des Risikopotentials der eingesetzten Spender- und Empfängerorganismen, des biologischen Trägers der Nucleinsäuresegmente, die in eine neue Zelle eingeführt werden sollen (Vektoren), und des genetisch veränderten Organismus. Bei der Festlegung der Sicherheitsstufen werden die Auswirkungen auf die Beschäftigten, die Bevölkerung, die Natur und die sonstige Umwelt beachtet.

Unter Berücksichtigung der Gefährdungsklassen der eingesetzten Mikroorganismen werden Laborsicherheitsstufen L1 bis L4 mit unterschiedlichen baulich-technischen Anforderungen gebildet (Tab. 8.**10**).

Zukünftig wird sich auch der Personenkreis, der mit potentiell gefährlichen Mikroorganismen umgehen wird, erheblich vergrößern. Eine umfassende Ausbildung, die genaue Kenntnis möglicher Gefährdungen und die Beherrschung mikrobiologischer Sicherheitstechniken gewinnt neben der Schaffung apparativer Sicherheitsmaßnahmen große präventive Bedeutung.

Darüber hinaus gilt seit dem 1.1. 1988 zusätzlich eine Unfallverhütungsvorschrift zu Fragen der Biotechnologie. Auch in dieser Regelungsvorschrift ist eine Anzeigepflicht bei der zuständigen Berufsgenossenschaft mit einer ausführlichen Tätigkeitsbeschreibung beim Umgang mit biologischen Agenzien verankert.

Tabelle 8.10 Hygienisch-technische Maßnahmen in Laborsicherheits-
bereichen

Beschreibung	Laborsicherheitsstufe			
	L1	L2	L3	L4
Räumliche Abgrenzung	fallweise	ja	ja	möglichst gesondertes Gebäude
Belüftung so, daß Außenluftkontamination vermieden wird	keine besonderen Maßnahmen	keine besonderen Maßnahmen	fallweise	Hochleistungsschwebstofffilter
Unterdruck in Räumen	–	–	>30 Pa	30–50 Pa gestuft
Zu- und Abluft über Filter	–	–	ja	doppeltes System
Zugangsregelungen	–	Erlaubnis erforderlich	beschränkt über Schleuse	nur Beschäftigte über Schleuse
Vorrichtungen zur Personenreinigung und Dekontamination	Waschbecken erreichbar	Waschbecken in Labor und Desinfektion	Schleuse, Dusche, Waschbecken und Desinfektion	Schleuse, Dusche, Waschbecken, Desinfektion in jedem Raum
Duschen vor Verlassen	–	–	fallweise	ja
Wasser sammeln, inaktivieren	–	–	fallweise	ja
Schutzkleidung	fallweise	Laborkittel	ja, Wechsel	Vollschutzanzug
Sicherheitswerkbank	fallweise	Klasse I oder II	Klasse II oder Klasse III	Klasse III
Entsorgung der Biomasse	fallweise	Inaktivierung	Inaktivierung im Labor	Inaktivierung mit Wirkungsnachweis
Aerosolbildung	–	Abzug mit Filter	Abzug mit Filter	Haube mit Hochleistungsschwebstofffilter
Notstromversorgung	–	–	ja	ja

Sowohl die ZKBS wie auch die UVV Biotechnologie gehen bei der
Festlegung von Labor- und Produktionssicherheitsmaßnahmen von
der Zuordnung der Mikroorganismen in 4 Risikogruppen aus:

Risikogruppe I: fehlendes oder geringes Risiko für die Beschäftigten,
die Bevölkerung und Haustiere,

Risikogruppe II: mäßiges Risiko für die Beschäftigten, geringes Risiko für die Bevölkerung und Haustiere,

Risikogruppe III: hohes Risiko für die Beschäftigten, geringes Risiko
für die Bevölkerung, nicht heimische Erreger für
Haustiere mit unbekanntem Risiko in Mitteleuropa,

Risikogruppe IV: hohes Risiko für die Beschäftigten, hohes oder unbekanntes Risiko für die Bevölkerung und Haustiere.

Die jeweiligen Gruppenzuordnungen (Tab. 8.11) haben folgende Faktoren berücksichtigt:

– natürliche Virulenz und/oder Pathogenität,
– Art der möglichen Übertragung (Aerosol, Kontakt),
– epidemiologische Situation (Vorkommen und Verbreitung),
– Überlebensfähigkeit,
– Verfügbarkeit von Impfstoffen und/oder Therapeutika.

Tabelle 8.11   Zuordnung von Bakterien zu Risikogruppen (Beispiele)

Risikogruppe I	Risikogruppe II	Risikogruppe III
Bacillus cereus	Bacillus anthracis	Bartonellaceae
Bacillus subtilis	Clostridium perfringens	Pseudomonas mallei
Escherichia coli K12	Clostridium botulinum	Yersinia pestis
Lactobacillus bulgaricus	Clostridium tetani	
	Legionella	
	Pseudomonas aeruginosa	
	Salmonella	
	Staphylococcus aureus	
	Vibrio cholerae	
	Yersinia enterocolitica	

Für biologische Agenzien, die nicht in einer der Zuordnungslisten aufgeführt sind, ist eine Einstufung unter Berücksichtigung der o.g. Faktoren durchzuführen.

8.10.2 Sicherheitswerkbänke

Eine Sicherheitswerkbank, häufig auch als Laminar-Flow-Box bezeichnet, ist ein teilweise umschlossener Arbeitstisch, der den Experimentator und die Arbeitsumgebung vor freigesetzten Schwebstoffen schützt. Bestimmte Konstruktionen von Sicherheitswerkbänken sind aber auch gut geeignet, das Experimentiergut vor Einflüssen von außen zu schützen, z.B. bei mikrobiologischen Arbeiten ohne Kontamination der Präparate. Sicherheitswerkbänke werden in 3 Klassen eingeteilt, alle haben innerhalb des Arbeitsbereiches eine geregelte Luftführung in Verbindung mit einem leistungsfähigen Filtersystem.

Sicherheitswerkbank der Klasse I:
Sicherheitswerkbänke der Klasse I haben eine vorgegebene Arbeitsöffnung, durch die ständig Luft aus dem Laboratorium angesaugt wird. Durch die Art der Luftführung soll sichergestellt werden, daß Mikroorganismen nicht aus dem Bereich der Werkbank nach außen dringen. Die Abluft wird über ein Hochleistungsschwebstoffilter nach außen abgeführt.

Sicherheitswerkbank der Klasse II:
Sicherheitswerkbänke der Klasse 2 werden in vertikaler Richtung mit steril gefilterter Luft von oben nach unten durchströmt. An der Tischvorderkante wird durch Schlitze in der Arbeitsfläche ein Teil der Raumluft (ca. 25 %) angesaugt, so daß sich ein Luftvorhang zwischen Werkbank und Arbeitsraum ausbildet. Durch die Sterilfiltration der in die Werkbank zugeführten Luft und den Luftvorhang wird sowohl ein Produktschutz wie auch ein Mitarbeiterschutz erreicht.

Sicherheitswerkbank der Klasse III:
Sicherheitswerkbänke der Klasse III sind geschlossene Arbeitsboxen, in denen nur über integrierte, luftdichte Handschuhe gearbeitet werden kann. Die Zu- und Abluft dieser Werkbänke wird über ein Hochleistungsschwebstofffilter geführt.

8.11　Berufskrankheit Lärm

Was ist Schall?

Bei der Erzeugung von Luftschall bewegt sich ein schwingender Körper in der Luftatmosphäre und führt gegenüber dem atmosphärischen Ruhedruck periodische Druckschwankungen aus, die sich als Schallwellen in der Atmosphäre ausbreiten und wahrgenommen werden können.

Wenn die Druckänderungen in ihrem Verlauf der Form einer Sinuskurve folgen, entsteht ein reiner Ton. Die Anzahl der Schwingungen pro Sekunde wird als Frequenz bezeichnet und in der Einheit Hz (Hertz) angegeben. Eine niedrige Frequenz wird als tiefer Ton empfunden, eine hohe Frequenz als hoher Ton.

Die Übertragung von Schall ist aber auch über feste und flüssige Materialien möglich. Die Übertragung von Schall durch feste Körper wie Fußböden, Wände und Decken bezeichnet man als Körperschall. Die Übertragung von Körperschall, der an anderer Stelle wieder zum Luftschall werden kann, wie auch die Reflexion der Schallwellen an festen Oberflächen, versucht man durch bauphysikalische Maßnahmen zu verhindern.

8.11.1　Schallwahrnehmung

Zur Bewertung von Schallereignissen können neben dem Schalldruck auch die Schallintensitäten angegeben werden. Hierunter ist die auf eine Fläche auftretende Schalleistung zu verstehen. Zur Beschreibung des Hörumfanges des menschlichen Ohres können Schallintensitäten im Bereich der Wahrnehmungsgrenze und der Schmerzgrenze angegeben werden, die sich in einer Größenordnung von 12 Zehnerpotenzen unterscheiden. Der Bereich der hörbaren Frequenzen liegt dabei etwa zwischen 16 und 16 000 Hz. Eine Oktave wiederum beschreibt den Bereich einer Frequenzverdoppelung, sie wird als gleichbleibender Tonhöhenschritt empfunden.

Es gibt eine deutliche Altersabhängigkeit, bei der die Wahrnehmbarkeit der unteren Frequenzgrenze herauf- und die der oberen Frequenzgrenze herabgesetzt wird. Bei physikalisch gleicher Schallintensität werden Töne mit tiefer Frequenz subjektiv leiser empfunden als

Töne mittlerer Frequenz (3–4 kHz). Bei hohen Tönen ergibt sich ein ähnlicher Wahrnehmungsverlust, der jedoch nicht so stark ausgeprägt ist.

Schall wirkt nicht nur auf den Gehörsinn, sondern beeinflußt ohne bewußte Wahrnehmung über zentralnervöse Impulse das vegetative Nervensystem. Eine vollständige Unempfindlichkeit gegenüber jeglicher Form von Schall gibt es daher nicht.

Was ist Lärm?

Unter Lärm im Sinne der Unfallverhütungsvorschrift VBG 121 ist der Schall zu verstehen, der das Gehör schädigen oder zu besonderen Unfallgefahren führen kann. Umgangssprachlich wird der Begriff des Lärms auch für störend empfundene Schallereignisse verwandt. Beide Merkmale müssen aber nicht notwendigerweise zusammen auftreten. So ist eine Schädigung durch sehr laute Musik möglich, die von den Zuhörern jedoch als angenehm und stimulierend empfunden wird (Diskotheken). Der tropfende Wasserhahn stellt aber eine deutliche Störung beim Einschlafen dar, ohne eine objektive Schädigung des Ohres hervorzurufen. Als ebenso störend können die Geräusche von Holz- oder Kunststoff-Clogs in langen Krankenhausfluren ohne ausreichende bauliche Schalldämmung oder die Geräusche von Beatmungsgeräten angesehen werden.

Besondere Unfallgefahren durch Lärm entstehen, wenn die Erkennbarkeit von akustisch vermittelten (Warn-)Signalen in einem vorhandenen Umgebungsgeräusch verlorengeht.

Die durch Einwirkung von Lärm am Arbeitsplatz verursachte Lärmschwerhörigkeit ist die am häufigsten anerkannte Berufskrankheit. Verfahren zur Heilung von Lärmschäden gibt es nicht, dem vorbeugenden Lärmschutz kommt daher eine entscheidende Bedeutung zu.

8.11.2 Schallmessung

Um Schallereignisse zwischen dem sehr großen Bereich der Wahrnehmungsgrenze und der Schmerzgrenze beschreiben zu können, hat man ein logarithmisches Maß gewählt, das man als Schallpegel bezeichnet und in der Einheit dB (Dezibel) angibt. Um die frequenzbedingte Minderempfindlichkeit des menschlichen Ohres bei tiefen und sehr hohen Frequenzen zu berücksichtigen, kann eine Bewertung dieser Eigenschaften schon bei der Messung vorgenommen werden. Die auf diese Weise gemessenen Werte werden dann in der Einheit dB(A) angegeben (Tab. 8.**12**).

Die Definition des dB-Wertes bringt es mit sich, daß zwei Pegelwerte nicht einfach arithmetisch addiert oder subtrahiert werden dürfen.

Stehen in einem Raum 2 gleich laute Maschinen, die einen Schallpegel von 80 dB erzeugen, so vermindert sich der Schallpegel lediglich um 3 dB, wenn eine der beiden Maschinen abgeschaltet wird. Erst die Senkung eines Schallpegels um 10 dB wird vom menschlichen Ohr als eine Halbierung der Lautstärke empfunden.

In der Arbeitsumgebung sind die Pegelverläufe nicht einheitlich. So treten beispielsweise bei der Anlieferung von Glasmaterialien in einer Spülküche impulshaltige, hochfrequente Geräusche mit hoher, aber zeitlich begrenzter Intensität auf. Der Pegel, der die gesamte zu beurteilende Geräuscheinwirkung innerhalb eines festgelegten Zeitraums (8-Stunden-Arbeitsschicht) zusammenfassend beschreibt, wird als Beurteilungspegel bezeichnet. Gehörschäden können bereits bei einem Lärm auftreten, dessen Beurteilungspegel den Wert von 85 dB(A) überschreitet.

Tabelle 8.12 Schallpegelbereiche von Geräuschen

Geräuschart	Schallpegel
Leichtes Blätterrauschen, leises Flüstern	30 dB(A)
Ruhige Wohnstraße	40 dB(A)
Unterhaltungssprache	50 dB(A)
Bürogeräusch	60 dB(A)
PKW, 10 m Abstand	70 dB(A)
Straßengeräusch bei starkem Verkehr	80 dB(A)
Lauter Fabriksaal	90 dB(A)
Autohupe in 7 m Abstand	100 dB(A)
Düsenflugzeug	120 dB(A)
Schmerzgrenze	130 dB(A)

8.11.3 Lärmwirkungen

Akute, vegetative Lärmwirkungen bei leichten und mittleren Schallpegeln (< 90 dB) äußern sich extraaureal, individuell unterschiedlich in folgenden Reaktionen:

– Blutdrucksteigerung,
– Senkung des Hautwiderstandes,
– Senkung der Hauttemperatur,
– Erhöhung des Atemminutenvolumens,
– Erhöhung der Atemfrequenz,
– Verringerung der Magensaftproduktion,

– Verringerung der Speichelsekretion,
– Verringerung der Magenperistaltik.

Die Zunahme dieser Reaktionen tritt auf bei:

– lauten Geräuschen,
– unregelmäßigen Pegeln,
– hochfrequenten Geräuschen,
– impulshaltigen Geräuschen,
– Geräuschen mit negativem Informationsgehalt,
– nicht beeinflußbaren Geräuschen.

Eine Hörschädigung kann mit einer Hörschwellenverschiebung beginnen. Durch die Heraufsetzung der unteren Wahrnehmbarkeitsgrenze wird erkennbar, daß das Ohr unempfindlicher geworden ist. Von einer zeitweiligen Hörschwellenverschiebung spricht man, wenn sich eine Hörschwellenverschiebung nach einer ausreichenden Erholungsphase wieder zurückbilden kann. Reicht die Zeit zwischen 2 Arbeitsschichten nicht aus, so beginnt sich eine permanente Hörschwellenverschiebung auszubilden. Der größte Hörverlust tritt zuerst im Bereich der hohen Töne ab ca. 4000 Hz ein. Man spricht hierbei von einer sog. Hochtonsenke, die in einen Hochtonabfall übergehen kann, wenn zunehmend höhere Frequenzen schlechter wahrgenommen werden können.

Die Aufgaben der arbeitsmedizinischen Vorsorge bestehen darin, durch die Audiometrie (Messung des Hörvermögens) Abweichungen des Hörvermögens von der physiologischen Norm festzustellen. Eine Hochtonsenke als Zeichen eines beginnenden Lärmschadens kann so durch die Audiometrie frühzeitig erkannt werden.

Lärmminderungsmaßnahmen

Der gewerbliche Lärmschutz unterscheidet zwischen primären und sekundären Schallschutzmaßnahmen. Unter den primären Schallschutzmaßnahmen werden alle der Lärmverhinderung dienenden Einzelmaßnahmen zusammengefaßt. Hierzu sind zu zählen:

– Anwendung lärmarmer Maschinen und Techniken,
– Lärmminderung an der Schallquelle durch konstruktive Maßnahmen.

Sekundäre Schallschutzmaßnahmen dienen zum Schutz vor der Lärmeinwirkung. Hierzu zählen:

– Lärmminderung auf den Übertragungswegen (Schalldämmung, Kapselung, Abschirmung, schallschluckende Raumauskleidungen),
– räumliche und zeitliche Verlegung lärmintensiver Arbeiten,
– Lärmminderung am Empfangsort (Kabinen und Boxen).

Persönlicher Schallschutz

Wird am Arbeitsplatz ein Beurteilungspegel von 85 dB(A) überschritten, so hat der Arbeitgeber persönliche Schallschutzmittel zur Verfügung zu stellen. Persönliche Schallschutzmittel sind:

- Gehörschutzstöpsel aus Watte oder Kunststoff, die im Gehörgang getragen werden,
- Gehörschutzkapseln, die über das Ohr gesetzt werden,
- Schallschutzhelme,
- Schallschutzanzüge.

Ab einem Beurteilungspegel von 90 dB(A) müssen die zur Verfügung gestellten Schallschutzmittel benutzt werden. Die Lärmbereiche sind zu kennzeichnen.

8.12 Persönliche Schutzausrüstungen

Trotz vieler normierender Regelungen im Bereich der Arbeitshygiene mit dem Ziel der Gefährdungsvermeidung sind viele Tätigkeiten ohne persönliche Schutzausrüstungen nicht möglich. Häufig soll nicht nur ein einzelnes Schutzziel erreicht werden. So dienen Schutzschuhe einerseits einer festen Fixierung des Fußes, sie können aber auch zum Schutz des Zehenbereiches mit einer Stahlkappe ausgerüstet sein und zusätzlich aus einem Sohlenmaterial mit einer guten Leitfähigkeit bestehen. Hierdurch werden statische Aufladungen vermieden, die in explosionsgefährdenden Bereichen zu folgenschweren Unfällen führen können.

Auch die Auswahl der Arbeitskleidung hat nach dem angestrebten Schutzzweck zu erfolgen. Als Schutzziel kommt sowohl der Mitarbeiter wie auch der Produktschutz in unterschiedlicher Gewichtung in Frage. So gilt das Hauptaugenmerk bei der Produktion von mikroelektronischen Bauteilen der Vermeidung einer Stauberzeugung durch die Beschäftigten. Selbst die Farbgebung von Schutzkitteln und Abdecktüchern im Operationssaal kann unter einem Sicherheitsaspekt erfolgen. Zur Vermeidung einer Streulichtblendung (Relativblendung) werden vorzugsweise keine weißen Materialien eingesetzt. Schutzkittel bei mikrobiologischen Tätigkeiten dienen gleichermaßen dem Schutz der Beschäftigten wie auch dem Schutz vor einer Produktkontamination. Hitzeschutzarbeitskleidung oder säurefeste Schutzkittel sind andere Beispiele spezifischer Schutzanforderungen.

Zum Schutz vor Infektionen, aber auch zum Schutz vor hautresorptiven chemischen Substanzen ist das Verwenden von Schutzhandschuhen eine zunehmend wichtige Präventionsmaßnahme. In industriell technischen Bereichen ist die Hand der am meisten gefährdete Körperteil, daher ist dort die Minderung des Verletzungsrisikos das Hauptziel. Sind mit Schutzhandschuhen diffizile Tätigkeiten auszuführen, so muß das Handschuhmaterial ein Feingefühl ermöglichen. Die ausgelobte Beständigkeit der verfügbaren Materialien gegenüber Chemikalien sagt in vielen Fällen nichts über die diffusive, molekulare Durchlässigkeit gegenüber Chemikalien aus. Die Feuchtigkeitsschicht in der Handschuhinnenseite führt zu einer leicht gequollenen Hautoberfläche, über die Schadstoffe leicht aufgenommen werden können. Hautschutzcremes („flüssige Handschuhe") stellen keinen Ersatz für Schutzhandschuhe dar, jedoch sind sie gut geeignet für die schnelle Regeneration der belasteten Haut.

Zum Schutz vor verunreinigter Luft sind in Abhängigkeit der qualitativen und quantitativen Zusammensetzung Atemschutzmasken und Atemschutzfilter einzusetzen (Tab. 8.**13**). Man unterscheidet bei den Masken folgende Ausführungen:

Filtrierende Halbmasken

Maskenkörper bestehen aus einem filtrierenden Faservlies. Sie sind in der Regel nur für den einmaligen Gebrauch bestimmt und nicht desinfizierbar. Sie dienen der Filtration von Grobstaub inerter Stäube und Aerosole. Die Leckage ist sehr groß, da die Masken nur wenig eng anliegen. OP-Masken dienen der Filterung der abgeatmeten Luft. Sie sind kein Ersatz für filtrierende Halbmasken.

Halbmasken

Halbmasken umschließen Mund und Nase. Die Dichtungslinie verläuft oberhalb des Nasenrückens, der Wangen und unterhalb des Kinns. Die eingeatmete Luft gelangt über auswechselbare Filter mit einem Gewicht bis zu 300 g in den Atembereich. Bei gut angelegten Halbmasken kann eine Maskenleckage von weniger als 2 % der eingeatmeten Luft erreicht werden.

Filtrierende Vollmasken

Vollmasken umschließen zusätzlich Gesicht und Augen. Die Dichtungslinie verläuft über der Stirn und unterhalb des Kinns. Sie sind mit Gas- und Partikelfiltern mit einem Gewicht von bis zu 600 g auszustatten. Sie bieten auch bei Kopfbewegung eine ausreichende Dichtigkeit. Eine Maskenleckage von weniger als 0,05 % ist erreichbar.

Atemschutzhauben und Atemschutzhelme

Hauben mit und ohne feste Helmschale werden durch eine elektrisch betriebene Pumpe (Akku), die gewöhnlich an einem Gürtel befestigt ist, unter einen leichten Überdruck gesetzt. Der Überdruck entweicht über lose anliegende Dichtmanschetten im Hals- und Gesichtsbereich. Die durch die Pumpe geförderte Luft wird über Partikel- oder Gasfilter angesaugt.

Der wesentliche Unterschied der Gebläsesysteme zu den Halbmasken besteht darin, daß der Maskenträger den Filterwiderstand der eingesetzten Filter nicht selbst durch das Einatmen überwinden muß. Die Belastung durch den zusätzlichen Einatemwiderstand führt bei schweren körperlichen Tätigkeiten mit unangenehmem Schwitzen unter der eng anliegenden Maske oft zu einer fehlenden Tragebereitschaft.

Tabelle 8.**13** Kennzeichnung von Gas- und Partikelfiltertypen nach DIN 3181

Filtertyp	Kennfarbe	Hauptanwendungsbereich
Gasfilter:		
A	braun	organische Gase und Dämpfe, z.B. von Lösungsmitteln
B	grau	anorganische Gase und Dämpfe, z.B. von Chlor, Schwefelwasserstoff oder Blausäure
E	gelb	Schefeldioxid, Chlorwasserstoff
K	grün	Ammoniak
CO	schwarz	Kohlenstoffmonoxid
Hg	rot	Quecksilberdampf
NO	blau	nitrose Gase einschließlich Stickstoffmonoxid
Reaktor	orange	radioaktives Jod, einschließlich radioaktivem Jodmethan
Partikelfilter:		
P1	weiß	Partikeln von inerten Stoffen bis zum 5fachen des MAK-Wertes
P2	weiß	Partikeln von mindergiftigen Stoffen bis zum 10fachen des MAK- und TRK-Wertes
P3	weiß	Partikeln von giftigen und sehr giftigen Stoffen in Verbindung mit Halbmasken bis zum 50fachen des MAK- und TRK-Wertes

8.13 Arbeitsmedizinische Vorsorgeuntersuchungen

Arbeitsmedizinische Vorsorgeuntersuchungen sind nach §§ 28–35 der Gefahrstoffverordnung vorgeschriebene arbeitsmedizinische Erstuntersuchungen vor der Aufnahme einer Beschäftigung, Nachuntersuchungen während der Beschäftigung und nachgehende Untersuchungen nach dem Ausscheiden aus dem Arbeitsleben. Der Arbeitgeber hat Betriebsärzte zur Wahrnehmung der arbeitsmedizinischen Betreuung zu bestellen.

Die Verpflichtung zur Bestellung und die allgemeine Beschreibung von Aufgaben der Betriebsärzte ist im Arbeitssicherheitsgesetz verbindlich festgelegt. Daneben regelt die Unfallverhütungsvorschrift Arbeitsmedizinische Vorsorge (VBG 100) Verfahrensfragen und Untersuchungsfristen. Die berufsgenossenschaftlichen Grundsätze für arbeitsmedizinische Vorsorgeuntersuchungen beschreiben ihrerseits allgemein anerkannte Regeln der Arbeitsmedizin, sie sollen sicherstellen, daß die Untersuchungen nach einheitlichen Regeln durchgeführt werden. Die Erstuntersuchung vor Beginn der Beschäftigung darf nicht länger als 12 Wochen zurückliegen.

Die Verpflichtung zur Durchführung von Nachuntersuchungen ist an die Auslöseschwelle gebunden. Die Auslöseschwelle ist eine Grenze, ab der zusätzliche Maßnahmen zum Schutz der Beschäftigten eingeleitet werden müssen. Im Sinne der Vorsorgeuntersuchungen ist die Auslöseschwelle bei einer nicht sicheren Unterschreitung der Arbeitsplatzgrenzwerte erreicht. Dies ist im Regelfall bei Erreichen von 25 % der MAK- und TRK-Werte zu unterstellen. Für Stoffe mit hautresorptiven Eigenschaften ist die Auslöseschwelle schon dann erreicht, wenn ein Hautkontakt nicht ausgeschlossen werden kann. Die Fristen für Nachuntersuchungen sind stoff- und tätigkeitsbezogen festgelegt.

Berechtigt zur Durchführung der Vorsorgeuntersuchungen sind behördlicherseits ermächtigte Ärzte mit arbeitsmedizinischer Fachausbildung. Der Untersuchungsbefund einer Vorsorgeuntersuchung ist schriftlich festzuhalten, für jeden untersuchten Beschäftigten ist eine Vorsorgekartei zu führen. Bestehen nach einer Nachuntersuchung gesundheitliche Bedenken gegen eine Weiterbeschäftigung in dem gefährdeten Arbeitsbereich und sind alle technisch-organisatorischen Maßnahmen zur Gefahrenabwehr ausgeschöpft, so darf der Arbeitnehmer in dem betreffenden Bereich nicht weiterbeschäftigt werden.

Nachgehende Untersuchungen sind Vorsorgeuntersuchungen nach Ausscheiden aus einer Tätigkeit, bei der die Auslöseschwelle für krebserzeugende Gefahrstoffe überschritten war. Ist der Beschäftigte aus dem Unternehmen ausgeschieden, so veranlaßt die Berufsgenossenschaft die nachgehenden Untersuchungen (*ODIN = O*rganisations*d*ienst für *n*achgehende Untersuchungen).

Die Betriebsärzte sind verpflichtet, vertrauensvoll mit der Personalvertretung (Betriebs- oder Personalrat) und der Fachkraft für Arbeitssicherheit zusammenzuarbeiten. Sie handeln nach dem Arbeitssicherheitsgesetz in Erfüllung ihrer Aufgaben weisungsfrei.

Die Überprüfung von Krankmeldungen und Attesten der niedergelassenen Ärzte sowie die Dauerbehandlungen von Mitarbeitern gehören nicht zu den Aufgaben der Betriebsärzte.

Eine Teilnahme- und Duldungspflicht besteht mit Ausnahme der Untersuchungen nach der Strahlenschutzverordnung nicht, jedoch regeln sich die Rechtsfolgen bei einer Verweigerung der Untersuchungen aus dem Arbeitsrecht. Eine Weiterbeschäftigung an dem untersuchungspflichtigen Arbeitsplatz ist bei fehlender Vorsorgeuntersuchung nicht zulässig. Steht ein Ersatzarbeitsplatz nicht zur Verfügung, kann eine Kündigung des Arbeitsverhältnisses erfolgen.

Die freie Arztwahl ist insofern eingeschränkt, als der mit der Vorsorgeuntersuchung beauftragte Arzt einerseits zu den ermächtigten Ärzten gehören muß (Anerkennung durch die zuständige Überwachungsbehörde) und andererseits mit den speziellen Arbeitsplatzverhältnissen vertraut sein muß. Die ärztliche Schweigepflicht gilt uneingeschränkt.

8.14 Strahlenschutz

H. Hollandt

8.14.1 Grundlagen und Aufgaben des Strahlenschutzes

Physikalische und biologische Grundlagen, Dosisgrößen

In der medizinischen Diagnostik und Therapie sowie in der klinischen Forschung werden verschiedene Arten ionisierender Strahlung angewendet. Wir unterscheiden *Korpuskularstrahlung* und elektromagnetische Wellenstrahlung oder *Photonenstrahlung*. Zu den Korpuskularstrahlen gehören z.B. die Alpha- und Betastrahlen radioaktiver Elemente (Radionuklide), aber auch die Elektronenstrahlen in Röntgenröhren und Beschleunigern. Die Gammastrahlung radioaktiver Nuklide, die konventionelle Röntgenstrahlung und die durch Abbremsung hochenergetischer Elektronen in Beschleunigern erzeugte harte Bremsstrahlung (ultraharte Röntgenstrahlung) sind elektromagnetische Wellen bzw. Photonen hoher Energie.

Die von radioaktiven Nukliden ausgesandten Strahlen entstehen bei dem mit einer Kernumwandlung verbundenen radioaktiven Zerfall der Atomkerne. Die Intensität der Strahlung hängt folglich von der Zahl der pro Zeiteinheit stattfindenden Kernumwandlungen, d.h. der *Akti*-

vität des Strahlers ab. Die Einheit der Aktivität ist das Becquerel (Bq), 1 Bq = 1 Kernumwandlung pro Sekunde. Aufgrund des radioaktiven Zerfalls nimmt die Aktivität mit der Zeit exponentiell ab, wobei die Geschwindigkeit der Abnahme durch die für jedes Radionuklid charakteristische *Halbwertszeit* bestimmt wird.

Die *Energie der Strahlen* wird in Elektronenvolt (eV) gemessen. Alle genannten Strahlen wirken bei ihrer Wechselwirkung mit Materie ionisierend, d.h., sie schlagen (direkt oder indirekt) längs ihres Weges Elektronen aus den Atomen heraus und geben dabei Energie an die bestrahlte Materie ab. Die Art der Wechselwirkung sowie die Energie der Strahlung bestimmen deren Reichweite und Eindringtiefe, was für die Abschirmung im Strahlenschutz von Bedeutung ist (s. 8.14.3).

Die bei der Wechselwirkung auf das Gewebe übertragene Energie ist ein Maß für die biologische Wirkung der Strahlung. Man bezeichnet die pro Kilogramm (kg) Gewebe übertragene Energie, gemessen in Joule (J), als *Energiedosis*. Die Einheit der Energiedosis ist folglich 1 J/kg = 1 Gy (Gray).

Die *biologische Wirkung* der ionisierenden Strahlung beruht darauf, daß bei der primären Ionisation punktuell konzentriert Energie auf die Zelle übertragen wird. Dadurch werden entweder direkt oder indirekt (über die Bildung freier Radikale aus den stets vorhandenen Wassermolekülen) Veränderungen an wichtigen Biomolekülen (Proteine, Enzyme, DNS) verursacht. Als Folge können Veränderungen der genetischen Information, der Verlust der Proliferationsfähigkeit oder andere bedeutsame Funktionsstörungen der Zelle auftreten. Die Zelle besitzt in gewissen Grenzen die Fähigkeit, gesetzte Schäden zu reparieren. Diese sind aber um so weniger reparabel, je dichter die einzelnen Ionisationseffekte räumlich aufeinander folgen. Man muß deshalb bezüglich der biologischen Strahlenwirkung zwischen locker ionisierenden Strahlen (z.B. Röntgenstrahlen, Gammastrahlen, Betastrahlen) und dicht ionisierenden Strahlen (z.B. Alphastrahlen, Protonenstrahlen, Neutronenstrahlen) unterscheiden. Als Maß für die unterschiedliche biologische Wirkung verschiedener Strahlenarten benutzt man im Strahlenschutz einen dimensionslosen Bewertungsfaktor q, mit dem die Energiedosis multipliziert werden muß, um – unabhängig von der Strahlenart – ein Dosismaß für die zu erwartende biologische Wirkung zu erhalten. Man bezeichnet die Größe Energiedosis × Bewertungsfaktor als *Äquivalentdosis* und ihre Einheit 1 J/kg = 1 Sv (Sievert). Der Bewertungsfaktor für Röntgen-, Gamma-, Elektronen- und Betastrahlung ist 1, für Neutronen- 10 und für Alphastrahlung 20. In der Tab. 8.**14** sind die wichtigsten physikalischen und dosimetrischen Größen im Strahlenschutz zusammengestellt.

Die sich makroskopisch manifestierenden Strahlenschäden unterteilt man in stochastische (vom Zufall abhängige) und nichtstochastische Schäden. *Nichtstochastische Schäden* entstehen im Dosisbereich der Größenordnung von 1 Sv (0,25 Sv sind klinisch gerade noch feststellbar). Hier treten infolge der Schädigung *vieler* Körperzellen schon bald nach der Strahlenexposition die ersten Symptome auf (somatische Frühschäden). Die Schwere des Schadens hängt von der Höhe der Dosis ab und kann bei Ganzkörperbestrahlung oberhalb von 4 Sv zum Tode der bestrahlten Person führen. Zu den nichtstochastischen Schäden zählen z.B. das akute Strahlensyndrom, Hautverbrennungen, Linsentrübung, Sterilität.

Tabelle 8.**14** Physikalische und dosimetrische Größen im Strahlenschutz

Größe	Einheit
Aktivität A	Becquerel (Bq) 1 Bq = 1 s^{-1} (1 Zerfall pro Sekunde) alt: Curie (Ci), 1 Ci = 37 × 10^9 Bq
Energie der Strahlung E	Elektronenvolt (eV) 1 eV = 1,602 × 10^{-19} J (Joule)
Energiedosis D	Gray (Gy) 1 Gy = 1 J/kg alt: Rad (rd), 1 rd = 0,01 Gy
Äquivalentdosis H $H = q \times D$ q = Bewertungsfaktor (Anl. VII StrlSchV)	Sievert (Sv) 1 Sv = 1 J/kg alt: Rem (rem), 1 rem = 0,01 Sv
Effektive Äquivalentdosis H_{eff} $H_{eff} = \sum w_i \times H_i$ H_i = Äquivalentdosen, w_i = Wichtungsfaktoren der Organe und Gewebe (Anl. X StrlSchV)	Sievert (Sv) 1 Sv = 1 J/kg

Schon in einem sehr viel niedrigeren Dosisbereich der Größenordnung von einigen Millisievert können durch maligne Transformationen nur sehr *weniger* Zellen sog. *stochastische Schäden* induziert werden. Es handelt sich hier um somatische Spätschäden, die erst nach einer Latenzzeit von Jahrzehnten mit einer gewissen Wahrscheinlichkeit auftreten können (Tumoren, Krebs, Leukämie), oder um genetische Schäden, die die Folgegeneration betreffen. Für stochastische Schäden gibt es vermutlich keine Schwellendosis. Die Höhe der erhaltenen Dosis ist ein Maß für die Wahrscheinlichkeit des Eintritts eines Spätschadens (nicht aber für die Schwere des Schadens).

Aufgabe des Strahlenschutzes

Es ist die *Aufgabe des Strahlenschutzes*, nichtstochastische Schäden zu verhüten und die Wahrscheinlichkeit des Auftretens stochastischer Schäden auf ein möglichst niedriges, vertretbares Maß zu senken. Stochastische Schäden sind beim Menschen nur bei wesentlich höheren Dosen nachgewiesen, als sie die gesetzlich festgelegten Dosisgrenzwerte des Strahlenschutzes erlauben (Atombombenopfer, Strahlenunfälle). Durch Extrapolation der bei hohen Dosen an größeren Kollektiven erhobenen Befunde in niedrigere Dosisbereiche lassen sich Risikofaktoren für stochastische Schäden abschätzen. In der neueren deutschen Strahlenschutzgesetzgebung wird neben der Äquivalentdosis das Konzept der *effektiven Äquivalentdosis* (Effektivdosis) benutzt (Tab. 8.**14**). Es berücksichtigt die Tatsache, daß gleiche Äquivalentdosen in verschiedenen Körperorganen u.U. verschieden hohe stochastische Strahlenrisiken zur Folge haben. Die Effektivdosis errechnet sich als Summe der Äquivalentdosen der exponierten Einzelorgane, jeweils multipliziert mit einem (dimensionslosen) organspezifischen Wichtungsfaktor. Dabei ist der Wichtungsfaktor ein relatives Maß des stochastischen Strahlenrisikos des einzelnen Organs, verglichen mit dem Strahlenrisiko bei homogener Ganzkörperbestrahlung. Dosisgrenzwerte, die in der Röntgen- und Strahlenschutzverordnung als effektive Äquivalentdosen angegeben werden, limitieren also das stochastische Strahlenrisiko beruflich exponierter Personen, und zwar unabhängig davon, ob es sich um eine homogene oder inhomogene Ganzkörperbestrahlung oder um die Teilkörperbestrahlung einzelner Organe handelt.

8.14.2 Rechtliche Bestimmungen des Strahlenschutzes

Rechtliche Grundlagen für alle radiologischen Arbeiten mit ionisierender Strahlung sind die *Röntgenverordnung* (RöV) vom 8. Januar 1987 bzw. die *Strahlenschutzverordnung* (StrlSchV) vom 30. Juni 1989. Die RöV gilt für alle Röntgeneinrichtungen, in denen durch beschleunigte Elektronen Röntgenstrahlen im Energiebereich 5 keV bis 3 MeV erzeugt werden. Auch Störstrahler, bei denen Röntgenstrahlen als Nebeneffekt auftreten, unterliegen ihr. Die Strahlenschutzverordnung gilt u.a. für den radiologischen Umgang, d.h. die Aufbewahrung, Anwendung und Entsorgung von offenen und umschlossenen radioaktiven Stoffen. Darüber hinaus ist sie für den Betrieb von Anlagen zur Erzeugung ionisierender Strahlen (Beschleuniger) und von Störstrahlern mit einer Teilchen- oder Photoenergie von mindestens 5 keV zuständig, wobei beschleunigte Elektronen bis zu 3 MeV ausgenommen sind.

Oberster Grundsatz beider Verordnungen ist das *Minimierungsgebot.* Unabhängig von den im einzelnen für das beruflich tätige Personal festgelegten Dosisgrenzwerten, die nicht überschritten werden dürfen, muß jede unnötige Strahlenexposition von Menschen vermieden, jede nicht vermeidbare so gering wie möglich gehalten werden. Auch jede unnötige Kontamination von Personen, Sachgütern oder der Umwelt mit radioaktiven Stoffen muß vermieden bzw. unter Beachtung des Standes von Wissenschaft und Technik so gering wie möglich gehalten werden (§ 15 RöV, § 28 StrlSchV).

In Ausübung der medizinischen Heilkunde dürfen Röntgenstrahlen auf Menschen nur angewendet werden, wenn dies aus ärztlicher Indikation geboten ist, dabei ist die Strahlenexposition so weit wie möglich einzuschränken (Vorschriften über Dosisgrenzwerte gelten nicht für Patienten, § 25 RöV). Über jede Anwendung von Röntgenstrahlen sind Aufzeichnungen anzufertigen, die zur Ermittlung der Körperdosis (Sammelbegriff für effektive Dosis und Teilkörperdosis) erforderlich sind. Im Röntgennachweisheft des Patienten müssen auf dessen Wunsch entsprechende Eintragungen vorgenommen werden (§ 28 RöV).

Röntgen- und Strahlenschutzverordnung entsprechen in vielen Abschnitten einander. Sie beschreiben die notwendigen Bedingungen für eine *Betriebs- bzw. Umgangsgenehmigung* und geben eine Definition des *Strahlenschutzverantwortlichen* (Genehmigungsinhaber) sowie des von ihm schriftlich bestellten *Strahlenschutzbeauftragten* (mit genau definiertem innerbetrieblichen Entscheidungsbereich). Gemäß beiden Verordnungen sind *beruflich strahlenexponierte Personen* solche, die bei ihrer Berufsausübung im Kalenderjahr eine effektive Dosis von mehr als 5 mSv erhalten können (Vergleich: mittlere natürliche Strahlenbelastung in Deutschland ca. 2 mSv pro Jahr). Beruflich strahlenexponierte Personen müssen von einem ermächtigten Arzt untersucht und als geeignet befunden werden; sie sind in halbjährlichen Abständen durch den Strahlenschutzbeauftragten im Strahlenschutz zu belehren.

Durch beide Verordnungen werden *Strahlenschutzbereiche* definiert, die sich nach Dosisgrenzwerten staffeln. So darf im *allgemeinen Staatsgebiet* die durch angrenzende Anwendung ionisierender Strahlung hervorgerufene effektive Dosis den Wert von 0,30 mSv im Jahr nicht überschreiten. Im angrenzenden *außerbetrieblichen Überwachungsbereich* darf die effektive Jahresdosis höchstens den Wert 5 mSv erreichen. Die obere Dosisgrenze für den *betrieblichen Überwachungsbereich* beträgt 15 mSv pro Jahr. In diesem Bereich dürfen im allgemeinen nur beruflich strahlenexponierte Personen der Kategorie B tätig werden. *Kontrollbereiche* sind solche Bereiche, bei denen Personen bei einem Aufenthalt von 40 Stunden pro Woche und 50 Wochen im Kalenderjahr eine höhere effektive Dosis als 15 mSv erhalten können, wobei ein Höchstwert von 50 mSv pro Jahr nicht überschritten werden darf. In diesem Dosisbereich dürfen nur beruflich strahlenexponierte

Personen der Kategorie A tätig werden. Kontrollbereiche sind abzugrenzen und als solche zu kennzeichnen. *Sperrbereiche* sind Bereiche innerhalb des Kontrollbereichs, in denen die Ortsdosisleistung höher als 3 mSv/h sein kann. Sperrbereiche sind ebenfalls abzugrenzen und als solche zu kennzeichnen; sie dürfen nur in Ausnahmefällen und in Begleitung des Strahlenschutzbeauftragten betreten werden.

Von beiden Verordnungen werden *Grenzwerte der Körperdosen im Kalenderjahr (effektive Dosis und Teilkörperdosen)* festgelegt, die im Zusammenhang mit den Strahlenschutzbereichen schon teilweise genannt wurden. Für beruflich strahlenexponierte Frauen im gebärfähigen Alter sowie für Jugendliche gelten spezielle Dosisgrenzen, Tätigkeitsbeschränkungen oder Verbote. Natürliche sowie ärztlich bedingte Strahlenexpositionen bleiben bei der Ermittlung der Körperdosen außer Betracht. Im Kontrollbereich muß die Körperdosis durch Messung der *Personendosis* mit einem von der nach Landesrecht zuständigen Meßstelle bereitgestellten Dosimeter (Filmdosimeter) jeweils für den Zeitraum von einem Monat ermittelt werden. Die Anzeige des Dosimeters ist als Maß für die effektive Dosis zu werten.

Wegen weiterer Details wird auf die genannten Verordnungen verwiesen. So betreffen z.b. spezielle Paragraphen der RöV die Qualitätssicherung von Röntgeneinrichtungen sowie die Anwendung von Röntgenstrahlen auf den Menschen. Die Strahlenschutzverordnung definiert u.a. Freigrenzen und abgeleitete Grenzwerte der Jahresaktivitätszufuhr für Inhalation und Ingestion einzelner Radionuklide sowie Grenzwerte der Oberflächenkontamination von Arbeitsplätzen und Gegenständen in Kontrollbereichen, betrieblichen Überwachungsbereichen und außerhalb derselben. Andere Teile der Strahlenschutzverordnung betreffen die Anwendung ionisierender Strahlen am Menschen in Forschung und Heilkunde, die Beförderung radioaktiver Stoffe sowie die Ablieferung radioaktiver Abfälle.

8.14.3 Praktischer Strahlenschutz des Personals

Bei der Benutzung von Röntgengeräten, Beschleunigern und umschlossenen radioaktiven Strahlern (Telecurie-Therapie, endokavitäre und interstitielle Bestrahlung) ist das radiologisch tätige Personal ausschließlich einer externen Strahlenbelastung ausgesetzt. Die nuklearmedizinische Anwendung offener radioaktiver Stoffe kann bei unsachgemäßem Arbeiten neben der externen Belastung auch zu einer internen Strahlenexposition infolge Inkorporation dieser Stoffe führen.

Neben Kenntnis und Beachtung der Vorschriften von Röntgen- und Strahlenschutzverordnung sind die nachfolgend beschriebenen einfachen Regeln von grundlegender Wichtigkeit im praktischen Strahlenschutz. Im Falle einer externen Strahlenexposition läßt sich ein wirksamer Strahlenschutz unter Beachtung der folgenden 3 Gesichtspunkte erreichen: *Abstand, Aufenthalt, Abschirmung.*

*Abstand*halten gilt wegen seiner großen Wirksamkeit als die Grundverhaltensregel im Strahlenschutz. Die Intensität der Strahlung nimmt etwa umgekehrt proportional mit dem Quadrat des Abstandes von der Quelle ab. Im Falle einer punktförmigen Gammastrahlenquelle gilt exakt: Eine Verdopplung des Abstandes reduziert die Strahlendosis um den Faktor $2 \times 2 = 4$, eine Verdreifachung um den Faktor $3 \times 3 = 9$.

Bei allen Arbeiten im Strahlenfeld einer Quelle oder im Feld ihrer Streustrahlung führt eine Reduktion der *Aufenthalt*sdauer zu einer proportionalen Erniedrigung der Strahlendosis. Durch eine gute Arbeitsplanung sollte also Schnelligkeit des Arbeitens erreicht werden.

Trotz der im allgemeinen vorhandenen baulichen und geräteseitigen Abschirmungen muß das radiologisch tätige Personal in der Lage sein, zusätzlich eine dem jeweils vorliegenden Strahlenfeld angemessene und wirksame *Abschirmung* der Strahlung mittels Schutzkleidung (z.B. Bleischürzen) und Schutzschilden vorzunehmen. Insbesondere bei Röntgenuntersuchungen ist das Personal nicht nur vor dem Nutzstrahlenbündel, sondern auch vor der vom Patienten ausgehenden, nach allen Seiten gerichteten Streustrahlung zu schützen, die in der Praxis zumeist die größte Strahlengefahr darstellt.

Die Anwendung richtiger Abschirmmaßnahmen setzt einige Kenntnisse über die Reichweiten ionisierender Strahlung in Abhängigkeit von Strahlenart und -energie voraus. Photonenstrahlung wird durch Luft praktisch nicht geschwächt, durch Materialien hoher Ordnungszahl aber wirksam abgeschirmt. Die jeweils erforderlichen Dicken des Abschirmmaterials hängen von der Energie der Strahlung ab. So wird z.B. die Intensität einer Photonenstrahlung der Energie 1 MeV durch 5 cm Blei auf 1% abgeschwächt. Eine gleich starke Abschwächung erreicht man bei der harten Gammastrahlung des Jod 131 (Energien 0,364 und 0,637 MeV) mit 2,5 cm Blei, während im Falle des weichen Gammastrahlers Jod 125 (Energie etwa 30 keV) hierfür nur etwa 0,5 mm Blei notwendig sind. Für die Abschirmung von Betastrahlen verwendet man Materialien niedriger Ordnungszahl (z.B. Plexiglas), weil so die bei dem Abbremsprozeß entstehende Photonenstrahlung (Bremsstrahlung) niedrig gehalten wird. Die maximale Reichweite der Betastrahlung hängt stark von der Energie ab. So beträgt sie z.B. für das Nuklid C-14 (max. Betaenergie 156 keV) in Luft 24 cm, in Wasser oder Gewebe etwa 0,3 mm und in Plexiglas ca. 0,2 mm. Die wesentlich härtere Betastrahlung des Nuklid P-32 (max. Betaenergie 1,71 MeV) hat in Luft eine maximale Reichweite von etwa 6 m, in Wasser und Gewebe etwa 8 mm und in Plexiglas 6 mm. Die Reichweite einer Alphastrahlung in Luft beträgt wenige Zentimeter, die Strahlung läßt sich schon durch ein Blatt Papier vollständig abschirmen. Die Inkorporation eines Alphastrahlers ist aber wegen seiner hohen Ionisationsdichte besonders gefährlich.

Beim Umgang mit offenen radioaktiven Stoffen sind neben den bereits genannten Strahlenschutzregeln die folgenden Gesichtspunkte besonders zu beachten: Höhe der *Aktivität* und *Inkorporation* der Stoffe.

Die Menge der einzusetzenden *Aktivität* kann im allgemeinen vom Anwender in gewissen Grenzen bestimmt werden. Eine sorgfältige Versuchsplanung sollte stets die Menge der Aktivität minimieren, da sie direkt proportional zu der möglicherweise auftretenden externen und internen Strahlenbelastung ist. Es sollte sich auch nur soviel Aktivität außerhalb des (brand- und diebstahlsicheren und besonders gekennzeichneten) Aufbewahrungsortes (Tresor) befinden, wie für den jeweiligen Zweck gerade erforderlich ist.

Alle Arbeitsverfahren mit offenen radioaktiven Stoffen müssen so durchgeführt werden, daß Kontaminationen von Personen, Gegenständen und der Umwelt weitgehend vermieden werden, so daß eine *Inkorporation* dieser Stoffe auszuschließen ist. Essen, Trinken, Rauchen und die Anwendung von Kosmetika sind deshalb in Bereichen, in denen mit offenen Radionukliden umgegangen wird, verboten. Neben der üblichen Laborschutzkleidung sind Laborhandschuhe und evtl. Überschuhe und Schutzbrille zu tragen. Alle Arbeiten sind in oder oberhalb von Auffangschalen durchzuführen, die mit Folie und saugfähigem Papier ausgelegt sind. Arbeiten mit Pulvern, Gasen und leicht flüchtigen Stoffen dürfen darüber hinaus nur in der Handschuhbox oder in Digestorien durchgeführt werden. Für alle Arbeiten sind besonders gekennzeichnete Abfallbehälter bereitzustellen, in denen die Abfälle, getrennt nach Nukliden und Halbwertszeiten (kurzlebige < 100 d, langlebige > 100 d), gesammelt werden. Der Arbeitsplatz und seine Umgebung sind arbeitstäglich auf Kontamination zu prüfen. Beim Verlassen des Labors ist regelmäßig eine Personenkontaminationskontrolle durchzuführen. Wird eine Kontamination festgestellt, so sind unverzüglich von fachkundigen Personen Dekontaminationsmaßnahmen einzuleiten, um eine Gefährdung durch Weiterverbreitung oder Inkorporation abzuwenden. Bei Verdacht auf Inkorporation radioaktiver Stoffe ist die betreffende Person sofort dem ermächtigten Arzt vorzuführen, ggf. sind Dekorporationsmaßnahmen einzuleiten. Durch Ganzkörper- und Ausscheidungsmessungen läßt sich die Menge der inkorporierten Aktivität und die daraus resultierende biologisch wirksame Strahlendosis abschätzen.

8.15 Weiterführende Literatur

1. Bundesanstalt für Arbeitsschutz: Empfohlene Analyseverfahren für Arbeitsplatzmessungen. Schriftenreihe der Bundesanstalt für Arbeitsschutz, GA 13. Verlag für neue Wissenschaft, Bremerhaven 1985

2. Bundesanstalt für Arbeitsschutz: Formaldehyd – Verwendung, Gefahren, Schutzmaßnahmen. Schriftenreihe der Bundesanstalt für Arbeitsschutz, GA 15. Verlag für neue Wissenschaft, Bremerhaven 1987

3. Bundesanstalt für Arbeitsschutz: Formaldehyd – Anwendung in Krankenhäusern. Schriftenreihe der Bundesanstalt für Arbeitsschutz, GA 16. Verlag für neue Wissenschaft, Bremerhaven 1990

4. Bundesminister für Arbeit und Sozialordnung: Bundesarbeitsblatt. Kohlhammer, Köln 1991

5. Bundesminister für Forschung und Technologie: Richtlinien zum Schutz vor Gefahren durch in-vitro neukombinierte Nukleinsäuren, 5. überarbeitete Fassung. Bundesanzeiger. Verlagsgesellschaft, Köln 1986

6. Berufsgenossenschaft der chemischen Industrie: Stoffmerkblätter für den Umgang mit gefährlichen Stoffen (M-Reihe). Jedermann (Dr. Otto Pfeffer), Heidelberg 1990

7. Berufsgenossenschaftliches Institut für Arbeitssicherheit: BIA – Handbuch, Ergänzbare Sammlung der sicherheitstechnischen Informations- und Arbeitsblätter für die betriebliche Praxis, Loseblattsammlung. Schmidt, Bielefeld

8. Deutsche Forschungsgemeinschaft: Maximale Arbeitsplatzkonzentration und biologische Arbeitsstofftoleranzwerte. Mitteilung XXVI der Senatskommission zur Prüfung gesundheitsschädlicher Arbeitsstoffe, Juli 1990. CH, Weinheim

9. Hauptverband der gewerblichen Berufsgenossenschaften: Berufsgenossenschaftliche Grundsätze für arbeitsmedizinische Vorsorgeuntersuchungen, Loseblattsammlung. Genter, Stuttgart 1987

10. Hauptverband der gewerblichen Berufsgenossenschaften, Zentralstelle für Unfallverhütung und Arbeitsmedizin: Richtlinien, Sicherheitsregeln, Grundsätze, Merkblätter und andere berufsgenossenschaftliche Schriften für Arbeitssicherheit und Arbeitsmedizin (ZH – 1 Verzeichnis). Heymanns, Köln 1991

11. Hauptverband der gewerblichen Berufsgenossenschaften: Unfallverhütungsvorschriften. Jedermann (Dr. Otto Pfeffer), Heidelberg 1991

12. Henschler, D.: Analytische Methoden zur Prüfung gesundheitsschädlicher Arbeitsstoffe der Deutschen Forschungsgemeinschaft. Bd. I: Luftanalysen, Bd. II: Analysen im biologischen Material, Loseblattsammlung. CH, Weinheim 1989

13. Henschler, D.: Gesundheitsschädliche Arbeitsstoffe, Toxikologisch-arbeitsmedizinische Begründung von MAK-Werten, Loseblattsammlung. CH, Weinheim 1989

14. Hoffmann H., A. von Lüpke: 0 Dezibel + 0 Dezibel = 3 Dezibel, Einführung in die Grundbegriffe und die quantitative Erfassung des Lärms. Schmidt, Berlin 1975

15. Kiefer, H., W. Koelzer: Strahlen und Strahlenschutz. Springer, Berlin 1986

16. Kiefer, J.: Biologische Strahlenwirkung. Birkhäuser, Basel 1989

17. Kühn, R., K. Birett: Merkblätter gefährliche Arbeitsstoffe, Loseblattsammlung. Ecomed, Landsberg 1990

18. Lechtenberg, E., J. Lorenz: Allergien durch den Umgang mit Gefahrstoffen – Wie können sie vermieden werden? Schriftenreihe der Bundesanstalt für Arbeitsschutz, GA 22. Verlag für neue Wissenschaft, Bremerhaven 1990

19. Lehmann, E., et al: Arbeitsplatzmessungen. Ein Leitfaden zur Planung und Beurteilung. Schriftenreihe der Bundesanstalt für Arbeitsschutz,

GA 20. Verlag für neue Wissenschaft, Bremerhaven 1985

20. Pschyrembel-Wörterbuch: Radioaktivität, Strahlenwirkung, Strahlenschutz. De Gruyter, Berlin 1987

21. Reich, H.: Dosimetrie ionisierender Strahlung. Teubner, Stuttgart 1990

22. Stieve, F.-E., H.-S. Stender: Strahlenschutz, Kurslehrbuch für die in der medizinischen Röntgendiagnostik tätigen Personen. Hoffmann, Berlin 1990

23. Triebig, G., K.-H. Schaller, D. Weltle: Passivsammler bei arbeitsmedizinischen und arbeitshygienischen Fragestellungen. Bundesanstalt für Arbeitsschutz, Fb 523. Verlag für neue Wissenschaft, Bremerhaven 1986

24. Verordnung über den Schutz vor Schäden durch ionisierende Strahlen (Strahlenschutzverordnung – StrlSchV) vom 30.6. 1989. Bundesgesetzblatt 1989, Teil I, S. 1321–1375

25. Verordnung über den Schutz vor Schäden durch Röntgenstrahlen (Röntgenverordnung – RöV) vom 8. 1. 1987. Bundesgesetzblatt 1987, Teil I, S. 114–133

26. Verordnung über gefährliche Stoffe (Gefahrstoffverordnung – GefStoffV) vom 23.4. 1990. Bundesgesetzblatt 1900, Teil I, S. 790 ff.

27. Verordnung über die Mitteilungspflichten nach § 16e des Chemikaliengesetzes zur Vorbeugung und Information bei Vergiftungen (Giftinformationsverordnung – ChemGiftInfoV) vom 17. 7. 1990. Bundesgesetzblatt 1990, Teil I, S. 1424–1431

28. Wardenbach, P., E. Lehmann: MAK-Wert, Bedeutung und Anwendung in der Praxis. Schriftenreihe der Bundesanstalt für Arbeitsschutz, GA 12. Verlag für neue Wissenschaft, Bremerhaven 1985

29. Weinmann, W., H.-P. Thomas: Verordnung über gefährliche Stoffe (Gefahrstoffverordnung – GefStoffV) und Gesetz zum Schutz vor gefährlichen Stoffen (Chemikaliengesetz), Loseblattsammlung. Heymanns, Köln 1987

30. Wirth, W., Ch. Gloxhuber: Toxikologie, 4. Aufl. Thieme, Stuttgart 1985

Sachverzeichnis